海洛因成瘾者的认知神经机制

杨玲 曹华 张建勋 著

U0252682

清华大学出版社
北京

本书封面贴有清华大学出版社防伪标签，无标签者不得销售。

版权所有，侵权必究。举报：010-62782989，beiqinquan@tup.tsinghua.edu.cn。

图书在版编目 (CIP) 数据

海洛因成瘾者的认知神经机制 / 杨玲，曹华，张建勋著 . —北京：清华大学出版社，2023.10
ISBN 978-7-302-64224-4

Ⅰ . ①海…　Ⅱ . ①杨…②曹…③张…　Ⅲ . ①二乙酰吗啡－药瘾－认知心理学－研究　Ⅳ . ① R969.3 ② B842.1

中国国家版本馆 CIP 数据核字 (2023) 第 135286 号

责任编辑： 王如月
装帧设计： 常雪影
责任校对： 王荣静
责任印制： 沈　露

出版发行： 清华大学出版社
　　　　　网　　　址：https://www.tup.com.cn，https://www.wqxuetang.com
　　　　　地　　　址：北京清华大学学研大厦 A 座　　　　　邮　　　编：100084
　　　　　社 总 机：010-83470000　　　　　　　　　　　邮　　　购：010-62786544
　　　　　投稿与读者服务：010-62776969，c-service@tup.tsinghua.edu.cn
　　　　　质 量 反 馈：010-62772015，zhiliang@tup.tsinghua.edu.cn
印 装 者： 涿州汇美亿浓印刷有限公司
经　　销： 全国新华书店
开　　本： 185mm×260mm　　　**印　张：** 19　　　**字　数：** 348 千字
版　　次： 2023 年 10 月第 1 版　　　**印　次：** 2023 年 10 月第 1 次印刷
定　　价： 128.00 元

产品编号：095714-01

编委会名单

主　任：

赵　鑫

副主任：（按姓氏音序排列）

马晓凤　周爱保

委　员：（按姓氏音序排列）

曹　华　苏红婷　杨　玲　张建勋　张　炀

前　言

毒品成瘾通常被定义为一种以强迫性和不受控制的药物寻求为核心特征的慢性复吸障碍。毒品滥用不仅会给吸毒者及其家庭带来严重危害，也会诱发一系列违法犯罪活动，对公共安全带来严重的风险隐患。根据我国最新发布的《2021年中国毒品形势报告》，截至2021年年底，全国有吸毒人员295.5万名，其中2021年新发现吸毒人员为48万名。然而参照国际上通用的吸毒人员显性与隐性比例，我国目前的实际吸毒人数可能已经超过1 400万。根据该报告显示，目前我国的毒品形势具有以下特点：（1）传统毒品的快速蔓延势头得到了进一步遏制；（2）以冰毒、氯胺酮为主的合成毒品滥用人员逐渐增多；（3）吸毒人员低龄化、多元化趋势明显；（4）毒品种类多样化；（5）毒品社会危害日益严重。国家禁毒委员会办公室从1998年开始持续公布了年度的禁毒报告。此后，我国通过立法对戒毒和戒毒措施逐步进行了完善。2004年，我国的禁毒戒毒政策出现重大调整，中共中央、国务院下发了《国家禁毒委员会2004—2008年禁毒工作规划》，确定了"禁吸、禁贩、禁种、禁制"四禁并举，并确立了预防为本、严格执法、综合治理的方针，坚持打击毒品犯罪与减少吸毒危害相结合、国内缉毒与国际合作相结合，进一步提高了禁毒工作实效。2007年12月29日，十届全国人大常委会第三十一次会议通过了《中华人民共和国禁毒法》，该法从2008年6月1日开始正式施行。这是一部对中国禁毒工作进行全面规范的重要法律。《中华人民共和国禁毒法》根据吸毒成瘾的不同情况规定了具有针对性的戒毒方案。例如，公安机关可以责令吸毒成瘾人员接受社区戒毒。如果吸毒成瘾人员拒绝接受社区戒毒，或在社区戒毒期间吸食和注射毒品，或是经社区戒毒、强制隔离戒毒后再次吸食和注射毒品等，则由县级以上公安机关作出强制隔离戒毒的决定。此外，《中华人民共和国禁毒法》规定，使用统一的强制隔离戒毒措施取代原有的强制戒毒和劳动教养戒毒措施。随着我国禁毒法治体系的完善，我国目前已经形成了以人为本、科学戒毒、综合矫治、关怀救助的戒毒原则，并制定了自愿戒毒、社区戒毒、强制隔离戒毒、社区康复等一系列措施，以帮助吸毒人员戒除毒瘾。

在当前戒毒工作中，一个世界性难题就是吸毒者戒断之后的复吸率居高不下。很多吸毒者通常深陷吸毒—戒断—复吸的恶性循环。研究表明，吸毒人员在戒毒过程中会同时存在对毒品的生理依赖和心理依赖。而顺利的生理脱毒并不意味着戒毒治疗的终结，吸毒者在心理上对继续使用毒品的强烈欲望，通常是他们戒毒过程中更为棘手的问题。即毒品会逐渐"侵蚀"吸毒者的大脑，导致使用毒品成为吸毒者生活中最重要的一部分。吸毒者戒断之后，那种久违的、只有通过吸毒才能体验到的"快感"，也成为了他们戒毒过程中最致命的梦魇，这会促使吸毒者千方百计地想要使用毒品来再次获得这种极致的快感。这是吸毒者特有的戒毒心理拉锯战：一方面想要彻底摆脱毒品去开始新的人生；而另一方面，难以消除的心瘾会使他们很容易再次陷入毒品的泥沼。因此，"身瘾易断，心瘾难除"也成为当前戒毒工作的一个共识。以许多强制隔离的毒品成瘾者为例，他们在两年的强制隔离期间会顺利完成生理脱毒，然而他们在社会回归和社会融入过程中很容易由于心瘾产生复吸行为。更为严峻的是，在生活的环境中，与以前的"毒友"见面、与家人的争吵和冲突、焦虑、抑郁等负面情绪，甚至回忆与毒品相关的情境或看到与毒品相关的线索，都有可能使他们发生复吸行为。因此，"一朝吸毒，终身戒毒"也成为了很多吸毒者的真实写照。而这也从心理学视角揭示了吸毒行为以及复吸机制的特征。

毒品成瘾心理机制的研究旨在考察心理因素在毒品成瘾的形成、发展和维持阶段中所起的重要作用。加深对毒品成瘾心理机制的理解，可以为国家制定更科学合理的戒毒政策，并为临床戒毒工作中针对吸毒者心瘾戒除的矫治和干预提供科学依据。在当前心理学视角下，毒品成瘾研究更加侧重探究人格、情绪、注意、执行功能等因素在毒品成瘾的形成、发展和维持过程中所起的作用。例如，与情绪相关的成瘾理论，强调了不同性质的情绪强化在毒品成瘾的不同时期所起的作用。研究者认为，积极强化通常在初期的毒品成瘾习惯化行为的形成过程中起到关键作用；而消极强化则是成瘾晚期吸毒者，为了摆脱戒断症状从而维持毒品使用的重要驱力。此外，采用生理指标、主观评价、神经影像学等技术的相关研究发现，不同类型的毒品成瘾者会表现出不同程度的以"负性增加，正性减弱"为特征的情绪加工异常。在注意方面，吸毒者通常会将自己的注意力优先分配到毒品或毒品相关的线索中。这也是在现实环境中诱发复吸行为的一种重要风险因素。相关理论认为，吸毒者对药物相关线索的注意偏向在吸毒者的心理渴求和复吸行为中起重要作用。研究者认为，这种注意偏向通常会通过增加对环境中药物相关线索的检测，产生记忆偏向并作用于成瘾行为。由于注意力资源的有限性，吸毒者的注意偏向则会导致其难以将注意力用于防止复吸行为的认知和行为相关的回避性策略之中。相关研究发现，毒品成瘾者通常会表现出对药物相关线索的注意偏向，并且通过注意偏向可以预测毒品成瘾者戒断之后的复吸情况。近年来，药物成瘾者注意偏向的神经机制及其相关的认知训练干预也成为该研究方向的重点问题。而且，也有研究者强调了以前额叶为神经基础的反应抑制功能受损在毒品成瘾过程中的作用。具体来讲，反应抑制功能损伤会使药物成瘾者无法抑制使用药物的冲动性行为。大量神经影像学研究发现，毒品成瘾者的前额叶皮层、前扣带回等抑制功能相关的脑区，在抑制功能执行中表现出不同程度的激活异常。毒品成瘾者的奖赏系统加工异常也是毒品成瘾的核心特征之一。相关理论也强调了奖赏系统中的多巴胺能不足以及吸毒导致的奖赏系统损伤与毒品成瘾的关系。研究发现，不同吸毒群体的奖赏加工表现出不同的异常特征，并且吸毒者的奖赏加工异常在不同类型的奖赏加工（金钱奖赏、社会奖赏）中通常具有普遍性。上述不同视角的毒品成瘾的心理机制研究，为我们进一步理解毒品成瘾的心瘾问题提供了重要的参考。

目前，我国海洛因成瘾人群仍维持较大规模，截至 2021 年年底，全国滥用海洛因等阿片类毒品人员为 145.8 万名，占登记在册吸毒人员总数的 49.3%。虽然全国滥用海洛因的人员占在册吸毒人员总数的比例正在逐年下降，但海洛因作为传统的毒品之王，对吸毒者的身心都具有极大的危害，同时其极强的成瘾性和较高的复吸率也加剧了海洛因成瘾者心理矫治工作的难度。为了解开海洛因成瘾的心瘾难戒之谜，为我国海洛因成瘾的防治工作提供相应的实证依据，本课题组近十余年来和甘肃省的多家海洛因戒毒机构通力合作，以多项自然科学基金为依托，以处于戒断期的海洛因成瘾者为研究对象，聚焦于海洛因成瘾者的情绪加工、注意偏向、反应抑制功能、决策加工、奖赏加工等核心问题进行了大量的系列研究。这些研究采用问卷、行为学、事件相关电位等研究方法，系统考察了海洛因成瘾的心理机制。具体而言，本课题组在前人研究基础之上旨在进一步探讨以下几个与海洛因成瘾相关的科学问题：（1）海洛因成瘾者在情绪加工、注意力、反应抑制功能、奖赏加工等成瘾相关的核心特征方面会表现出哪些异常？这些异常在电生理层面有何表现？（2）作为药物成瘾的重要诱因，情绪与药物相关线索暴露对海洛因成瘾者的执行功能、决策能力存在怎样的影响？（3）团体辅导和正念等干预方案对海洛因成瘾者的负性情绪是否具有改善效果？经过本课题组不懈地科学探索，我们获得了很多具有研究和应用价值的数据，其中大量数据分析已经以科研成果的形式发表在在国内外核心期刊上，我们针对海洛因成瘾者的系列研究也引起了良好的社会反响。

　　本课题组将最近十余年的研究成果编撰成书，通过九个章节的内容向广大读者详细地介绍了本课题组关于海洛因成瘾心理机制的重要发现。本书第一章主要介绍海洛因成瘾者的情绪加工机制；第二章主要介绍海洛因成瘾者对药物相关线索的注意偏向及其神经机制；第三章主要介绍海洛因成瘾者执行功能的加工异常及其神经机制；第四章主要介绍海洛因成瘾者的决策加工异常及其神经机制；第五章主要介绍海洛因成瘾者奖赏加工异常及其神经机制；第六章主要介绍海洛因成瘾者其他认知功能的加工异常；第七章主要介绍情绪对海洛因成瘾者反应抑制和跨期决策的影响；第八章主要介绍药物相关线索对海洛因成瘾者执行功能和跨期决策的影响及其神经机制；第九章主要介绍奖赏动机对海洛因成瘾者执行功能的影响。本书适用于科学研究者和戒毒工作者进行阅读和参考，同时也可以作为一本对海洛因成瘾问题感兴趣的社会大众了解海洛因成瘾心理机制的科学读物。

目　录

第一章 海洛因成瘾者的情绪加工机制

章节导读

情绪是对一系列主观认知经验的通称，是人对客观事物的态度体验以及相应的行为反应。美国著名心理学家依扎德假定了 10 种基本情绪，即兴趣、愉快、惊奇、悲伤、愤怒、厌恶、轻蔑、恐惧、害羞与胆怯，它们组成了人类的动机系统，是驱动有机体采取行动的能量。

长期滥用药物会损伤个体的情绪加工机制，导致海洛因成瘾者不论是在使用还是戒断阶段都存在着情绪问题，如持续性的焦虑和抑郁等负性情绪。负性情绪与认知功能障碍相互影响，不仅给海洛因成瘾者的身心健康带来不利的影响，而且还会造成其戒断治疗的困难，以及增加复吸的风险。

毒品成瘾不仅损伤了个体的情绪加工，而且药物成瘾会导致与情绪调节相关的脑结构和脑功能产生异常改变，这种改变会使成瘾者的情绪调节能力出现异常，使得他们对自身的负性情绪无法进行很好的认识、掌控与调节，这也是导致复吸的重要诱因之一。情绪调节是个体根据内外环境的要求，在对情绪进行监控和评估的基础上，采用一定的行为策略对情绪进行影响和控制的过程，是个体保持内外适应的机能反应。注意分散和认知重评是日常生活中常用的两种情绪调节策略，其中注意分散能帮助个体将注意从负性情绪中摆脱出来，增加对中性或正性刺激的关注。认知重评能让个体重新解释事物的意义，并采用换位思考等方式来改变自身的情绪反应，有助于降低负性情绪体验及伴随的生理症状，从而保持良好的身心状态。对于海洛因成瘾者，使用恰当的情绪调节策略来应对负性情绪，能够使其在做出情绪反应时，灵活、有效地控制自己的冲动，并延迟自己的冲动行为，从而降低复吸风险。

基于情绪感知对成瘾行为的重要性，本章第一节介绍了药物成瘾个体有意识情绪加工的机理，通过多通道情绪识别加工的实验来探索药物成瘾者的情绪加工缺陷。除了有意识的情绪唤起，还存在无意识的情绪唤起，本章第二节列举了采用阈上、阈下情绪启动范式，探索药物成瘾者无意识情绪加工的机理。基于情绪调节对海洛因成瘾者应对负性情绪的重要性，本章第三节探讨了团体心理辅导和正念训练两种干预方式，即如何帮助成瘾者学会更好地应对负性情绪，提高其情绪调节能力，以此来预防其复吸行为的发生。

重要术语

负性情绪　情绪调节　多通道整合　情绪启动效应　团体辅导　正念

第一节　海洛因成瘾者的情绪识别

一、研究概述

　　长期吸毒会影响吸毒人员对情绪的认知，从而影响他们的人际关系和社会认知功能[1]，快速识别和正确"感知情绪"对成瘾群体而言，能让该群体尽快地适应正常的社会人际关系，以减少对毒品的复发性依赖[2]。许多研究发现，成瘾者存在情绪感知障碍，如大麻依赖者[3]、酒精依赖者[4~5]、海洛因成瘾者[6]识别面孔表情和情绪声音时准确性降低、速度变慢，对负性情绪的识别更困难。

　　人们在判断情绪时，通常需要依靠视觉（如面孔表情）和听觉（如语调语气）两种感觉通道同时输入的信息。将来自不同感觉通道的信息流整合到整体体验中的潜在神经认知过程被称为多通道整合。情绪线索的多通道整合是有利的，来自多个通道的信息会提高情绪的识别速度及准确度。越来越多的研究表明，听觉和视觉情绪信息之间存在多通道的相互作用[7~8]。当多通道信息一致时，会产生更高的识别准确度和更短的反应时，这被称为一致促进效应[9]。这种促进效应是多通道刺激成功整合的行为标志。

　　多通道整合具有自动加工的特点，一个经典的例子就是 McGurk 效应[10]，即呈现"叭"的嘴形，同时播放"嘎"的声音，人们会感觉自己听到的是"嗒"。很多研究采用这种效应衍生出的范式来探讨情绪信息的整合问题。对于同时呈现的情绪面孔和声音，要求被试要么注意面孔而忽略声音，要么注意声音而忽略面孔，结果发现对面孔情绪的判断受到同时呈现的语音情绪的影响，反之亦然[11~12]。情绪声音和无意识呈现的情绪面孔之间多通道整合的证据强烈支持了情绪信息自动加工的特点。研究发现，尽管被试无法有意识地报告面孔刺激的存在，但无意识呈现的情绪面孔仍然影响了情绪声音的愉悦度评级[13]。

　　近年来，也有研究对成瘾群体的情绪多通道整合进行了探索。酒精依赖者情绪多通道整合加工能力受损，甚至表现出缺乏促进效应[14~15]。甲基苯丙胺成瘾者对双通道恐惧情绪的识别表现差于对照组[16]。但也有研究发现，当视听通道的情绪信息一致时，酗酒者表现出和控制组相当的促进效应[17]。关于甲基苯丙胺成瘾者的研究表明，恐惧声音可以改善其在多通道整合任务中对面孔表情的识别[18]。海洛因成瘾属于阿片类药物成瘾，目前对海洛因成瘾者情绪感知的研究多聚焦于单通道，对其情绪多通道整合能力的探索有助于进一步了解海洛因成瘾者的情绪感知问题，并且为临床干预措施的制定提供指导。

综上，本研究探索了海洛因成瘾者在视听情绪一致和不一致条件下的情绪识别表现，并探究其情绪多通道整合加工的特点。根据相关研究，我们将不一致条件反应时间减去一致条件反应时间的差值作为其中一个因变量指标[19]，若成瘾组差值小于对照组则说明戒断者视听整合效应降低。

二、研究对象与方法

（一）对象

使用 G*Power 软件进行样本量计算，效应量 f 为 0.25，一类错误概率（α err prob）为 0.05，power（$1-\beta$ err prob）为 0.80，Number of Groups 为 2，Number of Measurement 为 2，Corr among rep Measures 为 0.5，Nonsphericity Correction ε 为 1，计算得到总样本量 34 份。成瘾组，从甘肃省某强制隔离戒毒所某大队抽取戒断期男性海洛因成瘾者 40 例，选取只存在海洛因成瘾且对情绪分类正确率高于 50%（随机概率）的被试 32 例，满足精神疾病诊断与统计手册（第 5 版）（Diagnosticand Statistical Manual of Mental Disorders，Fifth Edition，DSM-IV）阿片类药物依赖诊断标准；年龄 27~57 岁，平均年龄 47 ± 8 岁；平均受教育年限 8.8 ± 2.4 年；此次戒断 14.6 ± 5.9 月。对照组，通过广告招募无非法药物使用史的健康男性 38 例，剔除情绪分类正确率低于 50%（随机概率）的被试 8 例，最终剩余被试 30 例。年龄 32~59 岁，平均年龄 45 ± 9 岁；平均受教育年限 9.7 ± 2.6 年。两组被试年龄、受教育程度差异均不显著（t = 0.91，-1.39，ps < 0.05）。此外，两组被试均无既往精神病史及脑损伤，无重大生理疾病，听力正常，视力或矫正视力正常，无色盲、色弱，皆为右利手。实验前均签订知情同意书。本研究获得西北师范大学心理学院伦理委员会批准。

（二）材料

从中国面孔表情图片库[20]选取愤怒、快乐表情图片（男、女各 12 张），听觉刺激是由蒙特利尔情感声音数据库（Montreal Affective Vices Data Base）[21]中选出 4 例男性、4 例女性的带有不同情绪（愤怒、快乐）的无语义内容的声音。请 20 例大学生对这些图片和声音的效价、唤醒度进行 9 点评分，最终选出愤怒和快乐面孔男、女各 4 张。快乐面孔的效价高于愤怒面孔，$t(14)$ = -26.14，$p < 0.001$，快乐面孔与愤怒面孔的唤醒度差异不显著；快乐声音的效价高于愤怒声音，$t(14)$ = -26.14，$p < 0.001$，快乐声音与愤怒声音的唤醒度差异不显著。情绪面孔和声音配对共有 4 种条件，其中一致条件为：快乐面孔—快乐声音、愤怒面孔—愤怒声音；不一致条件为：快乐面孔—愤怒声音、愤怒面孔—快乐声音。

（三）验设设计和程序

采用2（被试类型：成瘾组，对照组）×2（一致性条件：一致，不一致）的两因素混合实验设计。其中，被试类型为组间变量，一致性条件为组内变量。因变量是反应时（ms）、正确率及两种一致条件间的差值。

采用修改的视听情绪分类任务对情绪多通道整合加工进行研究，刺激材料通过 E-Prime 2.0 呈现。首先呈现 600ms 注视点（+）；随后同时呈现面孔和声音1 000ms，要求被试只注意面孔而忽略声音，看到愤怒面孔按"F"键，快乐面孔按"J"键；最后呈现 1 000ms 的空屏。从刺激呈现开始，有 2 000ms 的作答时间。情绪面孔和声音配对共有4种条件，每个情绪类型下有8张面孔和8个声音，男性面孔和男性声音配对，女性面孔和女性声音配对，重复5次。每种条件 40 个试次，共 160 个试次。反应按键在被试间进行了平衡，要求被试又好又快地做出选择。流程图见图 1-1。

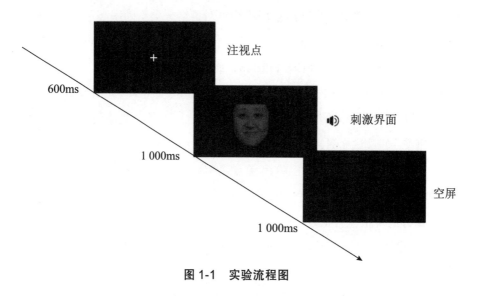

注视点

刺激界面

空屏

图 1-1　实验流程图

（四）统计方法

使用 SPSS 17.0 进行数据分析。为了考察多通道整合效应，对收集到的原始行为数据进行合并，并计算每个被试相应条件（一致、不一致）下的均值和正确率。以被试类型为组间变量，以面孔—声音配对的一致性条件为组内变量，进行 2×2 两因素重复测量方差分析。采用独立样本 t 检验比较两组不一致条件反应时减去一致条件反应时的差值。为了更深入地考察面孔情绪和声音情绪的相互作用，进一步以被试类型（海洛因成瘾组，对照组）为组间变量，以面孔情绪（快乐，愤怒）和声音情绪（快乐，愤怒）为组内变量，进行 2×2×2 多因素重复测量方差分析。

三、结果

（一）情绪多通道整合效应

正确率：被试类型主效应不显著，$F_{(1, 60)} = 1.01$，$p > 0.05$；一致性条件主效应显著，$F_{(1, 60)} = 12.07$，$p < 0.01$，$\eta_p^2 = 0.17$，一致条件的正确率高于不一致条件的正确率。两因素交互效应不显著，$F_{(1, 60)} = 0.12$，$p > 0.05$。

反应时：被试类型主效应不显著，$F_{(1, 60)} = 0.11$，$p > 0.05$；一致性条件主效应显著，$F_{(1, 60)} = 53.47$，$p < 0.001$，$\eta_p^2 = 0.47$，一致条件的反应时短于不一致条件的反应时。被试类型和一致性条件交互效应显著，$F_{(1, 60)} = 4.85$，$p < 0.05$，$\eta_p^2 = 0.08$。进一步进行简单效应分析结果表明，成瘾组一致条件的反应时显著短于不一致条件（$p < 0.05$），对照组一致条件的反应时显著短于不一致条件（$p < 0.05$）；不一致条件与一致条件反应时差值的 t 检验结果显示，对照组的差值长于成瘾组，$t_{(60)} = -2.20$，$p < 0.05$。

（二）面孔情绪和声音情绪的相互作用

正确率：被试类型、面孔情绪、声音情绪 3 个因素的主效应均不显著（$ps > 0.05$）；3 个因素的交互效应不显著，$F_{(1, 60)} = 0.12$，$p > 0.05$。面孔情绪和声音情绪交互效应显著，$F_{(1, 60)} = 12.07$，$p < 0.05$，$\eta_p^2 = 0.17$。进一步进行简单效应分析表明，识别快乐面孔时，伴随愤怒声音的正确率低于伴随快乐声音；而识别愤怒面孔时，伴随愤怒声音和快乐声音的差异不显著。

反应时：被试类型、面孔情绪主效应均不显著（$ps > 0.05$）；声音情绪主效应显著，$F_{(1, 60)} = 13.04$，$p < 0.05$，$\eta_p^2 = 0.18$，愤怒反应时短于快乐反应时（$p < 0.05$）；3 个因素的交互效应显著，$F_{(1, 60)} = 4.85$，$p < 0.05$，$\eta_p^2 = 0.08$。进一步进行简单简单效应分析结果表明，对于成瘾组，在快乐声音条件下对愤怒面孔的反应时长于快乐面孔的反应时（$p < 0.05$），在愤怒声音条件下对愤怒面孔的反应时与快乐面孔的反应时差异不显著（$p > 0.05$）；对于对照组，在快乐声音条件下对愤怒面孔的反应时长于快乐面孔的反应时（$p < 0.05$），在愤怒声音条件下对愤怒面孔的反应时短于快乐面孔的反应时（$p < 0.05$）。

四、讨论

本研究结果显示，两组一致条件的反应时均快于不一致条件；在一致条件和不一致条件下，成瘾组与对照组的反应时差异不显著。表明海洛因成瘾者和对照组均存在情绪多通道整合一致促进效应。这与以往关于健康被试的研究存在一致促进效应（反应时变短，正确率变高）的结果一致。这种促进效应可以用"共激活模型"来解释。共激活模型[22]认为，来自两个通道的信息在某个特定的加工阶段汇聚并被整合为统一的知觉信息，这种整合信息的强度及可靠度比任意一个来自单通道的信息都高，因为两个通道提供了满足单个标准的激活，当激活由两个通道提供时，它自然构建得更快。

海洛因成瘾组不一致条件与一致条件的反应时差值显著快于对照组，这表明海洛因成瘾者情绪多通道整合加工能力受到损伤，这与以往研究发现的海洛因成瘾者存在情绪识别缺陷的结果是一致的。以往研究发现，毒品成瘾组和对照组情绪加工差异主要体现在脑区激活方面[23]，其中杏仁核作为情绪加工的关键脑区在多通道整合加工中也发挥着重要作用[24]。成瘾群体在杏仁核等关键脑区激活上的差异可能导致了他们与对照组在情绪多通道整合加工的差异。未来可应用功能磁共振成像、近红外成像以及经颅磁刺激等脑成像相关技术手段对此进行深入探究。此外，由于情绪的有效感知是发展和维持有效的人际关系的关键能力，因此成瘾者多通道情绪加工的损伤可能会导致成瘾者难以回归并融入社会，从而产生恶性循环，物质寻求引起的情绪加工（尤其是多通道）缺陷会加剧人际关系问题，这反过来也会增加觅药及复吸行为。

海洛因成瘾者存在情绪多通道整合效应，但这种加工受到了损伤。即海洛因成瘾者的单通道情绪识别缺陷可能受到视听情绪信息一致性的调节。这一现象也存在于其他特殊群体中[25]。一种可能的解释是，增加刺激信息的输入可以在一定程度上改善某些快感缺失个体对情绪刺激的钝化反应[26]。以往对海洛因成瘾者情绪识别缺陷的研究都采用的是单通道刺激，但本研究同时呈现了视觉和听觉两个通道的情绪信息，这导致被试产生更多的情绪唤起，从而降低了对情绪刺激的钝化反应，使得对多通道呈现的刺激更具敏感性。

在愤怒声音条件下，对照组对愤怒面孔的反应时快于快乐面孔，而海洛因成瘾组对愤怒面孔的反应时与快乐面孔的反应时差异不显著。说明海洛因成瘾者对情绪面孔的识别没有受到愤怒声音的影响，海洛因成瘾者的多通道整合受损可能表现在对愤怒声音的不敏感。有研究发现，具有情绪感知障碍的个体在情绪面孔和声音的多通道整合中比对照组被试更少地受到情绪声音的影响。这可以解释为，具有情绪感知障碍的个体在情绪声音背景下识别情绪具有困难，并且视觉通道往往是比听觉通道更占优势的通道。

本研究发现，海洛因成瘾者的多通道整合加工能力虽然弱于对照组，但还是体现出了促进效应。不仅进一步地揭示了成瘾者的情绪加工问题，而且对于制定有效的干预方案有着重要的指导意义，可以通过同时呈现视觉与听觉情绪刺激的方式来训练成瘾者的情绪识别能力。同时，本研究存在一些不足。第一，本研究发现海洛因成瘾者对情绪面孔的识别没有受到愤怒声音的影响，这就提示我们，在情绪多通道整合中，海洛因成瘾者是对愤怒情绪或者负性情绪加工异常还是对情绪声音加工异常，还有待进一步考察。第二，本研究采用静态的面孔表情作为视觉通道刺激，而大脑对静态信息与动态信息的加工有很大差异，未来的研究可以采用更具生态化的动态视频材料考察海洛因成瘾者的情绪加工问题。

参考文献

[1] Kirsch I. Philosophical Transactions of the Royal Society of London. Series B, Biological Sciences. Preface[J]. Philosophical Transactions of the Royal Society of London. Series B, Biological Sciences, 2011, 366(1572): 1781-1782.

[2] Kornreich C, Philippot P, Foisy M L, et al. Impaired emotional facial expression recognition is associated with interpersonal problems in alcoholism[J]. Alcohol and Alcoholism, 2002, 37(4): 394-400.

[3] Bayrakçı A, Sert E, Zorlu N, et al. Facial emotion recognition deficits in abstinent cannabis dependent patients[J]. Comprehensive Psychiatry, 2015, 58: 160-164.

[4] Uekermann J, Daum I, Schlebusch P, et al. Processing of affective stimuli in alcoholism[J]. Cortex, 2005, 41(2): 189-194.

[5] Foisy M L, Kornreich C, Fobe A, et al. Impaired emotional facial expression recognition in alcohol dependence: do these deficits persist with midterm abstinence?[J]. Alcoholism: Clinical and Experimental Research, 2007, 31(3): 404-410.

[6] Gerra G, Somaini L, Manfredini M, et al. Dysregulated responses to emotions among abstinent heroin users: Correlation with childhood neglect and addiction severity[J]. Progress in Neuro-Psychopharmacology and Biological Psychiatry, 2014, 48: 220-228.

[7] Klasen M, Chen Y H, Mathiak K. Multisensory emotions: perception, combination and underlying neural processes[J]. Reviews in the Neurosciences, 2012, 23(4): 381-392.

[8] Mileva M, Tompkinson J, Watt D, et al. Audiovisual integration in social evaluation[J]. Journal of Experimental Psychology: Human Perception and Performance, 2018, 44(1): 128.

[9] Mileva M, Tompkinson J, Watt D, et al. Audiovisual integration in social evaluation[J]. Journal of Experimental Psychology: Human Perception and Performance, 2018, 44(1): 128.

[10] MacDonald J. Hearing lips and seeing voices: the origins and development of the 'McGurk Effect' and reflections on audio–visual speech perception over the last 40 years[J]. Multisensory Research, 2018, 31(1-2): 7-18.

[11] 张亮, 孙向红, 张侃. 情绪信息的多通道整合 [J]. 心理科学进展, 2009 (6): 1133-1138.

[12] 郑志伟, 黄贤军. 情绪语音调节面孔表情的识别：ERP 证据 [J]. 心理科学, 2013, 36(1): 33-37.

[13] Doi H, Shinohara K. Unconscious presentation of fearful face modulates electrophysiological

responses to emotional prosody[J]. Cerebral Cortex, 2015, 25(3): 817-832.

[14] Maurage P, Campanella S, Philippot P, et al. The crossmodal facilitation effect is disrupted in alcoholism: A study with emotional stimuli[J]. Alcohol & Alcoholism, 2007, 42(6): 552-559.

[15] Brion M, D'Hondt F, Lannoy S, et al. Crossmodal processing of emotions in alcohol-dependence and Korsakoff syndrome[J]. Cognitive Neuropsychiatry, 2017, 22(5): 436-451.

[16] Zhang Z, He W, Li Y, et al. Facilitation of Crossmodal Integration During Emotional Prediction in Methamphetamine Dependents[J]. Frontiers in Neural Circuits, 2020, 13: 80.

[17] Lannoy S, Dormal V, Brion M, et al. Preserved crossmodal integration of emotional signals in binge drinking[J]. Frontiers in Psychology, 2017, 8: 984.

[18] Wang X, Guo X, Chen L, et al. Auditory to visual cross-modal adaptation for emotion: Psychophysical and neural correlates[J]. Cerebral Cortex, 2017, 27(2): 1337-1346.

[19] Van Rheenen T E, Rossell S L. Multimodal emotion integration in bipolar disorder: an investigation of involuntary cross-modal influences between facial and prosodic channels[J]. Journal of the International Neuropsychological Society, 2014, 20(5): 525-533.

[20] 龚栩, 黄宇霞, 王妍, 等. 中国面孔表情图片系统的修订[J]. 中国心理卫生杂志, 2011, 25(1): 40-46.

[21] Belin P, Fillion-Bilodeau S, Gosselin F. The Montreal Affective Voices: A validated set of nonverbal affect bursts for research on auditory affective processing[J]. Behavior Research Methods, 2008, 40(2): 531-539.

[22] Müller V I, Cieslik E C, Turetsky B I, et al. Crossmodal interactions in audiovisual emotion processing[J]. Neuroimage, 2012, 60(1): 553-561.

[23] 杨玲, 马丽, 赵鑫, 等. 毒品成瘾者情绪加工及应对方式的特点: 基于负性情绪的视角[J]. 心理科学, 2015, 2: 37.

[24] Ruocco A C, Amirthavasagam S, Choi-Kain L W, et al. Neural correlates of negative emotionality in borderline personality disorder: an activation-likelihood-estimation meta-analysis[J]. Biological Psychiatry, 2013, 73(2): 153-160.

[25] Müller V I, Kellermann T S, Seligman S C, et al. Modulation of affective face processing deficits in schizophrenia by congruent emotional sounds[J]. Social Cognitive and Affective Neuroscience, 2014, 9(4): 436-444.

[26] Morie K P, Garavan H, Bell R P, et al. Intact inhibitory control processes in abstinent drug abusers (II): a high-density electrical mapping study in former cocaine and heroin addicts[J]. Neuropharmacology, 2014, 82: 151-160.

第二节　海洛因成瘾者的情绪启动加工

一、研究概述

情绪问题是毒品使用的主要动机[1]，因此对海洛因成瘾者的情绪问题研究具有重要意义。研究表明，毒品成瘾者存在情绪障碍：相比于对照组，成瘾者对情绪图片的主观体验显著不同，而且对负性情绪更具有易感性。即对正性情绪刺激，海洛因成瘾者主观体验到的正性情绪更弱；而对负性情绪刺激，主观体验到的负性情绪更强[2]。

有研究表明，明确而直接测量对情感材料的反应会引发"防御性反应"，从而掩盖其真正潜在的心理过程，而自动化情绪加工就不存在"防御"困扰[3]。自动化情绪加工具有快速、无须注意资源、无须意识的特点[4]。而情绪启动作为一种探讨情绪和评价自动激活的有效手段，一直是认知和社会心理学关注的重点之一[5]。情绪启动是指个体先行加工具有情绪意义的启动刺激后，在对其后目标刺激的情绪判断也蒙上了与启动刺激相同的情绪色彩[6]，启动效应出现于时间间隔（Stimulus Onset Asynchrony，SOA，即从启动刺激呈现到目标刺激呈现之间的时间间隔）低于 300 ms 时[7]。情绪启动分为阈上情绪启动和阈下情绪启动，当启动刺激呈现时间使得被试能够清晰知觉到启动刺激的存在但不足以进行有意识地加工时，称为阈上情绪启动。一般以 200ms 作为阈上启动刺激呈现时间。当启动刺激呈现时间短到无法清晰知觉到启动刺激时，称为阈下情绪启动。阈下呈现的情绪刺激反映了个体更纯粹的生物性，其会引发个体更为本能的反应[8, 9]，呈现时间一般为 50ms。目前对海洛因成瘾者情绪启动的研究较少，且对一些问题尚无定论，如他们是否存在情绪启动效应？是否与对照组存在差异？是否存在目标偏向？

有研究表明，不管是评估积极还是消极目标刺激，启动刺激和目标刺激效价一致时所用的时间都短于启动刺激和目标刺激效价相反时所用的时间[10]。而通过情绪启动对其他情绪缺陷者的自动化情绪加工进行的考察，发现在抑郁症患者、述情障碍患者、情感障碍患者中，均存在情绪启动效应[11, 12, 8]。因此本研究假设，即使海洛因成瘾者存在情绪缺陷，但是他们的阈上情绪自动加工仍然会表现出情绪启动效应，即一致状态和控制状态的任务表现要好于不一致状态。此外，研究者认为，当暴露于任务无关刺激中时都会发生启动，而这种启动又会对目标刺激的反应产生影响[9]。海洛因成瘾者主观体验到的负性情绪更强，因此本研究假设，相比于正性情绪启动刺激，负性情绪启动刺激是否会对目标刺激产生更大的影响，即负性情绪启动刺激试次的反应时更长、错误率更高。

在对述情障碍患者的研究发现，其存在阈下情绪启动效应[4]。在对双相情绪障碍患者的情绪自动加工研究也发现，单相和双相情绪障碍的被试均存在阈下情绪启动效应[13]。其说明即使存在情绪障碍，个体依然会存在阈下情绪启动效应。那么海洛因成瘾者虽然存在情绪障碍，但依然可能存在阈下情绪启动效应。而目前对成瘾者阈下情绪的研究，主要关注香烟、大麻成瘾人群[14, 15]，所使用的研究范式也不统一，而且并未对海洛因成瘾者进行研究。此外，这些研究的结果并不一致：在香烟戒断者与控制组及吸食香烟未戒断者的研究中，发现三组被试对情绪刺激的阈下加工反应时没有显著的差异[14]。而ERP研究中，发现阈下情绪刺激条件下，相比于控制组，大麻使用组对愉快图片的P3波幅更低，而对愤怒图片的P3波幅更高，证明了成瘾者的阈下情绪加工与控制组是存在差异的[15]。研究表明，长期滥用毒品会导致个体的神经机制改变，如与情绪加工重要相关的杏仁核的改变[16]。这可能会导致海洛因成瘾者的阈下情绪加工与对照组存在差异。进一步对目标图片反应的考察发现，正常被试和海洛因成瘾者均存在负性偏向[1, 17]，但是这些研究并没有进行清晰的阈上、阈下情绪界定。而目前已有研究证明了大麻戒断者的阈下情绪存在正性偏向[14]，那么海洛因成瘾者的阈下情绪加工也可能不存在负性偏向，而存在正性偏向。

综上所述，本研究针对以往研究的不足，采用阈上、阈下情绪启动范式，考察了海洛因成瘾者的阈上、阈下情绪启动效应。其中，阈下呈现启动刺激时使用三明治掩蔽方法（Sandwich Masking Procedure），即在启动刺激前后呈现同一掩蔽刺激，从而减少记忆痕迹，阻断被试对刺激的有意识评价，以获得较纯粹的无意识成分[18~20]。阈下启动刺激呈现时间为50ms，从启动刺激呈现到目标刺激呈现的时间间隔为90ms，来获得最显著的阈下情绪启动效应[21]。

二、研究方法

（一）研究对象

使用G*Power软件对样本量进行计算，η_p^2设为0.06，计算得到效应量f为0.252，设一类错误概率（α err prob）为0.05，Power（$1-\beta$ err prob）为0.80，Number of Groups为2，Number of Measurement为3，Corr Among Rep Measures为0.5，Nonsphericity Correction ε为1，计算得到总样本量需要28例被试，Actural Power为0.82。由于强制隔离戒毒所的场所特殊性，及戒毒所内各个大队之间具有相同特征，并且每个大队内的戒毒人员之间具有很大的差异性，所以本研究样本的获取使用了分群随机抽样的方法，即从某男性强制隔离戒毒所随机抽取某一大队，并根据入组标准随机选取被试。其入组标准为：（1）入所前只存在海洛因成瘾；（2）符合精神障碍诊断与统计手册第五版的物质相关及成瘾障碍诊断标准；（3）年龄18~60岁；（4）小学及以上受教育程度；（5）无脑损伤或神经生理疾病，以排除脑损伤或神经生理疾病导致的反应时差异；（6）视力或矫正视力正常，无色盲、色弱；（7）右利手，以排除左、右利手不同而导致反应时的差异。研究获得西北师范大学心理学院伦理委员会批准，与所有被试均签署知情同意书。

通过海报形式从社会招募男性被试为对照组，入组标准为：（1）年龄 18~60 岁；（2）与成瘾组匹配，受教育程度小学及以上、本科以下；（3）无脑损伤或神经生理疾病；（4）视力或矫正视力正常，无色盲、色弱；（5）右利手。

在阈上启动实验中，共选取 29 例作为海洛因成瘾组被试。海洛因成瘾者年龄范围 31~56 岁，平均年龄 43.0 ± 7.4 岁，平均受教育年限 8.9 ± 4.0 年，此次戒断时间平均 7.4 ± 3.0 个月。对照组被试 29 例，年龄范围 29~56 岁，平均年龄 39.9 ± 9.7 岁，平均受教育年限 9.8 ± 3.7 年。两组被试年龄，$t(56) = 1.4$，$p > 0.05$，与受教育程度，$t(56) = -0.9$，$p > 0.05$，差异不显著。

在阈下启动实验中，选取 31 名成瘾组被试，入所前只是海洛因成瘾，年龄为 39.32 ± 7.98 岁，此次戒断时间 13.87 ± 5.32 个月。选取健康男性 30 名为对照组被试，年龄为 36.97 ± 11.28 岁。两组被试年龄无显著差异，$t(59) = 95$，$p > 0.05$；民族无显著差异，$\chi^2(2) = 0.18$，$p > 0.05$；文化程度无显著差异，$\chi^2(5) = 5.07$，$p > 0.05$；家庭所在地不存在显著差异，$\chi^2(3) = 12.75$，$p > 0.05$；但是两组被试的婚姻状况存在显著差异，$\chi^2(4) = 16.36$，$p < 0.05$。此外两组被试均无既往精神病史及脑损伤，视力或矫正视力正常，无色盲、色弱，皆为右利手。

（二）材料

本研究从国际情绪图片库（International Affective Picture System, IAPS）（Lang et al., 2008）筛选出正性、负性、中性图片各 60 张。三种情绪图片的效价差异达到显著水平，$F(2, 179) = 3236.91$，$p < 0.001$，正性图片显著高于中性和负性图片（$p < 0.001$），中性图片的愉悦度也显著高于负性图片（$p < 0.001$）。三种情绪图片的唤醒度差异显著，$F(2, 179) = 63.74$，$p < 0.001$。正性或负性图片的唤醒度显著高于中性图片（$p < 0.001$），但正、负性图片之间的差异不显著（$p > 0.05$）。启动图片由正性、负性、中性三种图片各 60 张组成。目标图片由正性、负性两种图片各 60 张组成，将 6 种配对类型的图片构成了 3 种一致性条件，即一致状态（启动图片与目标图片性质一致）、不一致状态（启动图片与目标图片性质不一致）和控制状态（启动图片为中性图片）。

（三）实验设计和程序

两个实验均采用 2×3 的混合实验设计，即组别（控制组，海洛因成瘾组）× 一致性条件（一致条件、不一致条件、控制条件）的实验设计。其中组别为组间变量，一致性条件为组内变量。所有刺激材料均通过 E-Prime 2.0 软件在电脑屏幕呈现。要求被试又快又准地对目标图片做出判断，如果认为目标图片是正性，按"F"键；如果认为是负性，按"J"键。

对于阈上情绪启动实验，在每个实验试次中，呈现 1 000ms 的空屏后，接着呈现注视点（+）500ms，之后依次呈现启动刺激 200ms，掩蔽刺激 100ms，最后呈现反应目标，被试需要在 1 500ms 内对目标图片做出"正性（F）或负性（J）情绪"的反应。整个实验共有 360 个试次，分为 3 个序列，每个序列包含 120 个试次，六种配对类型随机出现。序列间被试可适当休息。实验完成时间为 30min 左右。在正式实验前向被试呈现统一指导语，并用统一指导语向其讲解。

对于阈下情绪启动实验，在每个实验试次中，呈现 1 000ms 的空屏后，接着呈现注视点（+）500ms，之后依次呈现前掩蔽刺激 200ms，启动刺激 50ms，后掩蔽刺激 40ms，最后呈现反应目标，被试需要在 1 500ms 内做出反应。整个实验共有 360 个试次，分为 3 个序列，每个序列包含 120 个试次，六种配对类型随机出现。序列间被试可适当休息。实验完成时间为 30min 左右。在正式实验前向被试呈现统一指导语，并用统一指导语向其讲解。

（四）统计方法

为了考察情绪启动效应，即三种条件下的差异，对数据进行了合并，以组别（控制组，海洛因成瘾组）为组间变量，同时以启动—目标配对的一致性条件（一致、不一致、控制）为组内变量，进行了 2×3 的两因素重复测量方差分析。为了更深入细致地考察两组被试对不同类型的目标图片的反应，以及一致性状态下不同配对类型的差异。进一步以组别（海洛因成瘾组，控制组）为组间变量，同时以启动图片（正性、负性、中性）和目标图片（正性，负性）为组内变量，进行了 2×3×2 的多因素重复测量方差分析。

三、结果

（一）情绪启动效应

1.阈上情绪启动效应

正确率的分析：以组别（海洛因成瘾组，控制组）为组间变量，同时以启动—目标配对的一致性条件（一致、不一致、控制）为组内变量，进行 2×3 的两因素重复测量方差分析。结果如表 1-1 所示，一致性条件主效应显著，$F_{(1, 56)} = 23.12$，$p < 0.05$，$\eta_p^2 = 0.292$，一致状态的正确率高于控制状态和不一致状态的正确率，控制状态的正确率高于不一致状态；组别主效应显著，$F_{(1, 56)} = 13.5$，$p < 0.05$，$\eta_p^2 = 0.195$，对照

组的正确率高于海洛因成瘾组的正确率；一致性条件和组别间的两因素交互作用不显著（$p > 0.05$）。

表 1-1 成瘾组和对照组在三种一致性条件下的正确率（$M \pm SD$）

一致性条件	成瘾组（n=29）	对照组（n=29）	p 值
一致状态	75.9 ± 14.8	86.0 ± 7.3	0.002
不一致状态	66.7 ± 17.9	80.6 ± 10.8	0.001
控制状态	73.6 ± 15.1	84.6 ± 8.7	0.001

反应时的分析，以组别（海洛因成瘾组，控制组）为组间变量，同时以启动—目标配对的一致性条件（一致、不一致、控制）为组内变量，进行 2×3 的两因素重复测量方差分析。结果如表 1-2 所示，一致性条件主效应显著，$F(1, 56) = 31.20$，$p < 0.05$，$\eta_p^2 = 0.358$，一致状态的反应时快于控制状态和不一致状态的反应时，控制状态的反应时快于不一致状态的反应时；组别主效应不显著；两因素交互作用不显著。

表 1-2 成瘾组和对照组在三种一致性条件下的反应时（$M \pm SD$）

一致性条件	成瘾组（n=29）	对照组（n=29）	p 值
一致状态	748.8 ± 167.9	705.5 ± 66.9	0.201
不一致状态	813.0 ± 162.6	766.1 ± 77.8	0.166
控制状态	790.3 ± 156.8	746.9 ± 69.2	0.179

2. 阈下情绪启动效应

正确率的分析：以组别（控制组，海洛因成瘾组）为组间变量，同时以启动—目标配对的一致性条件（一致、不一致、控制）为组内变量，进行 2×3 的两因素重复测量方差分析。结果显示，一致性条件主效应显著，$F(2, 58) = 7.22$，$p < 0.05$，$\eta_p^2 = 0.20$，一致状态的正确率显著高于控制状态和不一致状态的正确率；组别主效应不显著（$p > 0.05$）；两因素交互作用不显著（$p > 0.05$）。

反应时的分析：以组别（海洛因成瘾组，控制组）为组间变量，同时以启动—目标配对的一致性条件（一致、不一致、控制）为组内变量，进行 2×3 的两因素重复测量方差分析。结果显示，一致性条件主效应显著，$F(2, 58) = 27.24$，$p < 0.05$，$\eta_p^2 = 0.48$，一致状态的反应时均显著快于控制状态和不一致状态的反应时；组别主效应显著，$F(1, 59) = 11.93$，$p < 0.05$，$\eta_p^2 = 0.17$，成瘾戒断组的反应时显著高于控制

组（$p < 0.05$）；一致性条件与组别之间具有显著的交互作用，$F(2, 118) = 5.66$，$p < 0.05$，$\eta_p^2 = 0.09$。进一步进行简单效应分析发现，在海洛因成瘾组与控制组中，一致状态的反应时显著小于控制状态和不一致状态（$p < 0.05$），而海洛因成瘾组的不一致状态显著长于控制状态（$p < 0.05$），但对照组不一致状态与控制状态之间的差异不显著（$p > 0.05$）。

（二）目标图片偏向

1.阈上情绪启动中的目标图片偏向

正确率的分析：以组别（海洛因成瘾组，控制组）为组间变量，同时以启动图片（正性、负性、中性）和目标图片（正性，负性）为组内变量，进行 $2 \times 3 \times 2$ 的多因素重复测量方差分析。结果显示，组别的主效应显著，$F(1, 56) = 13.54$，$p < 0.05$，$\eta_p^2 = 0.195$，对照组正确率高于海洛因成瘾者；启动图片主效应显著，$F(1, 56) = 9.49$，$p < 0.05$，$\eta_p^2 = 0.145$，负性启动图片的正确率低于中性和正性启动图片的正确率；目标图片主效应不显著（$p > 0.05$）；三因素交互作用不显著（$p > 0.05$）。组别与启动图片交互作用具显著，$F(1, 56) = 5.46$，$p < 0.05$，$\eta_p^2 = 0.166$。进一步进行简单效应分析结果表明，对照组负性启动图片的正确率低于正性启动图片的正确率，但是戒断组的正性启动图片与负性启动图片的正确率差异不显著。

反应时的分析：以组别（海洛因成瘾组，控制组）为组间变量，同时以启动图片（正性、负性、中性）和目标图片（正性，负性）为组内变量，进行 $2 \times 3 \times 2$ 的多因素重复测量方差分析。结果显示，组别主效应不显著；启动图片主效应不显著，目标图片主效应不显著（$p > 0.05$）；三因素交互作用不显著，启动图片与组别交互作用不显著（$ps > 0.05$）。

2.阈下情绪启动中的目标图片偏向

正确率的分析：以组别（海洛因成瘾组，控制组）为组间变量，同时以启动图片（正性、负性、中性）和目标图片（正性，负性）为组内变量，进行 $2 \times 3 \times 2$ 的多因素重复测量方差分析。结果显示，启动图片存在显著主效应，$F(2, 58) = 7.22$，$p < 0.05$，$\eta_p^2 = 0.20$，正性启动图片的正确率显著高于负性启动图片的正确率；目标图片存在显著主效应，$F(1, 59) = 4.97$，$p < 0.05$，$\eta_p^2 = 0.08$，正性目标图片的正确率显著高于负性目标图片的正确率；组别的主效应不显著（$p > 0.05$）；三因素交互作用不显著，两因素交互作用均不显著（$ps > 0.05$）。

反应时的分析：以组别（海洛因成瘾组，控制组）为组间变量，同时以启动图片（正性、负性、中性）和目标图片（正性，负性）为组内变量，进行 $2 \times 3 \times 2$ 的多因素重复测量方差分析。启动图片主效应不显著（$p > 0.05$），目标图片存在显著主效应，$F(1, 59) = 9.30$，$p < 0.05$，$\eta_p^2 = 0.14$，正性目标图片的反应时显著快于负性目标图片的反应时；组别主效应显著，$F(1, 59) = 11.93$，$p < 0.05$，$\eta_p^2 = 0.17$，戒断组的反应时显著长于控制组反应时。启动图片、目标图片、组别之间的三因素交互作用不显著（$p > 0.05$）。为了考察目标图片加工是否具有偏向，因此重点对组别和目标图片的交互作用进行了分析，结果显示，目标图片与组别之间具有显著的交互作用，$F(1, 59) = 5.01$，$p < 0.05$，$\eta_p^2 = 0.08$。进一步简单效应分析发现，海洛因成瘾组对正性图片的反应时显著短于对负性图片的反应时（$p < 0.05$），而控制组对正、负性目标图片的反应时差异不显著（$p > 0.05$）。

四、讨论

（一）海洛因成瘾者的阈上情绪启动效应

本研究结果显示，在正确率和反应时指标上，一致性条件主效应均具显著，表明海洛因成瘾者在阈上情绪自动加工过程中，存在情绪启动效应，这与本研究的假设一致。研究者通过语义错误归因理论来解释阈上情绪启动效应，认为启动刺激增加了对该刺激类型的语义可及性，这种可及性可将情绪产生的原因归于任何注意力所集中到的目标上。也就是说，被试将启动刺激产生的情绪错误地归因于目标刺激，从而产生了情绪启动效应[22]。此外，情绪启动效应的统计结果显示，成瘾组的正确率在三种一致性条件上都低于对照组。研究表明，快速的情绪自动加工涉及包括上丘脑、枕核、杏仁核在内的皮层下通路[23]，以及包括下颞叶脑区等视觉加工的腹侧通路[24]，而成瘾物质会改变这些部位的结构和功能[13]，从而使得成瘾组的情绪启动加工能力弱于对照组。

关于情绪启动刺激影响的研究结果显示，组别与启动图片的交互作用具显著，对照组负性启动图片的正确率低于正性启动图片的正确率，但是成瘾组的正性启动图片与负性启动图片的正确率差异不显著。研究表明，不同效价的情绪感知对个体的生存具有重要意义。积极情绪出现在个体处于安全、生命没有受到威胁的情境中，此时个体的注意和思维、行动范围都相比中性条件和负性情绪下更宽广，因此积极情绪对完成任务具有促进作用[25]，从而出现在对照组中正性启动图片的正确率高于负性启动图片的正确率。但是海洛因成瘾者在对正性和负性启动图片的加工正确率没有差异。研究还发现，前额叶皮层、杏仁核作为积极情绪加工的关键脑成分，它的损伤会影响情绪加工，导致情绪发生异常改变[20]。对海洛因成瘾者的研究也发现，其额叶皮质体积萎缩，在评价情绪图片时，其杏仁核反应减少[26]。因此，海洛因成瘾者的杏仁核、额叶皮层损伤会带来的情绪加工障碍，导致正性情绪对完成任务的促进作用减弱，从而使其在阈上情绪自动加工中，没有和对照组一样表现出对正性、负性启动图片不同的正确率。

综上所述，情绪是毒品使用的主要动机，而对情绪自动加工的研究能够发现真正潜在的心理过程。鉴于阈上、阈下情绪加工具有不同的加工机制，而以往研究只考察了海洛因成瘾者阈下情绪启动的表现，因此本研究从阈上情绪启动的角度，对海洛因成瘾者的情绪自动加工进行了分析，证明了海洛因成瘾者存在阈上情绪启动效应，但其情绪启动加工能力可能较弱，且存在与一般人不同的启动刺激。从阈上情绪启动角度，增加了对海洛因成瘾者情绪自动加工的理解，为以后成瘾者情绪的干预提供证据支撑。

（二）海洛因成瘾者的阈下情绪启动效应

在海洛因成瘾组中，一致状态的反应时均短于控制状态和不一致状态，控制状态反应时均短于不一致状态，这证实了海洛因成瘾者存在阈下情绪启动效应。根据扩散反应理论[27]，当一个概念被启动时，通过捕捉该概念体系中一系列加强了的联系，从而使得对该概念的行为标签被扩散到该概念体系外。此时，当紧接着出现另一个概念时，个体会尽快与该标签连接，从而找到一个共同点。这种联系与共同点均会被启动，就为后一个概念提供了强大的背景机制，从而使相同性质的反应更快、相反性质的反应更慢。这就为海洛因成瘾者的阈下情绪启动效应提供了解释，即在一致状态下，先呈现的刺激为后呈现的刺激提供了背景，使得一致状态的反应最快、不一致状态的反应最慢。

研究结果显示，在三种状态下的成瘾成瘾组与控制组的反应时均存在显著差异：成瘾成瘾组反应时显著高于对照组反应时。对于较低级的情绪知觉阶段，成瘾戒断者的阈下情绪知觉与对照组存在差异，这可能是因为接触毒品会改变大脑在情感处理过程中分配资源的方式[15]。对于高级情绪加工，神经生物学认为，杏仁核作为情绪加工的关键脑成分，它的损伤会影响情绪加工，导致情绪发生异常改变[22]。研究还证明，可卡因成瘾者的杏仁核体积减少，结构出现损伤[16]。对海洛因成瘾者的研究也发现，在评价情绪图片时，其杏仁核反应变慢[28]。此外，还有研究表明，情绪在知觉阶段是自动的，但是高级的认知情感加工在意识控制下才能进行[25]。因此，在情绪刺激的启动阶段，大脑资源的分配方式导致被试出现了差异，在随后对目标刺激的判断阶段，杏仁核的损伤导致了海洛因成瘾者的反应较慢，在这两个阶段的共同作用下，使得三种状态下海洛因成瘾者的阈下情绪启动反应均弱于控制组。

本研究还发现，海洛因成瘾组的不一致状态的反应时显著长于控制状态的反应时，但对照组不一致状态与控制状态之间的反应时差异不显著。情绪启动范式中的启动词诱发了与其情绪效价相关的反应趋向，不一致状态下的反应趋向与正确反应的方向不同，从而引发了情绪冲突，为了解决这一冲突，反应就会被延迟[10]。而执行功能中的执行监控功能负责着错误行为检测和反应冲突监控[29]。对照组没有执行监控能力的损伤，能对冲突情况做出更快的反应，而海洛因成瘾者可能存在早期冲突监控障碍和晚期反应冲突解决加工异常[6]，从而导致海洛因成瘾者对冲突情况的反应更慢。因此，海洛因成瘾组和对照组出现的这一差异，可能来自于两组被试执行功能的不同。

此外，海洛因成瘾者对目标图片存在正性偏向，即对正性图片的反应正确率高于负性图片，对正性图片的反应时短于负性图片。以往研究表明，对照组的阈下情绪启动存在负性偏向[4]。但是本研究发现，在阈下情绪启动条件下，戒断者存在正性偏向[14]。而研究结果也发现，情绪障碍者的阈下情绪启动存在正性偏向，这说明海洛因成瘾者阈下情绪启动的正性偏向可能和情绪障碍有关系[13]。此外，Solomon 的对立—加工模型认为，毒品所带来的愉悦感会引起机体情绪稳定状态的失调，从而自动激活固有的稳定机制，以降低由毒品带来的欢欣感[30]。一旦毒品水平下降，稳定机制就没有了"对象"，从而产生令人不适的戒断症状。本次研究的被试已经平均戒断 13.75 个月，长期的戒断可能已经使得其稳定机制的活动减弱，从而使其对愉快刺激的抑制减弱，但情绪加工功能尚未完全恢复，从而出现正性偏向。这一结果也与负强化理论一致。Baker的负强化理论阐释了个体药物成瘾及复吸的原因，是逃避戒断症状，而负性情绪是其戒断症状的主要表现。该理论也提到，随着毒品在体内的吸收、分配和消除，产生了无数的毒品浓度的峰值和谷值。在这个过程中，成瘾者习得了一旦毒品浓度降低，就开始检索负性情绪的暗示线索，从而对负性刺激更敏感[1]。对于平均戒断 13.75 个月的被试，在长期戒断中，其戒断症状越来越轻，负性情绪的影响越来越弱，便降低了对负性情绪的检索，从而使其对负性图片刺激的反应时显著长于对正性图片刺激的反应时。进一步的分析表明，在一致状态下，此结论与以往对非成瘾者的研究一致，配对为正性—正性的积极启动反应时显著短于配对为负性—负性的消极启动的反应时[31]。这是因为加工正性和负性情绪的情绪系统不同[13]。而在人类的进化过程中，形成和巩固了对负性刺激需要分配更多注意的心理加工特点。因此，正如 Pratto 在情绪 Stroop任务研究中所认为的，负性刺激会自动吸引更多的注意力[24]，从而使其反应时更长。

综上所述，海洛因成瘾者的情绪障碍会导致其复吸，而通过对阈下情绪的研究，能测量到更本能的反应结果。因此本研究使用阈下情绪启动范式，对海洛因成瘾者的阈下情绪进行了研究，证明了海洛因成瘾者虽然存在阈下情绪启动效应，但其阈下情绪加工能力弱于对照组，并且存在正性偏向。从阈下角度增加了对海洛因成瘾者情绪加工的理解，并能为以后成瘾者情绪的干预提供证据支撑。

五、结论

海洛因成瘾者存在阈上、阈下情绪启动效应，但这种阈上、阈下情绪启动加工能力弱于对照组。同时，海洛因成瘾者的阈下情绪启动加工存在正性偏向。

参考文献

[1] Baker T B , Piper M E , McCarthy D E, et al. Addiction motivation reformulated: An affective processing model of negative reinforcement[J]. Psychological Review, 2004, 111(1): 33-51.

[2] De Arcos F A, Verdejogarcía A, Peraltaramírez M I, et al. Experience of emotions in substance abusers xposed to images containing neutral, positive, and negative affective stimuli[J]. Drug and Alcohol Dependence, 2005, 78(2): 159.

[3] 杨丽珠，蒋重清，刘颖. 阈下情绪启动效应和 stroop 效应之对比实验研究 [J]. 心理科学，2005, 28(4): 784-787.

[4] 蚁金瑶，罗英姿，钟明天等. 述情障碍者的情绪启动效应特征 [J]. 中国心理卫生杂志，2007, 21(1): 302-306.

[5] 蚁金瑶，钟明天，罗英姿等. 情绪图片的阈下启动效应 [J]. 中国临床心理学杂志，2007, 15(03): 304-307.

[6] 朱千，孟景，位东涛等. 海洛因戒治者执行控制功能异常的电生理证据 [J]. 心理科学，2014, 2(2): 473-477.

[7] Alzahrani M A, Elsayed Y A. The impacts of substance abuse and dependence on neuropsychological functions in a sample of patients from Saudi Arabia[J]. Behavioral and Brain Functions, 2009, 5(1): 48.

[8] Hänsel A, Von K R. Unconscious fearful priming followed by a psychosocial stress test results in higher cortisol levels[J]. Stress and Health, 2012, 29(4): 317-323.

[9] Honk J V, Tuiten A , Hout M V D, et al. Selective attention to unmasked and masked threatening words: Relationships to trait anger and anxiety[J]. Personality and Individual Differences,2001, 30(4): 711-720.

[10] Dirk W. Activation and inhibition of affective information: For negative priming in the evaluation task[J]. Cognition and Emotion, 1999, 13(1): 65-91.

[11] Fazio R H, Sanbonmatsu D M, Powell M C, et al. On the automatic activation of attitudes[J]. Journal of Personality and Social Psychology, 1986, 50(2): 229-238.

[12] Frings C, Wentura D. Trial-by-trial effects in the affective priming paradigm[J]. Acta Psychologica, 2008, 128(2): 318-323.

[13] Redhead A, Jordan G, Ferrier I N, et al. Automatic processing of emotional stimuli in euthymic patients with bipolar disorder[J]. Journal of Affective Disorders, 2016, 203: 339-346.

[14] Leventhal A M, Waters A J, Breitmeyer B G, et al. Subliminal processing of smoking-related and affective stimuli in tobacco addiction[J]. Experimental Clinical Psychopharmacology, 2008, 16(4): 301-312.

[15] Troup L J, Bastidas S, Nguyen M T, et al. An event-related potential study on the effects of cannabis on emotion processing[J]. PLoS ONE, 2016, 11(2): 27.

[16] Wood S, Fay J, Sage J, et al. Cocaine and Pavlovian fear conditioning: Dose-effect analysis[J]. Behavioural Brain Research,2007, 176(2): 244-250.

[17] Ito T A, Larsen J T, Smith N K, et al. Negative information weighs more heavily on the brain: The negativity bias in evaluative categorizations[J]. Journal of Personality and Social Psychology,1998, 75(4): 887.

[18] 方平, 陈满琪, 姜媛. 情绪启动研究的实验范式 [J]. 心理科学, 2006, 29(6): 1396-1399.

[19] Ohman A, Soares J J. Emotional conditioning to masked stimuli: Expectancies for aversive outcomes following nonrecognized fear-relevant stimuli[J]. Journal of Experimental Psychology General, 1998, 127(1): 69.

[20] Skandrani-Marzouki I, Monaco G L, Marzouki Y. The effects of unconscious context on social representations: Evidence from the subliminal emotional priming paradigm[J]. North American Journal of Psychology,2015, 17(3): 509-524.

[21] 李静, 任亚军, 盛柳柳等. 示意性符号的阈下情绪启动效应 [J]. 宁波大学学报：教育科学版, 2015, 6(6): 12-16.

[22] Panksepp J, Knutson B, Burgdorf J. The role of brain emotional systems in addictions: a neuro-evolutionary perspective and new "self-report" animal model[J]. Addiction,2002, 97(4): 459-469.

[23] Pessoa L, Japee S, Ungerleider L G.Visual awareness and the detection of fearful faces[J]. Emotion, 2005, 5(2): 243.

[24] Pratto F, John O P. Automatic vigilance: the attention-grabbing power of negative social information[J]. Journal of Personality and Social Psychology, 1991, 61(3): 380-391.

[25] Rellecke J, Sommer W, Schacht A. Does processing of emotional facial expressions depend on intention? time-resolved evidence from eventrelated brain potentials[J]. Biological Psychology, 2012, 90(1): 23-32.

[26] 秦敏辉, 周卓钊, 钟毅平. 网络表情图片阈下情绪启动对认知偏向的影响 [J]. 心理研究, 2015, 8(3): 46-50.

[27] Collins A M, Loftus E F. A spreading-activation theory of semantic processing[J]. Readings inCognitive Science,1988, 82(6): 126-136.

[28] Wang Z X, Zhang J X, Wu Q L, et al. Alterations in the processing of non-drug-related affective stimuli in abstinent heroin addicts[J]. Neurolmage, 2010, 49(1): 971-976.

[29] 蔡厚德, 刘昌. 大脑前扣带回皮层与执行功能 [J]. 心理科学进展, 2004, 12(5): 643-650.

[30] Cacioppo J T, Berntson G G. Relationship between attitudes and evaluative space: A critical review, with emphasis on the separability of positive and negative substrates[J]. Psychological Bulletin, 1994, 115(3): 401.

[31] 潘少萍, 黄晓旭. 阈下情绪启动的共情能力对情绪反应的影响 [J]. 牡丹江师范学院学报：哲学社会科学版, 2017, 2(2): 122-125.

第三节　海洛因成瘾者情绪调节的干预

一、研究概述

毒品成瘾者普遍存在焦虑和抑郁情绪[1]，并且倾向于使用毒品来应对负性情绪[2]。他们消极应对负性情绪的方式可能与其成瘾有关：毒品会引起大脑结构和一些相关脑功能的异常改变，与情绪调节相关的脑结构的改变会使成瘾者对负性情绪的调节能力出现异常[3]，他们对自身的负性情绪无法进行很好的认识、掌控与调节，进而导致成瘾复发。

因此，为了帮助成瘾者步入正常生活，我们应该帮助他们提高情绪调节能力，使他们对负性情绪能够进行良好的调节和控制，以此来进一步预防复吸[4]。对药物成瘾的治疗越来越偏向心理干预，心理行为疗法、认知行为疗法、家庭疗法等都有助于成瘾者缓解心理压力，改变不合理的认知信念，从而减少药物使用。本节将根据团体心理辅导和正念训练两种干预方式，探讨如何帮助成瘾者学会更好地应对负性情绪，提高其情绪调节能力，以此来预防其复吸行为的发生。

二、心理干预实践

（一）团体心理辅导

团体心理辅导（Group Counseling）又称团体心理咨询，是一种在团体情境中对团体成员进行心理指导与帮助的过程。它是通过团体中人与人之间的相互作用，使个体在与他人的交往中学会观察和学习他人体验团体情境中发生的情绪促进自我认识、自我探索、自我接纳，并学会调整和改善自己的人际关系，学习新的处事态度和行为方式，以发展良好的生活适应的助人过程[5]。

由于成瘾个体相比对照组，其认知重评能力较差，同时，药物成瘾与抑郁、负性情绪体验及情绪调节策略的使用频率之间存在显著相关，因此需要对成瘾个体进行一系列情绪调节的团体心理辅导，并考察在团体干预前后他们情绪特点及情绪调节能力的差异。

研究包括两个部分：（1）实验部分：认知重评实验任务；（2）问卷部分：实验后对被试进行问卷的测量，包括情绪调节问卷、Beck抑郁问卷、多伦多述情障碍量表。研究分为三个阶段：（1）对实验组和控制组被试进行实验与问卷的前测；（2）对实验组的被试进行十次团体心理辅导干预；（3）对实验组和控制组被试进行实验和问卷的后测。被试随机选取甘肃省某强制戒毒所的男性成瘾个体 15 人作为实验组，选取相应对照组被试 15 人。

1. 研究设计

本研究采用实验组控制组前后测准实验设计，因变量为认知重评任务表现及情绪调节问卷（ERQ）、Beck 抑郁问卷（BDI）、多伦多述情障碍量表（TAS）得分。对处于戒断期的成瘾者（实验组）和控制组分别进行前测，然后对实验组进行十次团体心理辅导干预。对控制组不进行任何处理，结束后再对两组被试进行后测。

2. 研究过程

团体心理辅导采用半结构性、教育与成长性团体。团体活动每周进行两次，每次 90min，共 10 次。团体心理辅导分为四个阶段：开始阶段、转换阶段、工作阶段、结束阶段。第一单元为开始阶段，以"同一个家"为主题，主要是团体建立，通过活动让成员彼此了解和熟悉，增进彼此的信任，并建立团体规范；第二单元"情绪小栈"、第三单元"情绪温度"同为转换阶段，以活动的方式热身来促进团队凝聚力，同时，通过表演、分享和讨论的方式让成员认识自己的情绪；第四至第九单元为工作阶段，主要以作画、表演、分享、讨论等方式让成员对自己的情绪进行相关经验的分享，协助成员对自己的情绪进行接纳和探索，并对焦点成员进行工作，协助成员通过合理信念来管理自己的情绪，以培养成员的自我情绪调节能力；第十单元为结束阶段，主要内容为回顾与展望，引导成员回顾前九次团体活动的内容，分享自己的成长及收获，并对未来进行展望，最后所有成员之间相互道别并送祝福，团体活动结束。

3. 研究结果

在团体心理辅导结束后，所有参加被试的团体成员对团体辅导的效果进行了评价。大多数成员认为团体心理辅导实现了自己的预期目标，并对团体活动的内容、形式都很满意，对组织者也比较满意。成员认为自己在团体中的收获也较大，让他们感到在戒毒所中枯燥的生活增添了一些乐趣。通过这 10 次团体活动，成员对情绪尤其是对自己的负性情绪有了进一步的认识，并通过认知重评来调节负性情绪。有 20% 的成员认为用认知重评来调节消极情绪的作用一般，46.7% 的成员认为认知重评的作用较大，33.3% 的成员认为通过认知重评改善自己消极情绪的作用非常有效。同时，很多成员在参加团体活动的过程中也学会了如何适当地表达自己的情绪，并使自己的情绪得到舒缓。整体评估结果如表 1-3 所示。

表 1-3　实验组被试对团体辅导效果的评估

	M ± SD	无	较小	一般	较大	很大
目标达成	3.60 ± 1.12	6.7%	13.3%	6.7%	60.0%	13.3%
内容安排	3.93 ± 0.59	—	—	20.0%	66.7%	13.3%
团体形式	4.07 ± 0.70	—	—	20.0%	53.3%	26.7%.
带领者	4.13 ± 0.64	—	—	13.3%	60.0%	26.7%
团体氛围	3.67 ± 1.05	6.7%	6.7%	13.3%	60.0%	13.3%
个人收获	4.00 ± 0.85	—	6.7%	13.3%	53.3%	26.7%
情绪认识	3.87 ± 0.92	—	13.3%	6.7%	60.0%	20.0%
认知重评	4.13 ± 0.74	—	—	20.0%	46.7%	33.3%
情绪表达	4.07 ± 0.70	—	—	20.0%	53.3%	26.7%

对数据进行 2（实验组，控制组）×2（前测，后测）的重复测量方差分析。对认知重评能力分析结果显示，组别的主效应不显著，$F(1, 28) = 2.55$，$p > 0.05$，前后测主效应不显著，$F(1, 28) = 0.54$，$p > 0.05$，二者之间的交互作用也不显著，$F(2, 28) = 1.38$，$p > 0.05$。

对认知重评使用频率分析结果显示，组别的主效应不显著，$F(1, 28) = 0.10$，$p > 0.05$，前后测的主效应不显著，$F(1, 28) = 1.37$，$p > 0.05$，二者之间的交互作用不显著，$F(1, 28) = 0.86$，$p > 0.05$。

表达抑制使用频率的方差分析结果显示，组别的主效应不显著，$F(1, 28) = 1.54$，$p > 0.05$，前后测主效应不显著，$F(1, 28) = 0.82$，$p > 0.05$，二者之间的交互作用不显著，$F(1, 28) = 3.93$，$p > 0.05$。

述情障碍的方差分析结果显示，组别的主效应不显著，$F(1, 28) = 0.20$，$p > 0.05$，前后测主效应不显著，$F(1, 28) = 2.90$，$p > 0.05$，二者之间的交互作用不显著，$F(1, 28) = 2.61$，$p > 0.05$。

抑郁的方差分析结果显示，组别的主效应不显著，$F(1, 28) = 0.51$，$p > 0.05$，前后测的主效应显著，$F(1, 28) = 4.32$，$p < 0.05$，后测的抑郁分数显著低于前测（$p < 0.05$），二者之间的交互作用也不显著，$F(1, 28) = 1.89$，$p > 0.05$。

4. 讨论

团体辅导前后，两组被试的认知重评能力、情绪调节策略的使用频率和述情障碍在方差分析结果中都没有显著差异。但两组被试在后测中比前测中的抑郁有了明显降低，这种抑郁程度的降低，可能是由于被试戒断时间越来越长，他们的戒断症状得到了缓解，所以抑郁程度也越来越低。

在认知重评能力的方差分析中，组别的主效应和测试方式的主效应都不显著，二者之间也没有明显的交互作用。实验组和控制组在前后测中，他们的认知重评能力都没有显著差异，这说明团体辅导对改善成瘾者的认知重评能力并没有显著作用。为什么团体辅导效果不显著呢？我们究其原因进行如下讨论。

第一，被试自身的原因。由于所选被试均为强制戒毒的海洛因成瘾者，其文化水平较低，同时由于长期吸毒导致他们的脑结构受损 [6]，致使其认知和理解能力本来就不及常人。前额叶皮层（PFC）作为一个重要的情绪中枢通路 [7]，它是协调人类与自己内部目标关系的思想或行动的能力，它的主要功能在于促进人类的认知控制 [8]。但神经影像研究结果显示，成瘾使他们的前额叶皮层功能产生障碍 [9]，并导致他们的认知资源减少 [10]。由于海洛因成瘾个体的认知能力是与其脑神经有关的，所以只对其进行单纯的心理辅导是没有办法改变其受损的脑结构，在这种情况下干预很难使效果显著。

第二，被试的不配合。考虑到强制戒毒人员是特殊群体，成瘾个体在实验过程中无法长时间集中注意力，存在应付、随意作答、不专心等现象。实验者观察到他们在实验过程中，确实不能长时间集中注意力，个别被试比较没有耐心，没有办法久坐，在实验过程中喜欢聊天，等等。这些都会对实验数据造成不良影响。

第三，团体干预时间不够长。由于成瘾个体比较特殊，他们内心的防御性、安全性以及感受性都相对较低，个别被试对团体的接受程度较低，十次团体活动对于他们来说次数不够。同时，每周进行两次，间隔时间过短，团体活动较为密集也可能对效果产生不良影响。

虽然实验结果显示团体在提高成瘾个体认知重评能力方面并没有显著效果，但从实验组和控制组的后测数据中我们看到，实验组的认知重评能力还是存在改善趋势的。并且团体效果的主观评价显示，成员对团体是满意的，因此，团体干预对成员改善负性情绪还是有一定帮助的。

（二）正念呼吸

正念被描述为一种将一定质量的注意力带到每时每刻体验的过程 [11]。正念开始于将觉知带到当前的经验中，通过调节注意力的焦点，时时刻刻地观察和注意到思想和感觉的变化领域。这导致了一种对此时此刻正在发生的事情非常警觉的感觉。它通常被描述为一种完全活在当下的感觉。要保持对当前经验的认识，就需要有持续注意的技能。持续的注意力是指在长时间内保持警觉状态的能力[12]。

虽然有多种干预被证明能有效治疗药物成瘾，包括家庭治疗、认知行为疗法、音乐治疗，但结果却不那么令人满意，治疗后一年的复发率高达60%[13]。正念训练被认为是治疗药物滥用的有效方法[14~15]。

1. 实验材料

关于正念呼吸指导语材料是选自Kabat-Zinn的正念减压项目中使用的静坐正念冥想练习[11]。呼吸法的目的是让参与者将他们的注意力和意识引导到他们当前所经历的任何感觉上，特别是集中在呼吸的体验上。参与者被告知，要专注于呼吸进入和离开身体的实际感觉。当你意识到你的意识不再在呼吸时，不要去想呼吸，只是去体验呼吸的感觉[16]。指导语持续10分钟。

分心对照组的指导语要求参与者简单地思考想到的任何事情。"让你的思想自由地漫游，不要试图专注于任何特定的事情。"这些指令的变体每30~60秒重复一次[16]，持续10分钟。

当前研究任务中所包含视觉呈现的情绪图片作为本研究中的任务刺激，其中45张不同的视觉刺激会向每个被试呈现。图片共分为四类：5张正性图片（如，动物，黄金），5张中性图片（如，木桶，生活日常用具），5张负性图片（如，老鼠，攻击行为），30张较为负性的图片（如，烧伤，躯体残缺）。

这些图片选择国际情绪图片库，四种情绪图片的效价差异达到显著水平，$F(3, 41) = 357.07$，$p < 0.001$；四种情绪图片的唤醒度差异达到显著水平，$F(3, 41) = 114.68$，$p < 0.001$。中性图片显著低于正性和负性图片，正性和负性图片之间差异不显著（$p > 0.05$）。

2. 实验流程

研究选取实验被试共60名，来自甘肃兰州市某强制戒毒所。依据DSM-IV阿片类药物诊断标准，药物依赖被试均以海洛因为主要成瘾物质的依赖者。所有被试均经过筛选，要求色觉、视力及矫正视力正常且无既往精神病史，均为右利手。采用随机分配的方法，其中30名被分为呼吸干预组，另外30名被分为分心干预组。用独立样本T检验对正念呼吸组与分心控制组的年龄进行组间差异检验，结果显示两组差异不显著，$t(59) = 27.12$，$p > 0.05$。使用χ^2检验对文化程度进行组间差异检验，结果显示两组被试在文化程度上不存在显著差异，$\chi^2(5) = 4.34$，$p > 0.05$，符合匹配要求。

实验者包含主试和两个助手，实验为双盲实验。两个助手均经过实验前的培训，但是不知道该实验的真实目的。实验指导语为统一的指导语。分别进行"情绪图片评价"（如图1-2）和"负性情绪耐受性"实验之后（如图1-3），正念呼吸组进行呼吸的音频干预，随后进行后测；分心控制组进行分心的音频干预，随后进行后测。

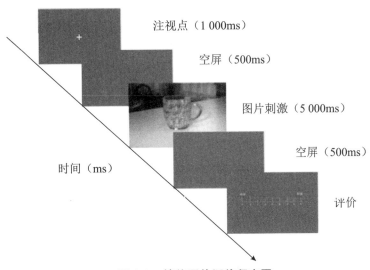

注视点（1 000ms）

空屏（500ms）

图片刺激（5 000ms）

空屏（500ms）

时间（ms）

评价

图 1-2　情绪图片评价程序图

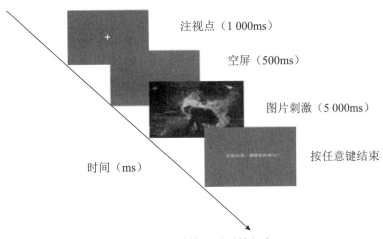

注视点（1 000ms）

空屏（500ms）

图片刺激（5 000ms）

按任意键结束

时间（ms）

图 1-3　负性情绪耐受性程序

3. 实验结果

2（被试类型：正念呼吸组、分心控制组）×3（情绪类型：正性、中性、负性）×2（前后测：前测、后测）混合实验设计的重复测量方差分析表明，情绪类型的主效应显著，$F_{(2, 66)} = 171.92$，$p < 0.001$，$\eta_p^2 = 0.74$，被试对正性图片的评价显著高于中性以及

负性,对中性图片的评价显著高于负性;前后测主效应显著,$F(1, 58) = 18.54$,$p < 0.001$,$\eta_p^2 = 0.24$,被试前测对情绪图片的评价显著低于后测对图片的评价;情绪、组别与前后测的三重交互作用不显著,$F(2, 58) = 0.31$,$p > 0.05$。情绪与组别的交互作用不显著,$F(2, 58) = 1.29$,$p > 0.05$;前后测与组别的交互作用显著,$F(1, 58) = 4.43$,$p < 0.05$,$\eta_p^2 = 0.07$。进一步进行简单效应分析表明,在正念呼吸干预的条件下,被试前测对情绪效价的评价要显著低于后测对情绪效价的评价,在分心干预的条件下,被试前测跟后测的差异不显著,见图 1-4;情绪与前后测的交互作用显著,$F(2, 58) = 5.01$,$p < 0.05$,$\eta_p^2 = 0.08$,进一步进行简单效应分析表明,在中性情绪条件下,被试前测对中性情绪效价的评价要显著低于后测对中性情绪效价的评价,在负性情绪条件下,被试前测对负性情绪效价的评价要显著低于后测对负性情绪效价的评价,在正性情绪条件下,被试前测对情绪效价的评价与后测对情绪效价的评价差异不显著,见图 1-5。

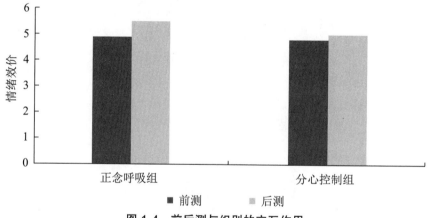

图 1-4　前后测与组别的交互作用

在对负性情绪的耐受性上,2(被试类型:正念呼吸组、分心控制组)×2(前后测:前测、后测)混合实验设计的重复测量方差分析表明,前后测主效应不显著,$F(1, 58) = 0.01$,$p > 0.05$;前后测与组别交互作用显著,$F(1, 58) = 44.61$,$p < 0.001$,$\eta_p^2 = 0.44$。进一步进行简单效应分析表明,在正念呼吸干预条件下,被试前测对情绪的耐受性要显著低于后测对情绪的耐受性;在分心干预的条件下,被试前测对情绪的耐受性要显著高于后测对情绪的耐受性,结果见图 1-6。

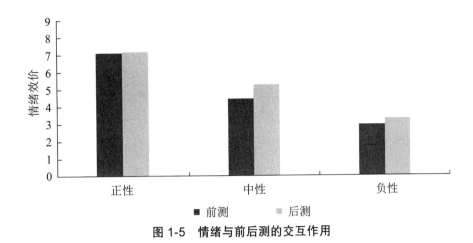

图 1-5　情绪与前后测的交互作用

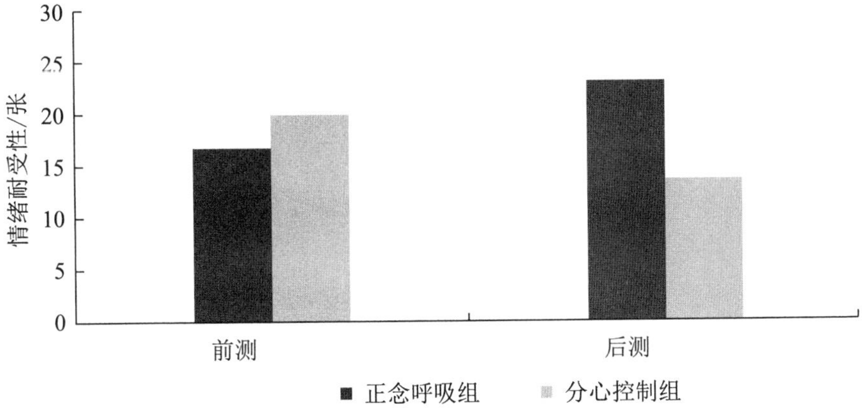

图 1-6　正念呼吸组与分心控制组干预前后情绪耐受性对比

4. 讨论

被试在正念呼吸干预后，其前测对情绪图片的评价要显著低于后测对情绪图片的评价，说明正念呼吸干预起到了效果，海洛因成瘾者的情绪有了明显的改善效果，使其对情绪的评价更偏向积极。上述我们提到，正念训练可以有效改善情绪，可以有效提升他们的积极情绪，减少消极情绪[17~21]。就情绪改变来看，对于整体被试来说，在中性情绪条件下，前测对中性情绪效价的评价要显著低于后测对中性情绪效价的评价；在负性情绪条件下，前测对负性情绪效价的评价要显著低于后测对负性情绪效价的评价。

对于负性情绪的耐受性，在正念呼吸干预条件下，被试前测对情绪的耐受性要显著低于后测对情绪的耐受性；在分心干预的条件下，被试前测对情绪的耐受性要显著高于后测对情绪的耐受性。也就是说，正念呼吸干预显著提高了被干预者的负性情绪耐受性。同时，分心干预显著降低了被干预者的负性情绪耐受性。造成这种改变的原因可能是：正念能提高人们忍受不舒服的情绪和感觉的意愿[22]，这可能是导致呼吸干预组的海洛因成瘾者对负性情绪耐受性提高的直接原因。而分心控制组的情绪耐受性的降低，可能是因为该实验程序未告知被试有多少张图片，被试在前测如果未能将图片观看完，在后测时，也会认为图片有无数张，且图片与前测图片一致，因此更没有耐心去观看更多的图片；而正念呼吸组，经过正念干预，便不会有这种心理，会忍受不舒服的情绪，而且提高其情感上的接受，继而会观看更多的负性图片。

上述结果说明，正念呼吸干预对海洛因成瘾组的情绪评价有明显的积极改善；而对情绪耐受性上的干预，正念呼吸干预显著提高了干预组的情绪耐受性。可以看出无论是在对情绪图片的评价上还是对负性情绪的耐受性上，正念呼吸干预都促进了其积极的改变。造成上述结果的原因，我们可以从心理机制和脑机制两方面来分析。

从心理机制上来说，再感知模型认为，通过正念的过程，个体能够从意识的内容中脱离出来，用更清晰、更客观的眼光来看待自己每时每刻的经历，我们称这个过程为再感知。通过再感知，个体意识到，这种痛苦不是我，这种抑郁不是我，这些想法不是我，因而能够从元视角观察它们，一个人与思想和情感的关系就会发生深刻的转变，其结果是变得更加清晰、透视、客观，最终变得平静[23]；佛教模型认为，我们对感情的习惯性反应是追求那些令人愉快的事，避免那些令人不快的事。这些习惯性的反应表现为紧随最初感觉印象而来的心理事件（思想、记忆、情感），即渴望或排斥一个意识对象。然而，佛教心理学认为，依恋和厌恶产生于对感觉状态本身的反应，而不是对对象的反应。当感觉和心理事件被允许自然地出现和消失，而没有随后由依恋或厌恶引起的认知过程时，幸福感就会得到改善[24]。正念应对模型认为，正念通过教授人们在面对压力时有意识地培养非话语性、接受性的元认知，更容易从对事件的不适应评估中分离出来，促进新概念的形成，从而减少负面影响，增强个体的能力[25]。上述的理论模型都强调，正念能够重新评价情绪刺激，从而减少情绪刺激的负面影响，使我们变得更为平和、更为积极。

从脑机制上来说，临时正念冥想训练可以提高个体的情绪调节能力，可以增加与情绪调节相关的 ACC、mPFC 区域的连通性和活动，促进情绪调节和改善与自我控制相关的大脑活动，以帮助预防和治疗成瘾[26]，而我们生活中最常用的两种情绪调节策略是认知重评和表达抑制。研究表明，认知重评相比表达抑制能够更有效地降低负性情绪体验。笔者认为，这种积极的改变主要是认知重评起着作用。一项对 300 多名正念压力和疼痛管理项目参与者的调查结果显示，正念的增强继而减减少压力的效果是通过认识重评来是实现的[25]，认知重评能力的增强被看作是正念练习的适应性副产品。在短暂的正念冥想中，焦虑的缓解与大脑区域网络的增强激活有关，其中包括腹内侧前额叶皮层，该区域被认为是认知重新评估过程的实例[27]。且越来越多的证据表明，通过正念冥想可以增强重新评估能力。所以我们认为，正念呼吸干预提高了被试认知重评的能力，而认知重评相比表达抑制能够更有效地降低负性情绪体验，继而导致其正性情绪的提高。

综上所述，正念呼吸干预对海洛因成瘾者的负性情绪是有所改善的，并提高了其负性情绪的耐受性。

三、结论

团体辅导方案不能对海洛因成瘾者的情绪调节形成改善，而正念呼吸干预则能够提高海洛因成瘾者负性情绪的耐受性。

参考文献

[1] Nunes E V, Sullivan M A, Levin F R. Treatment of depression in patients with opiate dependence[J]. Biological Psychiatry, 2004, 56(10): 793-802.

[2] Measelle J R, Stice E, Springer D W. A prospective test of the negative affect model of substance abuse: moderating effects of social support[J]. Psychology of Addictive Behaviors, 2006, 20(3): 225.

[3] 王爱花, 肖壮伟, 梅维. fMRI 观察海洛因成瘾戒断者情绪加工中的唤醒度异常 [J]. 中国医学影像技术, 2011,27(10):1972-1976.DOI:10.13929/j.1003-3289.2011.10.045.

[4] 杨玲, 王霞, 赵鑫. 药物成瘾个体的情绪调节缺陷 [J]. 中国药物依赖性杂志, 2014, 23(4): 252-258.

[5] 樊富珉. 我国团体心理咨询的发展: 回顾与展望 [J]. 清华大学学报: 哲学社会科学版, 2005, 20(6): 62-69.

[6] Gardner T J, Kosten T R. Therapeutic options and challenges for substances of abuse[J]. Dialogues in Clinical Neuroscience, 2022.

[7] 王一牛, 罗跃嘉. 前额叶皮质损伤患者的情绪异常 [J]. 心理科学进展,2004(02):161-167.

[8] Koechlin E, Ody C, Kouneiher F. The architecture of cognitive control in the human prefrontal cortex[J]. Science, 2003, 302(5648): 1181-1185.

[9] Goldstein R Z, Volkow N D. Dysfunction of the prefrontal cortex in addiction: neuroimaging findings and clinical implications[J]. Nature Reviews Neuroscience, 2011, 12(11): 652-669.

[10] Xin Z, Lu X, Li F, et al. Comparing emotional clarity, emotion experience, and emotion regulation in male heroin addicts with and without withdrawal syndrome[J]. A New Era. Provide Quality Patient Care, 2014: 35.

[11] Kabat-Zinn J. Mindfulness-based interventions in context: past, present, and future[J]. 2003.

[12] Parasuraman R, Warm J S, See J E. Brain systems of vigilance[J]. 1998.

[13] K, Masyn K E. Drinking trajectories following an initial lapse[J]. Psychology of Addictive Behaviors, 2008, 22(2): 157.

[14] Chiesa Eifert, G. H., & Heffner, M. (2003). The effects of acceptance versus control contexts on avoidance of panic-related symptoms[J]. Journal of Behavioral Therapy and Experimental Psychiatry, 34(3-4), 293–312.

[15] Katz D, Toner B. A systematic review of gender differences in the effectiveness of mindfulness-based treatments for substance use disorders[J]. Mindfulness, 2013, 4(4): 318-331.

[16] Arch J J, Craske M G. Mechanisms of mindfulness: Emotion regulation following a focused breathing induction[J]. Behaviour Research and Therapy, 2006, 44(12): 1849-1858.

[17] 刘兴华, 徐慰, 王玉正, 刘海骅. 正念训练提升自愿者幸福感的 6 周随机对照试验 [J]. 中国心理卫生杂志,2013,27(08):597-601.

[18] Hölzel B K, Lazar S W, Gard T, et al. How does mindfulness meditation work? Proposing mechanisms of action from a conceptual and neural perspective[J]. Perspectives on Psychological Science, 2011, 6(6): 537-559.

[19] Jain S, Shapiro S L, Swanick S, et al. A randomized controlled trial of mindfulness meditation versus relaxation training: effects on distress, positive states of mind, rumination, and distraction[J]. Annals of Behavioral Medicine, 2007, 33(1): 11-21.

[20] Robins C J, Keng S L, Ekblad A G, et al. Effects of mindfulness - based stress reduction on emotional experience and expression: A randomized controlled trial[J]. Journal of Clinical Psychology, 2012, 68(1): 117-131.

[21] Tang Y Y, Ma Y, Wang J, et al. Short-term meditation training improves attention and self-regulation[J]. Proceedings of the national Academy of Sciences, 2007, 104(43): 17152-17156.

[22] Eifert G H, Heffner M. The effects of acceptance versus control contexts on avoidance of panic-related symptoms[J]. Journal of Behavior Therapy and Experimental Psychiatry, 2003, 34(3-4):293-312.

[23] Grabovac A, Burrell E. Standardizing Training in Mindfulness-Based Interventions in Canadian Psychiatry Postgraduate Programs: A Competency-Based Frameworle[J]. Academic Psychiatry, 2018, 42(5): 248-254.

[24] Walsh R, Shapiro S L. The meeting of meditative disciplines and Western psychology: a mutually enriching dialogue[J]. American Psychologist, 2006, 61(3): 227.

[25] Garland E L, Gaylord S A, Fredrickson B L. Positive reappraisal mediates the stress-reductive effects of mindfulness: An upward spiral process[J]. Mindfulness, 2011, 2(1): 59-67.

[26] Tang Y Y, Tang R, Posner M I. Mindfulness meditation improves emotion regulation and reduces drug abuse[J]. Drug and Alcohol Dependence, 2016, 163: S13-S18.

[27] Zeidan F, Johnson S K, Diamond B J, et al. Mindfulness meditation improves cognition: evidence of brief mental training[J]. Consciousness & Cognition, 2010, 19(2): 597-605.

本章小结

　　情绪障碍与成瘾行为互相影响，个体成瘾后，其情绪出现异常，而海洛因成瘾者的情绪异常和障碍，又会促使其复吸。因此本章关注于海洛因成瘾者的情绪加工机制研究，通过三项研究，第一节在海洛因成瘾者有意识情绪加工的研究中发现海洛因成瘾者表现出了情绪多通道整合促进效应，但其多通道整合加工能力弱于对照组；成瘾者多通道整合受损可能体现在对愤怒声音不敏感。第二节海洛因成瘾者无意识情绪加工的研究中发现戒断者存在阈上、阈下情绪启动效应，阈下情绪加工存在积极偏向，且能力弱于对照组。最后进行的干预研究发现，本次使用的团体辅导方案未能对海洛因成瘾者的情绪调节策略改善，而正念呼吸干预能够提高海洛因成瘾者负性情绪的耐受性。

　　本章节的研究实验中，大量使用了对情绪的启动操作。Sherman 等认为情绪启动范式所测得的效应是多种加工成分的综合表达，主要包括冲动性反应倾向的激活（activation, AC）、根据情境确定应有的正确反应的能力（detection, D）、抑制已有的冲动性反应倾向的能力（overcoming bias, OB）、可利用信息模糊且不充分时进行猜测的反应偏向（guessing, G）（Sherman, 2006）。那么海洛因成瘾者与控制组被试之间的情绪差异，是否说明了二者在这些加工成分上是存在差异的呢？关于这一点，认知灵活性反映了基于情境的适当或正确反应的能力，研究表明，海洛因成瘾者在这一能力上表现出损伤（Hekmat et al., 2011）；反应抑制能力体现了成功克服冲动性反应倾向的能力，以往研究证明了海洛因戒断者的反应抑制能力差于控制组（朱千 等, 2014)。虽然已有研究表明，海洛因戒断者的冲动性与控制组存在差异（Hu et al., 2015），但是两组之间在冲动性反应倾向的激活方面的差异尚未进行考察，未来的研究可以进一步考察此方面，来深入海洛因戒断者的情绪启动效应研究；此外，在没有其他可利用信息时，两组被试进行猜测的反应偏向是否存在差异，也是一个需要继续探索的方面。

扩展阅读

[1] Cheetham A, Allen N B, M Yücel, et al. The role of affective dysregulation in drug addiction[J]. Clinical Psychology Review, 2010, 30(6):621-634.

[2] Leventhal, A. M., Waters, A. J., Breitmeyer, B. G., Miller, E. K. , & Li, Y. Subliminal processing of smoking-related and affective stimuli in tobacco addiction[J]. Experimental and Clinical Psychopharmacology, 2008, 16(4):301-312.

[3] Al' Absi, M.. Stress and addiction: Biological and psychological mechanisms[M]. 2007, Amsterdam: Elsevier.

第二章 海洛因成瘾者对药物相关线索的注意偏向及其神经机制

章节导读

海洛因成瘾者的复吸行为一直是临床戒毒工作的一大难题。海洛因成瘾者复吸行为与现实生活中的药物线索暴露存在着重要的联系。研究表明，海洛因成瘾者在现实生活环境中看到或听到药物相关线索时会产生注意偏向，这种注意偏向是海洛因成瘾者复吸的主要诱因之一。

在药物成瘾方面，注意偏向被定义为药物相关线索可以快速吸引药物成瘾者的注意力，即药物成瘾者对药物相关线索具有注意加工优势。研究表明，注意偏向是药物成瘾的核心特征之一，它与药物成瘾之间具有很强的临床相关性。注意偏向与药物渴求之间存在着重要的联系，同时通过注意偏向水平也可以预测药物成瘾者治疗之后的复吸情况。诱因—易感化理论认为，长期的药物使用会使药物成瘾者的奖赏系统发生病理性变化，使药物成瘾者对药物相关线索变得越来越敏感，这一过程被称为诱因突显。即对于药物成瘾者而言，药物相关线索变成了一种突显性诱因。这也是药物成瘾者对药物相关线索产生注意偏向的主要原因之一。这种注意偏向会进一步导致药物成瘾者对药物的心理渴求感上升，最终促使其产生强迫性的觅药行为。

本章主要聚焦于海洛因成瘾者对药物相关线索的注意偏向及其神经机制。第一节介绍了药物成瘾者注意偏向的理论解释及其研究方法、研究现状以及未来研究需要关注的问题等。第二节介绍了一项海洛因成瘾者对药物相关线索注意偏向的研究，该研究采用改编版的情绪Stroop范式，并结合事件相关电位技术，选取戒断期海洛因成瘾者和对照组，考察了海洛因成瘾者对药物相关线索的内隐加工及其电生理机制。

重要术语

注意偏向　事件相关电位　P300

第一节　海洛因成瘾者对药物相关线索的注意偏向

一、研究概述

近年来，国内外关于海洛因依赖者对药物相关线索的注意偏向研究日渐增多，并取得了一系列丰硕成果。这些研究不仅加深了我们对海洛因依赖者注意偏向内在机制的理解，而且为揭示海洛因依赖者的成瘾机制提供了重要线索。本节对近年来海洛因成瘾者注意偏向的理论解释、研究方法、研究进展进行了详细的介绍，以期能够为今后的研究提供思路、方向和启示。

二、注意偏向的理论背景

当前许多药物成瘾理论认为药物相关线索会攫取药物依赖者的注意力，使药物成瘾者产生对药物相关线索的注意偏向，导致与使用药物相关的趋近行为[2~3]。这种注意偏向可能是药物成瘾者觅药行为的认知基础和预测指标[4]。

Robinson 和 Berridge 提出的诱因—易感化模型（incentive-sensitization model）认为长期重复使用成瘾药物会改变与伏隔核（nucleus accumbens）相关的脑系统的功能，形成多巴胺能反应，促使药物依赖者对药物及其相关刺激变得逐渐敏感化[5]。Robinson 和 Berridge 把这一过程称为神经敏化（neural sensitizatio）。神经敏化会导致药物依赖者通过诱因突显（incentive salience）的方式表征药物与药物相关线索的特性，引起对用药的病理性"欲望"，从而导致强迫性的觅药行为。这种由于长期药物使用引起的伏隔核神经结构的持久改变（可能是永久的）也是导致药物依赖者对药物相关线索产生注意偏向的主要原因[5~6]。

药物成瘾者注意偏向的认知加工模型则进一步详细阐述了注意偏向作用于成瘾行为的三种途径[1]。首先，药物成瘾者会通过增加对药物相关线索的检测和预期药物相关线索的可能结果等方式导致成瘾行为的维持。其次，检测到的药物相关线索会进入自动化加工，并诱发记忆偏向等外显思维过程，导致药物成瘾者对药物相关线索的注意力很难进行转移。最后，由于注意资源的有限性，对药物相关线索的自动化加工会对随后其他竞争性线索的加工造成影响。Franken 认为药物相关刺激引起的药物渴求和复吸会形成经典条件反射，而在这个过程中注意偏向则起着认知中介的作用。

随后 Field 和 Cox 通过对药物成瘾领域注意偏向模型的整合，提出了一种较为完善的整合模型[2]。该模型认为通过经典条件作用，药物相关线索会使药物依赖者形成使用药物的期待。这种期待会导致药物成瘾者产生对药物相关线索的注意偏向和药物渴求，而注意偏向和药物渴求之间存在复杂的交互作用。当特定情境（正在接受治疗而无法获取药物）中使用药物的期待受到干扰时，药物依赖者的注意偏向和药物渴求会有减弱的趋势。药物依赖者对注意偏向和药物渴求进行抑制的尝试会产生双重作用。一方面这种策略有可能降低药物渴求和注意偏向；而另一方面，这种策略有可能会适得其反。

虽然以上模型从各种角度对药物成瘾者的注意偏向做出了充分合理的解释，但目前研究者关于注意偏向作用机制的认识仍存在一些争议 [4, 7]。例如，注意偏向究竟是一种内隐认知过程，还是外显认知过程，抑或是它具有双重的特性？在早期的药物成瘾模型中，有研究者认为药物相关线索可以在意识无察觉的情况下自动被检测，并驱动药物依赖者的觅药行为 [8]，这也暗示了药物依赖者对药物相关线索的注意偏向可能具有内隐认知的特性。而在 Franken 的认知加工模型中，注意偏向则是一种更带有外显倾向的、能被药物依赖者所体验到的主观性认知。也有研究者认为注意偏向作用于药物依赖者觅药行为的认知过程可能具有以上两种特性。在有些情况下（例如药物依赖者具有戒断动机），注意偏向可能通过与意识经验的交互作用导致觅药行为，而在另外一些情况下（例如药物依赖者没有戒断动机），注意偏向对药物依赖行为的影响可能具有相对的自动加工特性 [4]。

三、海洛因成瘾者注意偏向的研究方法

海洛因成瘾者注意偏向研究中采用的主要实验范式有成瘾 Stroop 任务（addiction stroop task）和视觉探测任务（visual probe test）等。成瘾 Stroop 任务一般在实验中让被试在忽略词汇语义的情况下对成瘾物质相关词和中性词的书写颜色进行判断。如果在实验中被试对成瘾物质相关词的颜色命名反应时变慢，说明被试对成瘾物质相关词的自动加工干扰了他们对成瘾物质相关词的颜色命名反应 [9]。视觉探测任务也叫点探测任务（dot probe test），在该任务中一般要求被试对呈现配对刺激（目标词和中性词）之后随即出现的探测点的方位或属性进行判断。被试对探测点方位或属性做出反应时会受到探测点出现方位的影响，如果探测点出现在被试先前注意的区域时，反应时较短；反之，反应时较长 [10]。

近年来，随着这两种实验范式在药物成瘾者注意偏向研究中的广泛应用，其在心理测量学特性方面存在的问题也渐渐引起了研究者的重视 [11]。研究发现，相比视觉探测任务，成瘾 Stroop 任务的内部一致性信度更高，更适宜用来研究药物成瘾者的注意偏向 [12]。视觉探测任务在内部一致性信度方面的问题受到多方面因素的影响。例如，

实验中不同被试对呈现的特定药物相关线索的敏感程度具有差异性，反应时测量法固有的缺陷等[12]。从这个角度来看，成瘾 Stroop 任务似乎更适合用来研究药物依赖者的注意偏向，然而目前研究者对相关研究中出现的 Stroop 干扰效应的解释也存在一定的争议[2]。有研究者认为 Stroop 干扰效应的产生源于药物依赖者试图回避对成瘾物质相关词的注意加工，抑制与使用药物相关的想法，从而导致药物依赖者对成瘾物质相关词的颜色命名更慢[13~14]。但目前大量关于药物依赖者注意偏向的研究都表明 Stroop 干扰效应与药物渴求之间具有相关性[4]。这同时也说明 Stroop 干扰效应的产生可能至少有部分原因是药物相关线索诱发了药物成瘾者的药物渴求，从而延迟了其对成瘾物质相关词的颜色命名反应。大量关于药物成瘾者注意偏向的研究都没有对被试的药物相关目标进行相应的评估，所以也无法确定在特定实验中产生的 Stroop 干扰效应究竟应该归因于上述哪种认知心理过程，抑或是两种兼有[2]。

针对以上问题，有研究者建议在该领域的研究中应针对具体实验的研究目的选择较为合适的方法。鉴于成瘾 Stroop 任务具有更好的内部一致性信度，该范式在未来的相关研究中可能具有更好的适宜性，但如果研究者更侧重对药物成瘾者空间视觉方面注意偏向的考察，那么视觉探测任务就不失为一个很好的选择。然而在视觉探测任务的内部一致性信度提高之前，对于来自该实验范式的结论解释也需要谨慎处理[12]。

四、海洛因成瘾者对药物相关线索的注意偏向研究现状

目前对于海洛因成瘾者对药物相关线索的注意偏向，研究者主要关注以下几个方面：（1）海洛因成瘾者对药物相关线索注意偏向的神经机制；（2）海洛因成瘾者注意偏向与药物渴求之间的关系；（3）脱毒治疗对海洛因成瘾者注意偏向的影响。

（一）海洛因成瘾者对药物相关线索注意偏向的神经机制：来自 ERP 的证据

相关 ERP 研究发现，药物相关线索通常会引发海洛因成瘾者振幅增大的晚期正电位[3, 15]，例如 P300 和慢波（slow potential, SP）。P300 一般出现在选择性注意的认知加工高级阶段[16]，其振幅可以作为内隐注意的测量指标[17]。因此在药物成瘾者线索诱发反应的研究中，P300 提供了一种较为直接的检测刺激呈现时注意进程的方法[18]。有研究者较早发现情绪图片可以诱发个体振幅增大的晚期正电位，并认为该成分反映了个体对情绪线索的选择性注意加工[19]。近年来研究表明对药物成瘾者而言，SP 主要反映了成瘾记忆的编码和存储[20]，它对自上而下的认知调节过程更为敏感[21]。在海洛因成瘾者注意偏向的 ERP 研究中，虽然这些晚期 ERP 成分的增强反应都暗示了海洛因成瘾者对药物相关刺激的动机性注意[22]，但从两者的时间进程来看，P300（300–800 ms）和 SP（> 800ms）可能代表了注意加工的两个不同阶段。P300 的诱发可能反映了具有突显性质的药物相关线索对海洛因成瘾者早期注意力的攫取[15]，而 SP 的诱发则体现了海洛因成瘾者对药物相关线索的持续性加工[3]。

Franken 等采用 ERP 对男性海洛因成瘾者的注意偏向进行了考察[3]。结果发现在观看中性图片和药物相关图片时，药物相关图片会诱发海洛因成瘾者更大的慢波。他们认为这种波幅增大的慢波可能暗示了一种心理加工过程：海洛因成瘾者对药物相关线索进行持续性注意加工。这与 Robinson 和 Berridge 在诱因—易感化模型中提出的观点是一致的：典型的条件化的药物相关线索已经获得了攫取注意的特性（attention-grabbing properties）[5]。随后有研究者在海洛因成瘾者注意偏向的 ERP 研究中加入了对一般个体而言具有动机突显性质的情绪线索，以便考察药物相关线索和情绪线索对海洛因成瘾者注意加工的影响。实验结果发现相比中性线索和情绪线索，药物相关刺激诱发了海洛因成瘾者更高的 P300 波幅，而对照组却没有这种效应出现。这充分表明药物相关线索对海洛因成瘾者而言具有更突显的性质，海洛因成瘾者对药物相关刺激具有更高的认知加工水平[15]。而且他们在本次实验中惊奇地发现，海洛因成瘾者缺失了一般个体对情绪性突显刺激所具有的典型的 ERP 反应（例如，波幅增大）。目前研究者对这种异常现象的内在机制并不清楚。有研究者认为海洛因成瘾者对情绪线索的异常加工可能说明了其对情绪性突显刺激的反应具有减弱或快感缺乏（anhedonia）的迹象[15]，而这种现象究其本质在于海洛因成瘾者长期的海洛因使用以及阿片类药物替代治疗，或是其成瘾障碍易感性的体现，抑或是两种因素兼有[23]。鉴于近年来 ERP 研究表明头皮后部的早期负波（early posterior negativity, EPN）可能参与了对情绪线索的鉴别性加工，反映了对情绪刺激的自动化无意识加工[24]，因此对 EPN 成分的考察可能会为揭示海洛因成瘾者对药物相关线索的异常认知加工机制提供重要线索[15]。

虽然上述研究为我们探明海洛因成瘾者对药物相关线索的异常认知加工机制提供了大量实验证据，但这些研究都没有在实验中考察海洛因成瘾者注意偏向的 ERP 指标与行为学测量的注意偏向之间的关系。因此无法说明这些电生理指标反映的加工过程与行为学测量的注意偏向之间的确切联系，也不能确定在实验中 P300 的诱发究竟反映了注意的哪个方面[22]。因此今后还需要采用行为学测量结合 ERP 技术对海洛因依赖者的注意偏向进行深入研究，以探明其异常认知加工的内在机制。

（二）海洛因成瘾者注意偏向与药物渴求之间的关系

药物渴求是指一种再次获得某种先前体验过的精神活性物质的强烈愿望。它是一种由药物依赖导致的主观性异常动机[1]。Franken 等在考察海洛因依赖者注意偏向的研究中发现海洛因成瘾者的注意偏向与药物渴求具有显著的正相关，并认为这种相关预示了药物相关线索暴露引发了海洛因成瘾者趋近系统（approach system）的激活[25]。此外，在上述海洛因成瘾者对药物相关线索的注意偏向 ERP 研究中，P300 和 SP 的波幅与被试自我报告的药物渴求也具有显著的正相关[3, 15]。此外，注意偏向和药物渴求相关的元分析表明，两者之间的相关是显著的，但相关程度较低（$r = 0.19$）。在随后的分层分析中，相比酒精和烟草，两者的相关程度会在非法物质方面有升高的趋势，在眼动和 ERP 等直接测量方法上两者的相关程度高于行为测量，在药物渴求水平比较高的时候两者的相关更大[4]。

然而上述研究中对药物渴求的测量一般都采用自陈量表的方式，例如视觉模拟尺（visual analog craving scale, VAS）与强制用药问卷（Obsessive-Compulsive Drug Use Scale, OCDUS）。这种方式具有一定程度的主观性，无法避免被试在自我报告药物渴求过程中有意识地觉察渴求程度。因此，这种主观报告的方式会在一定程度上影响实验结论的解释力度。而且值得注意的是，也有研究者发现海洛因成瘾者对药物相关线索的注意偏向与药物渴求之间并没有显著的正相关[26]。但 Marissen 等人并没有否认注意偏向与药物渴求存在相关的可能性，并认为实验中没有出现相关可能是因为注意偏向与药物渴求在药物线索诱发的心理生理反应中处于不同的层面。

虽然大多数研究者都倾向于认为注意偏向和药物渴求之间存在相关[2, 4]，但目前对于两者之间复杂的交互作用方式以及这种交互作用又是如何作用于药物成瘾者的觅药行为等方面的认识，研究者们仍未达成统一[7]。在目前对两者因果关系尚不能做出准确断定的情况下，对注意偏向与药物渴求之间的关系做进一步的研究探索仍具有重要的意义[3]。

（三）脱毒治疗对海洛因成瘾者注意偏向的影响

既然对药物相关线索的注意偏向在海洛因成瘾行为的维持与复吸中起着重要的作用，那么经过脱毒治疗后处于戒断状态的海洛因成瘾者对药物相关线索的注意偏向是否会有变化的趋势？针对这个问题，也有研究者进行了大量的探索。朱海燕等采用成瘾 Stroop 范式考察了生理脱瘾后处于不同康复时期的海洛因戒断者对药物相关线索的注意偏向特性及其动态变化[27]。结果发现海洛因戒断者对药物相关线索的注意偏向并没有随康复期的延长而显著改善。这可能说明海洛因成瘾者由于长期使用海洛因，从而导致其对药物相关线索的注意偏向已成为相对稳定的一种内在特质，在生理脱瘾后的很长时期内难以获得改善。也有研究者对具有长期海洛因依赖史的美沙酮维持治疗病人在服用美沙酮前后进行了脑成像对照研究，而在实验过程中被试的任务就是观看药物相关图片和中性图片。结果显示这些海洛因成瘾者即使在服用美沙酮后，其内侧前额叶皮质（medial prefrontal cortex）和扩展的边缘脑区（extended limbic system）

对敏感性药物线索仍然具有反应。这说明接受美沙酮维持治疗的海洛因成瘾者对药物相关线索的习得反应并没有随戒断时间的延长而消退[28]。这种观点也在最近的研究中得到了验证：即使是经过生理脱毒甚至处于长期戒断的海洛因成瘾者，药物相关线索仍能内隐地激发他们对使用药物的欲望[29]。

根据诱因—易感化模型，长期使用成瘾药物会改变与伏隔核相关的脑系统的功能。而这种由于药物使用造成的伏隔核神经结构的长期改变（可能是永久的）也是药物依赖者产生注意偏向的主要原因[5~6]。所以即使处于生理脱毒状态，对药物相关线索的注意偏向仍是海洛因成瘾者复吸行为产生的重要诱因。然而脱毒治疗与注意偏向的关系可能远比这复杂得多。Gardini 等考察了处于不同临床状况的海洛因成瘾者对药物相关线索的注意偏向[30]。结果发现接受阿片类药物替代疗法和采用治疗社区模式（community-treated）进行治疗的海洛因成瘾者对药物相关线索的注意偏向显著低于非戒断的海洛因成瘾者。他们认为非戒断的海洛因成瘾者较高水平的注意偏向可能反映了药物相关线索对于他们而言具有更强烈的情绪突显性。因此药物相关线索可以激活他们对使用药物相关的记忆，形成了一种与药物使用相类似的内部状态，从而引发了药物渴求，提高了背侧纹状体的多巴胺水平。另外也有研究表明海洛因成瘾者在接受了美沙酮维持治疗之后，选择性注意能力显著提高，对药物相关线索的注意偏向程度降低[31]。虽然这些研究仅仅考察了行为层面的注意偏向指标，但这些研究至少表明接受脱毒治疗的海洛因成瘾者其注意偏向水平存在降低的可能性。而且最新研究表明海洛因依赖者在戒断后 1 个月其大脑异常灰质状况可以得到恢复[32]，这说明戒断状态可能会促使海洛因成瘾者的神经功能异常状况有一定程度的改善。这同时也为海洛因成瘾者的注意偏向在接受脱毒治疗后存在降低的可能性提供了佐证。经过脱毒治疗处于戒断状态的海洛因成瘾者的大脑神经功能可能会有所改善，从而促使海洛因成瘾者成瘾记忆的激活水平降低，对药物相关线索的注意偏向有所减弱。不过这种逻辑上的推论仍需要进一步的实证支持。例如对处于不同临床状态的海洛因成瘾者进行纵向追踪研究以探明注意偏向与脱毒治疗以及神经敏化的复杂关系。

五、总结与展望

本文对目前以注意偏向为视角的海洛因成瘾研究进行了回顾与总结，从中可以看到，海洛因成瘾者对药物相关线索的注意偏向研究在不断深化，其研究内容和方式已由单一性变得多元化，同时其研究范畴和研究视角也得到了拓展。但目前该领域的研究仍存在一些具有争议或尚待解决的问题。例如目前尚缺乏对海洛因成瘾者注意偏向神经机制的研究，而且注意偏向研究的应用价值还有待提升。这些问题都有可能成为海洛因成瘾者注意偏向未来的研究方向。

（一）增加对海洛因成瘾者注意偏向的脑机制研究

环境线索诱发心理生理反应（cue-reactivity）是指当药物成瘾者暴露于药物相关刺激时表现出的包括药物渴求及血压、心率、皮电等在内的心理生理反应[33]。这也是当前探索海洛因成瘾者药物渴求神经机制的主要研究视角。环境线索诱发心理生理反应任务的一般程序是在药物成瘾者观看药物相关线索和其他线索时采用 fMRI 扫描其大脑激活情况，并进行分析比较[34]。然而海洛因成瘾者对药物相关线索的注意偏向作为环境线索诱发心理生理反应的一个重要方面[2, 26]，却在以上研究中较少被考虑。虽然目前海洛因成瘾者注意偏向神经机制的研究很少，但来自其他药物成瘾个体注意偏向的神经机制研究为我们揭示海洛因成瘾者注意偏向的神经机制提供了重要参考。大量研究发现药物成瘾者对药物相关线索的注意偏向会普遍激活部分前额叶脑区，例如前额叶背外侧皮层（dorsolateral prefrontal cortex, DLPFC）、前扣带皮层（anterior cingulate cortex, ACC）、额下回（inferior frontal gyrus, IFG）、腹外侧前额叶皮层（ventrolateral prefrontal cortex, vlPFC）。鉴于这些脑区在注意的形成维持以及注意转移中的重要作用，它们的激活可能反映了药物成瘾者对药物相关线索的注意偏向、远离其他刺激和强化物、对药物相关刺激的注意强化[35]。而针对不同类型的药物成瘾者，其注意偏向诱发的脑区激活情况不尽相同，甚至来自同类药物成瘾者的不同研究也报告了不同的脑区激活[36~37]。造成这种结果的原因可能涉及不同实验中所选被试的临床特性不同，以及研究方法的迥异。同时这也是不同成瘾药物在成瘾特征以及对人体造成的认知神经损害方面均具有显著差异性的一种体现[38]。

当前研究多采用成瘾 Stroop 任务或修改后的成瘾 Stroop 任务结合 fMRI 技术考察药物成瘾者注意偏向的神经机制。有研究者认为这种研究模式在研究范式、方法论等方面均存在一定程度的问题，并不能很好地解释药物成瘾者注意偏向的脑机制情况[37]。基于此，Luijten 等人在考察了烟草成瘾者注意偏向的神经机制时设计了一种较为新颖的注意偏向线条计数任务（attentional bias line counting task）[37]。在该实验任务中，首先向被试随机呈现带有颜色线条的药物相关图片和中性图片，然后让被试对图片中的线条进行计数反应或对图片进行内容判断（是否包含药物相关刺激）。Luijten 等人认为这种研究范式具有相对简单明了、认知需求较低、可以对多种实验处理水平进行比较等优点，更适宜用来研究药物成瘾者注意偏向的神经机制。因此，针对上述问题，在海洛因成瘾者注意偏向研究中应通过对研究方法的改进增加对海洛因成瘾者注意偏向的神经机制研究。

（二）注意偏向与执行认知功能的关系的探索

执行认知功能（executive cognitive functioning, ECF）被定义为认知功能的一个亚单位，包括各种高级的认知能力。例如，注意、抽象推理、组织计划、自我监控以及使用外部反馈信息调节个人行为等[39]。当前很多药物成瘾模型都强调药物依赖者存在ECF损伤[40~41]，而大量来自海洛因成瘾者执行认知功能的研究也支持了以上理论模型的假设。研究发现海洛因成瘾者通常表现出冲动性升高，抑制控制能力降低等执行认知功能障碍[42~43]。而且注意偏向和执行认知功能损伤之间可能存在复杂的交互作用，即具有执行认知功能损伤的药物成瘾者通常对药物相关线索具有更高水平的注意偏向，而对药物相关线索的注意偏向又可能会进一步增加药物成瘾者的冲动性，损伤他们的抑制控制功能[2]。但目前关于海洛因成瘾者的注意偏向和执行认知功能的交互作用研究还比较少。这种研究有助于我们探明这些成瘾特征之间复杂的交互作用方式，以及它们是如何进一步作用于海洛因成瘾者的觅药行为的，从而加深我们对海洛因成瘾者成瘾和复吸机制的理解。

（三）评估海洛因成瘾者注意偏向训练的干预效果

近年来，在药物成瘾领域涌现出许多注意偏向训练（attentional bias training, ABT）的干预研究。其一般实验程序是将药物依赖者分成两组（实验组和控制组），通过修改后的点探测范式强化实验组对药物相关线索的注意，而对照组则通过相同的任务强化其对药物相关线索的注意解除，并在任务前后对两组被试的注意偏向进行测量以评估注意偏向训练的效果。这种干预研究的出现是基于近年来众多研究者对药物成瘾的精神病理学机制认识加深而应运而生的，即药物成瘾者的大脑异常机制是可以改善的，同时也存在提升的潜力[44]。因此，通过操纵注意偏向指标，改变药物成瘾者对药物相关线索的内隐认知，从而降低药物成瘾者的复吸风险是具有可能性的。而且，令人感到振奋的是，目前有些来自注意偏向训练的研究表明注意偏向训练对药物成瘾者的注意偏向具有良好的干预效果。例如，有研究者通过注意偏向训练对酒精成瘾者的注意偏向进行了干预研究，结果发现对照组的注意偏向经过训练后显著降低了，并且这种训练效果可以泛化到新异的酒精相关刺激中。更重要的是通过注意偏向训练，这些酒精成瘾者的酒精消费水平也降低了，即使在 3 个月后的调查中这种效应依然存在[45]。然而值得注意的是，也有研究表明注意偏向训练对药物成瘾者注意偏向的改变并不能引起物质消费水平的改变[46]。这可能与影响注意偏向训练效果的因素具有多样化有关[45]。例如，被试提高训练表现的动机水平差异会影响其训练结果[47]；由于在注意偏向训练中大量不同刺激的呈现，从而导致药物成瘾者对新异刺激的泛化现象只有在随后具有更多刺激的注意偏向训练研究中才能观察到[48]。

鉴于注意偏向在海洛因成瘾问题中具有重要意义，而且来自其他成瘾药物的干预研究也证明了注意偏向训练具有干预药物成瘾者注意偏向的潜力。因此有必要开展海洛因成瘾者注意偏向训练的干预研究，考察注意偏向训练是否能有效改变海洛因成瘾者的注意偏向及其海洛因使用情况。一方面这种干预研究可能会为海洛因成瘾治疗提供新的方法和思路；另一方面也会为注意偏向训练的干预效果提供新的实验证据，促进研究者们进一步修正和精细化其理论构架[49]。

参考文献

[1] Franken I H A. Drug craving and addiction: integrating psychological and neuropsychopharmacological approaches[J]. Progress in Neuro-Psychopharmacology and Biological Psychiatry, 2003, 27(4): 563-579.

[2] Field M, Cox W M. Attentional bias in addictive behaviors: a review of its development, causes, and consequences[J]. Drug and Alcohol Dependence, 2008, 97(1-2): 1-20.

[3] Franken I H A, Stam C J, Hendriks V M, et al. Neurophysiological evidence for abnormal cognitive processing of drug cues in heroin dependence[J]. Psychopharmacology, 2003, 170(2): 205-212.

[4] Field M, Munafò M R, Franken I H A. A meta-analytic investigation of the relationship between attentional bias and subjective craving in substance abuse[J]. Psychological Bulletin, 2009, 135(4): 589.

[5] Robinson T E, Berridge K C. The neural basis of drug craving: an incentive-sensitization theory of addiction[J]. Brain Research Reviews, 1993, 18(3): 247-291.

[6] Robinson T E, Berridge K C. The psychology and neurobiology of addiction: an incentive–sensitization view[J]. Addiction, 2000, 95(8s2): 91-117.

[7] Wiers R W, Stacy A W. Implicit cognition and addiction[J]. Current Directions in Psychological Science, 2006, 15(6): 292-296.

[8] Tiffany S T. A cognitive model of drug urges and drug-use behavior: role of automatic and nonautomatic processes[J]. Psychological Review, 1990, 97(2): 147.

[9] Cox W M, Fadardi J S, Pothos E M. The addiction-stroop test: Theoretical considerations and procedural recommendations[J]. Psychological Bulletin, 2006, 132(3): 443.

[10] Constantinou N, Morgan C J A, Battistella S, et al. Attentional bias, inhibitory control and acute stress in current and former opiate addicts[J]. Drug and Alcohol Dependence, 2010, 109(1-3): 220-225.

[11] Cisler J M, Bacon A K, Williams N L. Phenomenological characteristics of attentional biases towards threat: A critical review[J]. Cognitive Therapy and Research, 2009, 33(2): 221-234.

[12] Ataya A F, Adams S, Mullings E, et al. Internal reliability of measures of substance-related cognitive bias[J]. Drug and alcohol dependence, 2012, 121(1-2): 148-151.

[13] Klein A A. Suppression-induced hyperaccessibility of thoughts in abstinent alcoholics: A

preliminary investigation[J]. Behaviour Research and Therapy, 2007, 45(1): 169-177.

[14] Vadhan N P, Carpenter K M, Copersino M L, et al. Attentional bias towards cocaine-related stimuli: relationship to treatment-seeking for cocaine dependence[J]. The American Journal of Drug and Alcohol Abuse, 2007, 33(5): 727-736.

[15] Lubman D I, Allen N B, Peters L A, et al. Electrophysiological evidence that drug cues have greater salience than other affective stimuli in opiate addiction[J]. Journal of Psychopharmacology, 2008, 22(8): 836-842.

[16] Ibanez A, Melloni M, Huepe D, et al. What event-related potentials (ERPs) bring to social neuroscience?[J]. Social Neuroscience, 2012, 7(6): 632-649.

[17] Polich J. Updating P300: an integrative theory of P3a and P3b[J]. Clinical Neurophysiology, 2007, 118(10): 2128-2148.

[18] Schupp H T, Stockburger J, Codispoti M, et al. Selective visual attention to emotion[J]. Journal of Neuroscience, 2007, 27(5): 1082-1089.

[19] Schupp H T, Cuthbert B N, Bradley M M, et al. Affective picture processing: the late positive potential is modulated by motivational relevance[J]. Psychophysiology, 2000, 37(2): 257-261.

[20] Koenig S, Mecklinger A. Electrophysiological correlates of encoding and retrieving emotional events[J]. Emotion, 2008, 8(2): 162.

[21] Hajcak G, MacNamara A, Olvet D M. Event-related potentials, emotion, and emotion regulation: an integrative review[J]. Developmental Neuropsychology, 2010, 35(2): 129-155.

[22] Littel M, Euser A S, Munafò M R, et al. Electrophysiological indices of biased cognitive processing of substance-related cues: a meta-analysis[J]. Neuroscience & Biobehavioral Reviews, 2012, 36(8): 1803-1816.

[23] Lubman D I, Yücel M, Kettle J W L, et al. Responsiveness to drug cues and natural rewards in opiate addiction: associations with later heroin use[J]. Archives of General Psychiatry, 2009, 66(2): 205-212.

[24] Schupp H T, Flaisch T, Stockburger J, et al. Emotion and attention: event-related brain potential studies[J]. Progress in Brain Research, 2006, 156: 31-51.

[25] Franken I H A, Kroon L Y, Wiers R W, et al. Selective cognitive processing of drug cues in heroin dependence[J]. Journal of Psychopharmacology, 2000, 14(4): 395-400.

[26] Marissen M A E, Franken I H A, Waters A J, et al. Attentional bias predicts heroin relapse following treatment[J]. Addiction, 2006, 101(9): 1306-1312.

[27] 朱海燕, 沈模卫, 殷素梅. 不同康复时相戒除者对海洛因相关线索的注意偏向 [J]. 应用心理学, 2005, 11(4): 297-301.

[28] Langleben D D, Ruparel K, Elman I, et al. Acute effect of methadone maintenance dose on brain FMRI response to heroin-related cues[J]. American Journal of Psychiatry, 2008, 165(3): 390-394.

[29] Preller K H, Wagner M, Sulzbach C, et al. Sustained incentive value of heroin-related cues in short-and long-term abstinent heroin users[J]. European Neuropsychopharmacology, 2013, 23(10): 1270-1279.

[30] Gardini S, Caffarra P, Venneri A. Decreased drug-cue-induced attentional bias in individuals with treated and untreated drug dependence[J]. Acta Neuropsychiatrica, 2009, 21(4): 179-185.

[31] Nejati M, Nejati V, Mohammadi M R. Selective attention and drug related attention bias in methadone maintenance patients[J]. 2011.

[32] Wang X, Li B, Zhou X, et al. Changes in brain gray matter in abstinent heroin addicts[J]. Drug and Alcohol Dependence, 2012, 126(3): 304-308.

[33] Crunelle C L, Veltman D J, Booij J, et al. Substrates of neuropsychological functioning in stimulant dependence: a review of functional neuroimaging research[J]. Brain and Behavior, 2012, 2(4): 499-523.

[34] Zijlstra F, Veltman D J, Booij J, et al. Neurobiological substrates of cue-elicited craving and anhedonia in recently abstinent opioid-dependent males[J]. Drug and Alcohol Dependence, 2009, 99(1-3): 183-192.

[35] Goldstein R Z, Volkow N D. Dysfunction of the prefrontal cortex in addiction: neuroimaging findings and clinical implications[J]. Nature Reviews Neuroscience, 2011, 12(11): 652-669.

[36] Janes A C, Pizzagalli D A, Richardt S, et al. Neural substrates of attentional bias for smoking-related cues: an FMRI study[J]. Neuropsychopharmacology, 2010, 35(12): 2339-2345.

[37] Luijten M, Veltman D J, van den Brink W, et al. Neurobiological substrate of smoking-related attentional bias[J]. Neuroimage, 2011, 54(3): 2374-2381.

[38] Verdejo-García A, Pérez-García M. Profile of executive deficits in cocaine and heroin polysubstance users: common and differential effects on separate executive components[J]. Psychopharmacology, 2007, 190(4): 517-530.

[39] Bègue L, Subra B. Alcohol and aggression: Perspectives on controlled and uncontrolled social information processing[J]. Social and Personality Psychology Compass, 2008, 2(1): 511-538.

[40] Lubman D I, Yücel M, Pantelis C. Addiction, a condition of compulsive behaviour? Neuroimaging and neuropsychological evidence of inhibitory dysregulation[J]. Addiction, 2004, 99(12): 1491-1502.

[41] Olmstead M C. Animal models of drug addiction: Where do we go from here?[J]. Quarterly Journal of Experimental Psychology, 2006, 59(4): 625-653.

[42] 张锋, 周艳艳, 李鹏, 等. 海洛因戒除者的行为冲动性: 基于 DDT 和 IGT 任务反应模式的探讨 [J]. 心理学报, 2008, 40(6): 642-653.

[43] Fu L, Bi G, Zou Z, et al. Impaired response inhibition function in abstinent heroin dependents: an fMRI study[J]. Neuroscience Letters, 2008, 438(3): 322-326.

[44] Goldstein R Z, Bechara A, Garavan H, et al. The neurocircuitry of impaired insight in drug addiction[J]. Trends in Cognitive Sciences, 2009, 13(9): 372-380.

[45] Schoenmakers T M, de Bruin M, Lux I F M, et al. Clinical effectiveness of attentional bias modification training in abstinent alcoholic patients[J]. Drug and Alcohol Dependence, 2010, 109(1-3): 30-36.

[46] Field M, Duka T, Eastwood B, et al. Experimental manipulation of attentional biases in heavy drinkers: do the effects generalise?[J]. Psychopharmacology, 2007, 192(4): 593-608.

[47] Fadardi J S, Cox W M. Reversing the sequence: reducing alcohol consumption by overcoming alcohol attentional bias[J]. Drug and Alcohol Dependence, 2009, 101(3): 137-145.

[48] Amir N, Beard C, Burns M, et al. Attention modification program in individuals with generalized anxiety disorder[J]. Journal of Abnormal Psychology, 2009, 118(1): 28.

[49] 王曼,陶嵘,胡姝婧,等.注意偏向训练:起源,效果与机制 [J].心理科学进展,2011,19(3):390-397.

第二节　海洛因成瘾者对药物相关线索的动机性注意

一、研究概述

　　成瘾领域对注意偏向的研究表明药物成瘾者注意偏向的损伤不仅在行为层面,还可能存在神经层面的损伤。Franken 等人的研究发现,药物相关图片诱发海洛因成瘾者更大的 LPP[1]。后续的研究发现海洛因成瘾者在被动地观看药物相关图片、消极图片、积极图片、中性图片时,与其他图片相比,药物相关图片会诱发海洛因成瘾者更大的 P300。而对照组则没有出现这种反应模式 [2]。P300 是指刺激呈现 300ms 后诱发的一个正向 ERP 成分,LPP(late positive potential)一般在刺激呈现后 400~700ms 出现,两者都通常在中央和顶区出现并达到最大值。P300 和 LPP 与药物成瘾者的注意偏向存在重要联系 [3]。两者的增强反映了药物成瘾者对药物相关线索的积极关注,进一步反映了药物成瘾者在认知神经层面对药物相关线索的动机性注意 [3]。

　　然而,以往研究对注意偏向神经机制的探索不能进一步考察海洛因成瘾者由药物相关线索诱发的异常 ERP 反应究竟是由内隐、自动化的注意捕获引起的,还是反映了一种外显或有意的注意选择过程 [3]。而 Lubman 等人的研究表明,即使将海洛因成瘾者的注意力指向与药物无关的刺激,药物相关线索仍然可以诱发海洛因成瘾者更大的 P300 反应 [4]。这一结果说明对药物相关线索的注意偏向可能具有内隐加工的特征。此外,P300 和 LPP 都属于认知加工晚期的脑电成分,以往研究并没有探索海洛因成瘾对药物相关线索的注意偏向是否在认知加工的早期(100~300ms)也会出现。而有研究表明,对个体具有动机突显性的情绪刺激在认知加工早期可以诱发更大的头皮后部的早期负波(Early posterior negativity, EPN)。EPN 反映了对情绪刺激的自动化无意识鉴别加工 [5],对 EPN 成分的考察可能会对揭示海洛因成瘾者对药物相关线索的早期认知加工机制提供重要线索 [2]。

　　针对以上未解决的问题,本研究采用 ERP 技术进一步考察海洛因成瘾者在认知加工早期对药物相关线索和情绪线索的加工模式。此外,由于以往所使用的被动呈现任务不能获取被试行为数据且无法对被试的内隐和外显行为进行区分,为了探索海洛因成瘾者对药物相关线索的注意偏向是属于内隐还是外显的表现,本研究采用了改编版的情绪 Stroop 任务，这一任务可以测量被试的内隐和外显反应。实验时被试需要忽略研究特意设置的背景图片的含义，并对图片中央叠加的正方形色块的颜色（红、黄、绿、蓝）进行快速准确的反应。

二、研究方法

（一）被试

本次实验共招募了 30 名被试。其中，15 名健康对照组通过访谈和广告等方式招募。戒断期海洛因成瘾者选自兰州市某药物成瘾康复中心。所有被试在实验之前签署书面知情同意书。所有被试的视力或矫正视力均正常，当前或过去无各种认知障碍、学习障碍、或其他精神障碍。15 名戒断期海洛因成瘾者均符合美国精神病学会的《精神障碍诊断及统计手册》中对药物依赖的标准。该诊断由该药物成瘾康复中心进行核实并确认。所有被试具体的人口统计学特征参见表 2-1。该项研究得到了西北师范大学心理学院伦理委员会的批准。

（二）实验材料与实验程序

实验中的情绪图片选自国际情绪图片库（International Affective Pictures System, IAPS）[6]。其中积极（优美的风景、极限运动、微笑脸孔等）、中性（生活用具、中性的情绪表达等）、消极（具有威胁性的动物、车祸现场、暴力场景等）图片各 20 张。此外，本次实验还选取了来自互联网和视频、电影剪辑的药物相关图片 20 张。这些图片包含吸食海洛因的用具、吸食海洛因的场景等。首先将这 80 张图片的尺寸统一制作为 12cm×8cm，分辨率均为 72 像素 / 英寸。选取 30 名大学生对所选用图片的效价和唤醒度进行评定，以使积极图片、消极图片、药物相关图片的唤醒度相匹配。具体方法为使用电脑幻灯片的方式把所有图片逐一呈现给被试让其对图片的唤醒度和愉悦度进行 9 点量表的主观评定。每个被试都先后对所有图片在两个维度上进行评价。两个维度的评价顺序在所有被试之间做了平衡。

被试在进入实验室后，戴好电极帽，坐在距离显示器 80cm 的椅子上并注视屏幕中央。屏幕上呈现实验指导语，告知被试在实验中需要注意的事项以及需要进行的相关操作。正式实验开始时，首先在屏幕中央出现的一个"+"，呈现时间 500~1 000ms，接着呈现一个时间为 200~400ms 的空屏；然后随机呈现四类情绪图片中的任意一张，呈现时间为 500ms，最后呈现一个时间为 1 000ms 的空屏。当图片出现时，被试需要忽略背景图片的内容，对图片中央的正方形色块（红、黄、绿、蓝）进行快速准确的按键反应（如图 2-1 所示）。实验过程中，每张图片分别呈现四次。每种情绪类型图片共 80 个 trials，每个被试总共完成 320 个 trials，被试在完成 160 个 trials 后休息两分钟，然后直至实验结束。每个被试在正式实验之前先要进行 20 次的练习实验，使其充分了解实验过程以及避免练习效应对实验数据的干扰。

实验结束后，这些被试还需要填写如下的问卷：贝克抑郁量表[7]，贝克焦虑量表[8]。海洛因成瘾者还需额外报告相关的临床情况。例如，第一次使用毒品的时间、使用年限、本次戒断时间、对海洛因的心理渴求等。

表 2-1　实验所选被试的人口统计学特征（$M \pm SD$）

	海洛因成瘾者（$n = 15$）	对照组（$n = 15$）
男 / 女	15/0	15/0
受教育程度（年）	10.20 ± 1.90	10.40 ± 3.68
年龄（年）	38.40 ± 8.81	38.14 ± 7.06
贝克抑郁问卷得分	19.07 ± 12.71	17.33 ± 9.97
贝克焦虑问卷得分	9.60 ± 9.42	6.80 ± 4.63
开始使用海洛因的年龄（年）	31.67 ± 8.20	—
平均使用海洛因的时间（年）	9.4 ± 5.98	—
最近一次戒断维持的时间（年）	0.75 ± 0.33	—
药物渴求水平	4.47 ± 3.94	—
戒断之前每天使用海洛因的量（克）	1.29 ± 0.73	—

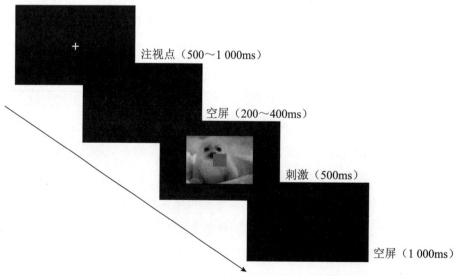

注视点（500～1 000ms）

空屏（200～400ms）

刺激（500ms）

空屏（1 000ms）

图 2-1　本次实验中情绪 Stroop 范式的流程图

（三）EEG 记录和分析

本次实验中脑电记录采用美国的 EGI 公司生产的 256 导的 EEG 采集系统来完成。在线滤波带通为 0.1-100Hz。脑电信号的采样率为 500Hz。脑电数据记录时采用 Cz 点作为参考电极。按照 EGI 系统使用指南的要求，本次实验中所有电极的阻值均低于 50kΩ[9]。ERP 数据的离线处理采用 EGI 公司提供的 Net Station 数据分析软件来完成。具体分析步骤如下：首先对采集到的原始数据进行离线滤波，高通滤波为 0.01Hz，低通滤波为 30Hz。EEG 数据的分析时程为刺激呈现前 200ms，刺激呈现后 1 000ms。坏导检测的标准为假如某一个导联的电位变化超过 150μV，则将该导联标记为坏导。假如某一个 trial 中有超过 10 个导联被标记为伪迹，则剔除这个 trial 的数据。同时假如某一个 trial 内其水平眼电的电位变化超过 140μV，或者其垂直眼电的电位变化超过 55μV，则剔除这个 trial 的数据。坏导替换则采用内插值算法使用相邻导联道的值替代。然后对四种情绪类型的 ERP 分段数据进行叠加平均。并对每个 trial 的数据进行平均参考和基线校正，基线校正采用平均波幅为 200ms 的基线间隔。本次研究主要考察了两种 ERP 成分：EPN 和 LPP。选取代表性的电极采集点：其中 EPN 的参考电极为（TP7、P7、PO7、TP8、P8、PO8）；LPP 的参考电极为（C1、Cz、C2、CP1、CPz、CP2）。

（四）数据分析

首先剔除所有被试反应错误的试次，其次根据三标准差法则，剔除所有被试正确反应时的极端数据。对被试反应时和准确率分别进行 4（图片类型：积极、消极、中性、药物相关）×2（组别：海洛因成瘾组、对照组）的两因素重复测量方差分析。对 EPN 和 LPP 的平均波幅分别进行 4（图片类型：积极、消极、中性、药物相关）× 2（组别：海洛因成瘾组、对照组）× 6（EPN：C1、Cz、C2、CP1、CPz、CP2；LPP：TP7、P7、PO7、TP8、P8、PO8）的三因素重复测量方差分析。如数据不满足协方差球形性时，采用 Greenhouse-Geisser 进行校正，事后多重比较采用 Bonferroni 校正，统计显著性水平定义为 $p < 0.05$。

三、结果

（一）行为结果

准确率的两因素重复测量方差分析结果显示，图片类型的主效应不显著，$F(3, 84) = 2.66$，$p > 0.05$。被试类型的主效应不显著，$F(1, 28) = 1.17$，$p > 0.05$。被试类型和图片类型的交互作用也不显著，$F(3, 84) = 1.87$，$p > 0.05$。反应时的两因素重复测量方差分析结果显示，图片类型的主效应不显著，$F(3, 84) = 2.17$，$p > 0.05$。

被试类型的主效应不显著，$F(1, 28) = 0.85$，$p > 0.05$。被试类型与刺激类型的交互作用也不显著，$F(3, 84) = 0.51$，$p > 0.05$。

（二）EPN 效应

两组被试在情绪 Stroop 任务中由不同类型图片诱发的总平均 ERP 波形图如图 2-2 所示。EPN 平均波幅的三因素重复测量方差分析结果显示，图片类型的主效应显著，$F(3, 84) = 9.58$，$p < 0.001$，$\eta_p^2 = 0.26$。相比中性图片和药物相关图片，积极图片和消极图片诱发了更负的 EPN 成分，而积极图片和消极图片两者之间无显著差异（$p > 0.05$）。被试类型的主效应不显著，$F(1, 28) = 2.10$，$p > 0.05$。图片类型和被试类型的交互作用显著，$F(3, 84) = 4.40$，$p < 0.01$，$\eta_p^2 = 0.14$。进一步的简单效应分析结果表明，相比对照组，药物相关图片诱发了海洛因成瘾组更大的 EPN（$p < 0.05$），而两组被试由其他三种图片诱发的 EPN 并无显著差异（$p > 0.05$）。

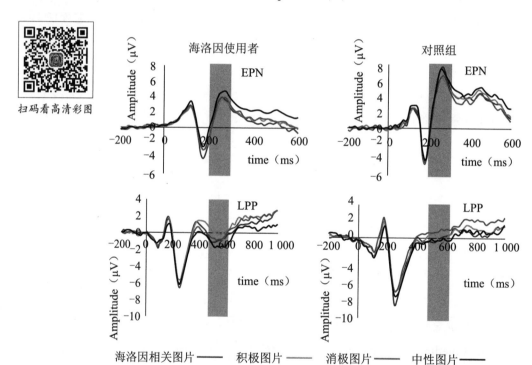

扫码看高清彩图

图 2-2　两组被试在所选参考电极上由海洛因相关图片、积极图片、消极图片和中性图片在 eStroop 任务中诱发的 ERP 平均波形（上图为 EPN，下图为 LPP）

（三）LPP 效应

LPP 平均波幅的三因素重复测量方差分析结果显示，图片类型的主效应显著，$F(3, 84) = 10.30$，$p < 0.001$，$\eta_p^2 = 0.27$。相比中性图片和药物相关图片，积极图片

和消极图片诱发了更大的 LPP 成分，而积极图片和消极图片两者之间无显著差异（$p >$ 0.05）。被试类型的主效应不显著，$F(1, 28) = 0.60$，$p > 0.05$。图片类型和被试类型的交互作用不显著，$F(3, 84) = 1.90$，$p > 0.05$。

四、讨论

本实验采用情绪 Stroop 任务结合 ERP 技术，考察了海洛因成瘾者在认知加工早期对药物相关线索和情绪线索的加工模式。研究结果发现相比对照组，海洛因成瘾者由药物相关图片诱发了更大的 EPN 反应，然而这种组间差异在其他三种图片作为背景图片时都没有出现。这一研究结果与 Versace 等人（2011）的研究结果有一致的地方[10]。尼古丁戒断者在观看积极、消极、烟草相关图片时，积极图片和烟草相关图片可以诱发其更大的 EPN 反应。这说明海洛因成瘾者可以快速自动的对海洛因相关图片进行鉴别性加工。鉴于由情绪刺激诱发的 EPN 成分反映了个体对情绪刺激的早期鉴别加工[5]。因此，本研究的这一实验结果可能反映了海洛因成瘾者在早期的选择性加工中会将注意力定向到海洛因相关刺激。这进一步说明了海洛因成瘾者认知加工早期对药物相关线索的异常加工。此外，在实验过程中被试的注意力被指向到与刺激无关的加工任务中（色块颜色判断任务），这也暗示了海洛因成瘾者对药物相关线索的加工具有内隐、自动化特征。

然而，本次研究结果也与部分研究结果不一致。例如，有研究表明相比控制组，尼古丁成瘾者和可卡因成瘾者并没有对药物相关图片表现出增强的 EPN 效应[11~12]。这种来自于不同药物成瘾者之间的结论差异可能是由于不同实验中被试的戒断状态、所用实验任务以及不同药物对人体的损伤机制不同所引起的。此外，本实验关于 EPN 的实验结果进一步说明，海洛因成瘾者即使已经接受了一定的戒断治疗，他们在认知加工早期对海洛因相关线索仍然非常敏感。这与来自海洛因成瘾者相关的 fMRI 研究结果一致：即使接受阿片类药物替代治疗，海洛因成瘾者在观看海洛因图片时，其内侧前额叶皮质（medial prefrontal cortex）和边缘脑区（extended limbic system）仍然具有显著的激活。这说明海洛因成瘾者对药物的异常奖赏反应并没有在脱毒治疗后得到明显改善[13]。这种异常加工主要是由于海洛因依赖者对海洛因相关线索的敏感性增强造成的[14~15]。这种海洛成瘾者对海洛因相关线索的自动注意捕获在药物成瘾行为的维持和复吸行为的发生中起着重要的作用，它可以弱化海洛因依赖者采用认知策略抵制成瘾相关的药物渴求或抑制与成瘾相关的自动化行为的能力[10, 16]。

LPP 一般被理解为对具有动机突显性刺激的注意维持加工[17~21]。本研究结果表明积极图片和消极图片诱发的 LPP 都显著大于中性图片和药物相关图片。这一结果反映了个体对具有高动机突显性刺激的注意力增强。然而，本次研究中海洛因成瘾者由药物相关图片诱发的 LPP 与控制组并没有显著差异。这一结果与当前的许多研究结论并不相符。研究表明，药物成瘾者通常会对药物相关图片表现出增强的 LPP 反应[1, 11, 22]。本研究的 LPP 实验效应与前人研究结果的差异可能主要有以下几点原因。首先，这种差异可能是由于实验所采用的不同实验范式造成的，前人研究中得出的药物成瘾者对药物相关线索能诱发增强的 LPP 效应通常来自于一些相对简单的实验范式，例如被试观看或是对图片材料进行分类评级。有研究表明当被试被要求刻意压抑对情绪刺激的主观反应时，其由情绪刺激诱发的 LPP 成分显著降低[23]。这说明对情绪刺激诱发的 LPP 成分可以通过意识进行下行调节（down-regulated）。因此，本研究中情绪 Stroop 范式中需要被试将注意力集中到与药物相关刺激无关的任务时，这种增强的 LPP 效应有可能被减弱甚至消失。还有一种可能性就是由于这些处于戒断期的海洛因成瘾者对考察他们药物依赖特征的相关实验存在高度的敏感性，因此他们可能会在实验中刻意压抑对药物相关刺激的主观反应。值得注意的是，Asmaro 等人采用情绪 Stroop 考察慢性大麻成瘾者对药物相关线索和情绪线索的研究中，大麻成瘾者由药物相关图片诱发的 LPP 波幅与对照组也没有显著差异[24]。此外，来自于其他临床特殊群体的研究也报道了类似的结果。例如来自于肥胖症[25~26]和巧克力成瘾群体[27]的研究发现，由引发食欲的刺激诱发的 LPP 波幅并不受被试肥胖特征或渴求状态的影响。所以研究者认为 LPP 所反映的意识阶段是一种更多受到意识控制的，对具有高动机突显性刺激或实验中相关刺激进行意识控制加工的阶段[24, 26~27]。因此，当前研究中的 LPP 可能也反映了与之相似的加工阶段。总之，目前对于 LPP 的结果和解释的差异也表明了进一步研究 LPP 和突显性刺激之间的真实联系的重要性。

在行为结果方面，本实验并没有在情绪 Stroop 任务中发现显著的 Stroop 干扰效应及组间差异，本次实验中行为学层面 Stroop 干扰效应的缺失可能主要是由以下原因造成的。首先，本实验中选用的情绪图片都是中等唤醒度的图片，并没有包括高唤醒度的情绪图片（例如，情色图片、断肢图片等），这种高唤醒度的图片通常可以诱发更为显著的情绪反应[28]。其次，本次实验的样本量较小，这导致统计检验力不足。最后，Stroop 干扰效应的缺失可能与本研究中采用较长的试次间隔（intertrial interval, ITI）有关（例如，500ms 或 1 000ms）。研究表明 ERP 或 fMRI 这种经常采用长 ITI 的情况会增加行为学层面 Stroop 干扰效应缺失的风险[29]。

五、结论

海洛因成瘾者即使经过 1~2 年的生理脱毒，他们对药物相关线索仍然具有很强的敏感性。这种持久存在的敏感性也是海洛因成瘾者戒断之后出现复吸行为的重要认知机制。

参考文献

[1] Franken I H A. Drug craving and addiction: integrating psychological and neuropsychopharmacological approaches[J]. Progress in Neuro-Psychopharmacology and Biological Psychiatry, 2003, 27(4): 563-579.

[2] Lubman D I, Allen N B, Peters L A, et al. Electrophysiological evidence that drug cues have greater salience than other affective stimuli in opiate addiction[J]. Journal of Psychopharmacology, 2008, 22(8): 836-842.

[3] Littel M, Euser A S, Munafò M R, et al. Electrophysiological indices of biased cognitive processing of substance related cues: a meta analysis[J]. Neuroscience & Biobehavioral Reviews, 2012, 36(8): 1803-1816.

[4] Lubman D I, Allen N B, Peters L A, et al. Electrophysiological evidence of the motivational salience of drug cues in opiate addiction[J]. Psychological Medicine, 2007, 37(8): 1203-1209.

[5] Schupp H T, Flaisch T, Stockburger J, et al. Emotion and attention: event-related brain potential studies[J]. Progress in Brain Research, 2006, 156: 31-51.

[6] Lang P J, Bradley M M, Cuthbert B N. International affective picture system (IAPS): Affective ratings of pictures and instruction manual[M]. Gainesville, FL: NIMH, Center for the Study of Emotion & Attention, 2005.

[7] Beck A T, Steer R A, Brown G K. Manual for the beck depression inventory-II. San Antonio, TX: Psychological Corporation; 1996[J]. Google Scholar, 2014.

[8] Beck A T, Epstein N, Brown G, et al. An inventory for measuring clinical anxiety: psychometric properties[J]. Journal of Consulting and Clinical Psychology, 1988, 56(6): 893.

[9] Ferree T C, Luu P, Russell G S, et al. Scalp electrode impedance, infection risk, and EEG data quality[J]. Clinical Neurophysiology, 2001, 112(3): 536-544.

[10] Versace F, Minnix J A, Robinson J D, et al. Brain reactivity to emotional, neutral and cigarette - related stimuli in smokers[J]. Addiction Biology, 2011, 16(2): 296-307.

[11] Dunning J P, Parvaz M A, Hajcak G, et al. Motivated attention to cocaine and emotional cues in abstinent and current cocaine users—an ERP study[J]. European Journal of Neuroscience, 2011, 33(9): 1716-1723.

[12] Littel M, Franken I H A. Implicit and explicit selective attention to smoking cues in smokers indexed by brain potentials[J]. Journal of Psychopharmacology, 2011, 25(4): 503-513.

[13] Langleben D D, Ruparel K, Elman I, et al. Acute effect of methadone maintenance dose on brain FMRI response to heroin-related cues[J]. American Journal of Psychiatry, 2008, 165(3): 390-394.

[14] Robinson T E, Berridge K C. The neural basis of drug craving: an incentive-sensitization theory of addiction[J]. Brain Research Reviews, 1993, 18(3): 247-291.

[15] Robinson T E, Berridge K C. The psychology and neurobiology of addiction: an incentive-sensitization view[J]. Addiction, 2000, 95(8s2): 91-117.

[16] Tiffany S T. A cognitive model of drug urges and drug-use behavior: role of automatic and nonautomatic processes[J]. Psychological Review, 1990, 97(2): 147.

[17] Foti D, Hajcak G, Dien J. Differentiating neural responses to emotional pictures: Evidence from temporal - spatial PCA[J]. Psychophysiology, 2009, 46(3): 521-530.

[18] Hajcak G, Olvet D M. The persistence of attention to emotion: brain potentials during and after picture presentation[J]. Emotion, 2008, 8(2): 250.

[19] Schupp H T, Cuthbert B N, Bradley M M, et al. Affective picture processing: the late positive potential is modulated by motivational relevance[J]. Psychophysiology, 2000, 37(2): 257-261.

[20] Schupp H T, Junghöfer M, Weike A I, et al. Attention and emotion: an ERP analysis of facilitated emotional stimulus processing[J]. Neuroreport, 2003, 14(8): 1107-1110.

[21] Schupp H T, Junghöfer M, Weike A I, et al. The selective processing of briefly presented affective pictures: an ERP analysis[J]. Psychophysiology, 2004, 41(3): 441-449.

[22] Franken I H A, Dietvorst R C, Hesselmans M, et al. CLINICAL STUDY: Cocaine craving is associated with electrophysiological brain responses to cocaine-related stimuli[J]. Addiction-biology, 2008, 13(3-4): 386-392.

[23] Moser J S, Hajcak G, Bukay E, et al. Intentional modulation of emotional responding to unpleasant pictures: an ERP study[J]. Psychophysiology, 2006, 43(3): 292-296.

[24] Asmaro D, Carolan P L, Liotti M. Electrophysiological evidence of early attentional bias to drug-related pictures in chronic cannabis users[J]. Addictive Behaviors, 2014, 39(1): 114-121.

[25] Nijs I M T, Franken I H A, Muris P. Food cue-elicited brain potentials in obese and healthy-weight individuals[J]. Eating Behaviors, 2008, 9(4): 462-470.

[26] Nijs I M T, Franken I H A, Muris P. Food-related Stroop interference in obese and normal-weight individuals: Behavioral and electrophysiological indices[J]. Eating Behaviors, 2010, 11(4): 258-265.

[27] Asmaro D, Jaspers-Fayer F, Sramko V, et al. Spatiotemporal dynamics of the hedonic processing of chocolate images in individuals with and without trait chocolate craving[J]. Appetite, 2012, 58(3): 790-799.

[28] Weinberg A, Hajcak G. Beyond good and evil: the time-course of neural activity elicited by specific picture content[J]. Emotion, 2010, 10(6): 767.

[29] Van Hooff J C, Dietz K C, Sharma D, et al. Neural correlates of intrusion of emotion words in a modified Stroop task[J]. International Journal of Psychophysiology, 2008, 67(1): 23-34.

本章小结

　　海洛因成瘾是一种以强迫性和不受控制的海洛因使用为核心特征的慢性复吸障碍，其居高不下的复吸率一直是临床戒毒工作的一大难题。研究发现，注意偏向与药物成瘾具有很强的临床相关性。因此，本章节以海洛因成瘾者对药物相关线索的注意偏向为视角，详尽综述了海洛因成瘾者注意偏向的概念、形成机制、研究现状、未来研究方向等，并介绍了本课题组的一项海洛因成瘾者对药物相关线索注意偏向的电生理机制研究。

　　海洛因成瘾者对药物相关线索的注意偏向是指与其他线索相比，海洛因成瘾者对药物相关线索具有优势注意倾向。而药物成瘾领域的诱因—易感化模型、认知加工模型和整合模型对药物成瘾者注意偏向的形成机制及其对药物成瘾的作用机制进行了详细的阐述。针对海洛因成瘾者注意偏向的研究发现药物相关线索会攫取海洛因成瘾者的注意，且海洛因成瘾者的注意偏向和药物渴求之间存在相关性。此外，海洛因使用引起的神经结构长期改变可能会导致海洛因成瘾者的注意偏向很难随康复时间的延长而改善，但海洛因成瘾者的不同临床特性对注意偏向具有极为复杂微妙的影响。而本课题组的研究发现，即使将海洛因成瘾者的注意力指向于无关的刺激，药物相关线索仍然可以内隐地捕获海洛因成瘾者的注意力，并且这种注意捕获过程在认知加工的早期就有所体现。

　　未来可通过增加海洛成瘾者注意偏向神经机制的研究，探讨注意偏向与执行认知功能的关系，引入注意偏向训练等干预技术，进一步深化该领域的研究。

扩展阅读

[1]　Field M, Cox W M. Attentional bias in addictive behaviors: a review of its development, causes, and consequences[J]. Drug and Alcohol Dependence, 2008, 97(1-2): 1-20.

[2]　Field M, Munafò M R, Franken I H A. A meta-analytic investigation of the relationship between attentional bias and subjective craving in substance abuse[J]. Psychological Bulletin, 2009, 135(4): 589.

[3]　Littel M, Euser A S, Munafò M R, et al. Electrophysiological indices of biased cognitive processing of substance-related cues: a meta-analysis[J]. Neuroscience & Biobehavioral Reviews, 2012, 36(8): 1803-1816.

第三章 海洛因成瘾者执行功能的加工异常及其神经机制

章节导读

上一章重点介绍了海洛因成瘾者对药物相关线索注意偏向的电生理机制的相关研究，在章节最后提到注意偏向与执行功能关系是为未来研究中需要关注点，而大量的研究表明执行功能在成瘾及复吸中扮演中重要的角色。长期使用海洛因会导致海洛因成瘾者的执行功能的损伤，而且这种损伤又会影响到海洛因成瘾者戒断的持续时间。根据 Pennington 等人的划分，执行功能主要包括三个成分：抑制控制、工作记忆和认知灵活性。执行功能研究常用的实验范式包括经典的字—词 Stroop 任务、Go-Nogo 任务、点探测任务（Dot-Probe task）和停止信号任务（Stop-Signal task）等。长期滥用药物会导致个体的执行功能受损，使得成瘾个体往往表现出行为抑制能力差、反应迟钝、冲动性强、易怒以及在特定药物相关环境下难以克制觅药行为等特点。而执行功能的减弱可能是其开始并持续使用药物甚至复吸药物的重要因素。海洛因依赖引起的执行功能受损与额叶损害有密切关系，海洛因使用可以导致明显的前额叶损害，引起执行、注意、监控和抑制功能下降，使个体反复使用海洛因，难以戒除。关于海洛因成瘾者执行功能的神经影像学研究一致认为执行功能的损伤与前额叶 - 纹状体 - 丘脑环路（特别是前额叶）的活动异常有关。前额叶环路抑制控制能力相对不足会导致个体无法抑制自己的行为，做出不当的行为选择，加之物质成瘾者对药物寻求的冲动性及强迫性，两者结合在一起就能解释为何个体会不顾消极后果继续使用海洛因。

基于此本章聚焦于海洛因成瘾者的执行功能及其神经机制。首先通过第一节和第二节系统的阐述药物成瘾者的抑制控制异常及其可逆性问题以及干预策略；其次通过第三节揭示了海洛因成瘾者的抑制控制功能异常；第四节关注海洛因成瘾者的认知灵活性异常；最后通过第五节采用脑电技术进一步揭示了冲突适应的电生理机制。通过揭示海洛因成瘾者的执行功能及其神经机制为理解海洛因成瘾者的成瘾及复吸提供研究支持。

重要术语

认知功能　抑制控制　反应抑制　冲突适应　认知灵活性

第一节　海洛因成瘾者抑制控制功能的异常机制及其可逆性

一、研究概述

药物戒断尤其是对海洛因戒断的深入研究对于和谐社会的构建具有重要意义。药物戒断主要包括生理戒断、心理戒断以及社会回归三个阶段，目前在世界范围内的戒毒实践中，基本能够实现毒品的生理戒断，但是彻底的心理戒断却很困难，主要表现为冲动性药物寻求与复吸行为[1]。药物复吸问题是当前戒毒实践中面临的最大难题，也是药物成瘾研究领域备受关注的科学问题。药物复吸的影响因素是多方面的，但对于具有多次复吸行为的药物成瘾者来说，抑制控制功能的受损是其导致复吸的重要原因[2]。由于毒品依赖者抑制控制能力较弱，当他们暴露于药物相关线索时，会表现出一种无意识的趋近倾向行为[3~4]，最终导致复吸行为的产生。有关毒品依赖者抑制控制功能的研究也更加受到了研究者们的关注[5~9]。因此，探讨毒品依赖者的抑制控制功能对于毒品依赖者的心瘾戒除具有重要意义。而鉴于我国吸毒人群中大部分以吸食海洛因为主，所以开展海洛因依赖者抑制控制功能的研究对于我国目前的戒毒实践尤为重要。

二、抑制控制的概念、类型及其研究范式

（一）概念与类型

研究者主要从心理与行为两方面对抑制控制进行界定。行为方面，研究者认为抑制控制是个体在追求认知表征目标时对无关刺激的抑制能力[10]，如抑制优势反应和习惯，并调节适当的行为以满足复杂任务的要求，适应不断变化的环境[11]。另外也有研究者综合考虑了心理与行为两方面的因素，将抑制控制界定为抑制或压抑与当前任务无关但具有支配性的想法或行为的能力[12]，使个体心理与行为灵活适应当前目标[13]。尽管抑制控制的界定尚未统一，但目前研究者更倾向认同抑制是所有减少或制止神经、心理或行为活动的机制[14]。

抑制控制包括多个方面，不同的研究者对抑制控制的分类有所不同。首先，根据主动性与否，将抑制控制分为被动的反应性抑制和主动抑制[15]，其中被动的反应性抑制是指克服某项加工后产生的副效应，或在后续加工中必须要克服的残余效应。其次，根据个体的意识状态，将抑制分为自动抑制与有意抑制[16]。自动抑制是一种自动发生的前意识加工过程，个体要想成功地加工有关的项目必须压抑自动激活的无关项目，

但其实个体通常并不能意识到这种压抑的过程。有意抑制是指根据实验要求，有意识地抑制来自内部或外部的无关刺激的加工，如 Stop-Signal 任务。最后，抑制控制也可分为冲突抑制和反应抑制 [17~20]。冲突抑制是基于不同的刺激维度所产生，用以抑制竞争刺激的干扰；反应抑制指抑制不符合当前需要的或不恰当行为反应的能力。

（二）基本研究范式

目前研究中，冲突抑制的研究范式主要有 Stroop 任务和 Flanker 任务；反应抑制的研究范式主要有 Go/No-Go 任务、oddball 范式和 Stop-Signal 范式等。下面针对研究中常用的 Stroop 任务、Go/No-Go 任务以及 Stop-Signal 范式做简要介绍。最早的 Stroop 任务是研究言语过程中的一种实验方法，在测验中使用一系列的颜色词（红、绿等），但词意与书写该词的颜色不匹配，例如"红"字用绿色写，"绿"字用黄色写等。实验中当要求被试尽快说出字的颜色时，被试常常自动的先把字读出来，这就是颜色命名过程与读字过程的竞争。由于阅读是一种自动化的加工，从而影响了有意的颜色命名的过程 [21]。如今，Stroop 任务已经广泛的应用到各种领域之中。例如，海洛因依赖者抑制控制功能的研究中，研究者利用 Stroop 任务测验被试的冲突抑制能力。结果发现当要求被试命名用"红"墨水写成的"绿"字和用同一颜色写成的无意义刺激时，前者的反应时比后者更长。另外，比较海洛因依赖组与对照组在该类任务下的反应时的长短，从而确定海洛因依赖者冲突抑制能力是否受损。目前 Stroop 任务是研究冲突抑制中最为广泛的实验范式。反应抑制的主要研究范式之一 Go/No-Go 任务主要包含两类刺激，即 Go 刺激和 No-Go 刺激。实验中要求被试对 Go 刺激快速的做出按键反应，对 No-Go 刺激不做反应。由于对 Go 刺激形成了优势反应倾向，当 No-Go 刺激出现时，被试对优势反应的抑制就需要更多的注意资源，从而获得更明确的 No-Go 反应模式 [22]。在海洛因依赖者抑制控制功能的研究中，可以将海洛因相关线索图片作为 Go 或 No-Go 刺激，从而进一步匹配了研究目的与研究对象的特殊性。此外，相较于 Go/No-Go 任务，Stop-Signal 范式则是一种在赛马模型（horse-racemodel）基础上建立起来的任务难度较高的反应抑制范式，包括了对实验任务的反应和对停止信号的反应停止两个基本过程。实验要求被试对呈现在电脑屏幕上的靶刺激做出相应的按键反应，在靶刺激出现之后的某一个不可预期的时间间隔点上发出一个停止信号，此时被试则要抑制住先前的行为倾向，停止行为。海洛因依赖者行为冲动性较高，Stop-Signal 范式则能更加直接的测验成瘾者的行为抑制能力。但由于被试的特殊性，有时并不能保证实验任务的正确率。

三、海洛因依赖者抑制控制功能研究现状

（一）抑制控制功能的受损

有关海洛因依赖者抑制控制功能的研究中，研究者们关注的首要问题是海洛因依赖者的抑制控制功能是否正常。目前大量的研究表明，长期药物滥用最终会导致海洛因依赖者抑制控制功能的受损[23~25]。在行为层面上，有研究发现海洛因依赖者在完成Stroop任务的总时间、错误次数等方面显著高于对照组[24]，研究者认为产生该结果的原因在于海洛因依赖者的大脑执行功能存在一定程度的损伤。但也有研究发现海洛因依赖者和正常被试在反应时和错误率方面并不存在显著性差异[23]。两项研究结论并不一致，原因在于后者采用的 Go/No-Go 任务比 Stroop 任务要更加简单，可能并不足以引起行为层面上的显著差异。在脑电方面，张昌勇和何纯正[26]较早地运用 ERP 技术并在实验中采用听觉 oddball 范式对海洛因依赖者认知功能进行研究，结果发现海洛因依赖者的 P3 潜伏期显著增长。而 P3 可能与抑制控制有关[27]，P3 的异常提示受试者的前额叶功能减退以及与之相关的认知功能障碍[28]。因此，研究者认为海洛因依赖者存在认知功能障碍，并且这一结果在其随后的研究中得到了证实[29]。研究者通过对海洛因依赖者和正常人 P3 地形图进行 12 天前后对照观察，结果显示海洛因依赖者较正常人 P3 波形不稳、粗糙、变异性大，两次实验 P3 的潜伏期均明显延长。另外，杨波[23]的研究中虽然行为数据差异性不显著，但在脑电层面却发现海洛因成瘾者相对较大的 Go-N2 波幅，研究者认为这是由于海洛因成瘾者的前中央区皮层抑制控制功能异常所致。国外有关海洛因戒断的研究相对较少，但同样得到了一致性的结论。例如，Fishbein 等人[25]通过一系列的神经认知实验任务测查了海洛因依赖者、酒精依赖者、海洛因和酒精共用者以及正常对照组前额叶皮层的认知协调能力，结果表明所有的药物滥用者均表现出认知功能受损。另外，在 Stroop 干扰任务的操作上，海洛因依赖者认知灵活性以及冲突抑制能力显著降低[25]。上述研究表明海洛因依赖者确实存在抑制控制功能的损伤，该结论已得到研究者们的普遍认可。但是毒品依赖者抑制控制功能受损的具体原因，仍值得我们进一步的探讨。

（二）抑制控制功能受损的原因：来自神经生理学方面的证据

抑制控制的调控涉及前额叶系统和中脑边缘多巴胺系统的双重控制；另外其他相关脑区的受损也会影响海洛因依赖者的抑制控制能力。

1. 前额叶系统

前额叶（prefrontal cortex, PFC）系统主要由眶额叶皮层（orbital frontal cortex,

OFC）、前扣带回皮层（anterior cingulate cortex, ACC）、背外侧前额叶皮层（dorsolateral prefrontal cortex, DLPFC）、额下回（inferior frontal gyrus, IFG）、腹外侧前额叶皮层（ventrolateral prefrontal cortex, vlPFC）等部分组成，对于个体的抑制控制功能尤为重要[30]，海洛因依赖者抑制控制功能减弱与前额叶系统失调息息相关。正常个体在Go/No-Go 任务操作时，右侧 IFG 显著激活[22]，而毒品依赖者却表现出右侧 IFG 功能失调[31]，即使在实验中给成瘾者注射海洛因，其右侧 IFG 也未出现急性用药效应，反而活动程度更加降低了，并表现出较差的抑制控制能力[32]。可见，海洛因的使用严重影响了个体右侧 IFG 功能，而该脑区可能与反应抑制能力有关。袁飞等人[33]的研究中选取 17 例慢性海洛因成瘾者和 17 名健康对照者，首先进行头部结构性核磁共振（structural magnetic resonance imaging, sMRI）扫描，然后对海洛因成瘾者及健康对照者在执行Stop-Signal 任务的同时进行功能性核磁共振（functional magnetic resonance imaging, fMRI）扫描，结果发现海洛因成瘾组对停止信号的反应时显著长于对照组，并且在右侧 DLPFC、右侧腹侧前额叶、ACC 等脑区的激活强度都显著弱于对照组被试，而在双侧纹状体和杏仁核，海洛因组的激活强于对照组。研究者认为右侧 PFC 是执行抑制功能的主要脑区，扣带回与错误监控等能力密切相关，杏仁核一直被视为是冲动性的关键结构。长期海洛因滥用导致个体抑制控制能力降低，冲动性增强，更进一步促进了个体药物寻求与复吸行为[33]。Lee 等人的研究同样发现了海洛因依赖者冲动性与错误率的提高，并且 ACC 激活水平显著降低[34]。抑制性控制环路包括 ACC、额叶下部皮质及外侧 OFC 等，由于额叶以及 ACC 的功能受损，导致抑制控制环路受损，进而使成瘾者表现出不能抑制的药物需求行为[35]。冲突监控理论（conflict monitoring theory）认为认知控制包括两个过程：与 ACC 相关的评价过程以及与背侧 PFC 相关的执行过程。当外界刺激信息传入大脑后，个体首先对其进行评价，然后再决定是否产生行为以及产生何种行为。即 ACC 负责检测信息加工进程中的冲突信号，并将信号传递到 PFC 以及其他区域来对行为进行调节和控制。研究表明，海洛因依赖者由于长期的药物滥用致使 ACC 及 PFC 功能受损，故其对相关线索刺激评价过程与执行过程会出现障碍，这种障碍可能进一步导致药物滥用或复吸行为的产生。

除了 fMRI 的研究外，在 sMRI 的研究中同样发现了海洛因依赖者前额叶部分脑区的异常。例如，海洛因依赖者右侧 PFC、双侧 ACC[36] 和右侧 OFC[37] 灰质体积的缩减，以及阿片类药物使用者双侧前额叶皮层灰质密度的减小[38]。抑制控制功能受损会导致冲动性行为，而脑成像的研究中发现海洛因依赖者前额叶灰质体积的减少与冲动性行为密切相关[39]。不同类型的毒品对脑机制的损伤是不一样的[40]，与可卡因、大麻等相比，海洛因对人的中枢神经系统具有更强的抑制性，极易成瘾，且很难戒除。尽管如此，在可卡因[41~42]等其他毒品戒断研究中同样发现了个体前额叶系统功能失调。总之，前额叶功能不仅包括作出决策和抑制冲动等高级认知功能，还对外来刺激进行分析和整合，对其重要性和动机价值进行评判。前额叶受损的病人决策能力下降，倾向于选择近期的奖赏而不顾远期的损害，对认识、行为的冲动抑制能力下降[33]。

2. 中脑边缘多巴胺系统

中脑腹侧被盖区（Ventral tegmental area, VTA）是多巴胺能神经元集中的重要核团之一，由VTA多巴胺能神经元投射到边缘系统有关脑区的通路，称之为中脑边缘多巴胺系统（mesolimbic dopamine system）[43]。中脑边缘多巴胺系统是脑内奖赏或强化系统的主要结构，其奖赏回路由VTA、伏隔核（nucleus accumbens，NAc）和杏仁核等构成。

fMRI研究表明，当被试暴露于海洛因相关线索时，海洛因依赖者中脑边缘多巴胺系统和前额叶皮层均得到激活，并且报告渴求感增强[44]。王亚蓉等人的研究中选取12例海洛因成瘾者和12名健康对照者，实验要求被试观看与药物线索相关的图片和中性图片，同时进行fMRI扫描。结果发现被试暴露于视觉药物线索前后，海洛因成瘾者渴求程度变化显著；另外，边缘系统、前额叶皮层、颞叶等脑区得到激活，尤其是双侧NAc，其激活程度与成瘾者渴求程度呈直线正相关[45]。研究者认为海洛因成瘾涉及大脑奖赏环路，视觉空间注意力等脑区，并且NAc的功能异常与海洛因线索诱导的渴求相关。在动物成瘾方面，研究者对海洛因成瘾复吸大鼠VTA、NAc的超微结构以及全脑多巴胺递质含量变化做了研究。结果表明随着大鼠复吸次数的增加，其VTA、NAc神经元出现变性、凋亡、胀亡等超微结构改变，并且海洛因成瘾复吸大鼠全脑多巴胺含量均显著高于对照组[46]。上述研究表明，中脑边缘多巴胺系统与海洛因成瘾息息相关，尤其是VTA与NAC。其中，VTA内含有大量的γ-氨基丁酸（γ-aminobutyric acid，GABA）能神经元，主要作用是抑制多巴胺细胞并且对其他结构产生影响，比如脚桥被盖核、谷氨酸能的神经元等。正常情况下，VTA区的多巴胺能神经元的活动受到中枢神经系统中抑制性神经传达物质GABA能神经元的紧张性抑制，当阿片类药物与GABA能神经元上存在的μ受体结合后，可抑制GABA能神经元，减少GABA的释放，从而取消对于多巴胺能神经元的紧张性抑制，使释放到NAc区的多巴胺量增加，导致个体产生陶醉感和愉悦感，并通过不断强化最终导致了成瘾行为[47~48]。

3. 其他相关脑区受损

海洛因成瘾与前额叶皮层和中脑边缘多巴胺系统活动密切相关，除此，在海洛因戒断的研究中也发现了其他脑区活动的异常。例如，Lee 等人的研究发现海洛因依赖者 ACC 激活程度降低，而双侧顶下小叶、左侧颞中回却显著激活[34]，同样也有研究发现海洛因依赖者右侧豆状核、脑岛激活程度较高[33]；sMRI 研究发现海洛因依赖者左侧辅助运动皮层灰质体积缩减[36]，以及阿片类药物依赖者双侧脑岛，双侧颞上回皮质，左侧梭状回等脑区灰质密度的减小[38]。相较于两大系统在药物成瘾中的重要作用，上述部分脑区确实容易被研究者所忽略，但是 PET 研究表明，阿片受体结合力在岛叶皮质较高，这说明脑岛在维持成瘾中起重要作用，也许是治疗成瘾的重要位置[49]。然而，近期却有研究表明毒品依赖者较弱的抑制控制能力并非源于后天毒品滥用所导致的两大系统功能失常或是其他相关脑区的受损，而是由遗传所致，即毒品依赖者较弱的抑制控制能力是出现在药物依赖之前，是先天性的[50]。关于这一观点，仍有待于进一步的研究与证实。

四、海洛因依赖者抑制控制功能的可逆性？

长期的海洛因滥用导致个体抑制控制功能严重受损，这一结果又反过来促进了海洛因依赖者冲动性的药物寻求及复吸行为。目前已经有大量的研究证实了海洛因依赖者由于长期药物滥用所导致的抑制控制功能的受损[26][32][34][51]，那么这种受损的抑制控制功能是否能够通过短期或长期的药物戒断得以恢复？

（一）不可逆性

研究表明，不管是进行短期还是长期的药物戒断，海洛因依赖者受损的抑制控制功能都难以恢复[52~54]。根据海洛因成瘾个体当前的戒断状态，可以将其分为海洛因依赖者和海洛因戒断者。海洛因依赖者指的是一直持续使用海洛因的个体；海洛因戒断者则是指曾经使用过海洛因，而目前正处于药物戒断期间的个体。行为研究表明，海洛因依赖者在实验任务中的反应时和错误率显著高于正常个体[24]。较为冲动，冒险决策等，这些行为表现表明海洛因依赖者抑制控制能力较差或功能受损。而关于海洛因戒断者的研究中，研究者通过拉 / 推任务考察了男性海洛因戒断者对毒品及中性刺激的行为趋近和回避反应，结果发现海洛因戒断者对药物相关刺激的趋近反应时显著快于中性刺激，总体反应时显著长于正常被试[55]。同时，海洛因戒断者对药物相关线索仍然保持较高的渴求感[56]并且存在决策缺陷[54]。可见，即使进行药物戒断，海洛因戒断者和正常人在行为表现上依然存在差异。脑成像方面，研究者发现正常个体在 Go/No-Go 任务操作时激活的脑区主要包括：双侧额中回、ACC、脑岛、双侧 IFG 以及边缘系统等，而海洛因戒断者只在双侧额上回和左侧额中回脑区发现激活[52]。另外，短期海洛因戒断者的研究中发现其 NAc、OFC、ACC 等脑区激活水平降低[44]。海洛因依赖者与戒断者在行为表现和脑区激活程度上几近一致，均有异于正常个体。海洛因依赖者抑制控制能力较差源于前额叶皮系统以及中脑多边缘巴胺系统失常，而在海洛因戒断者的研究中仍然发现了个体 NAc、OFC、ACC、IFG 等脑区活动异常。这种差异的本质可能主要在于病人组前额叶系统部分脑区受损，研究者认为即使进行药物戒断，海洛因成瘾者抑制控制能力仍然存在缺陷，甚至有研究表明长期毒品滥用导致的抑制控制功能受损是一种持久性的、不可逆的脑损伤[57~58]。

（二）可逆性

抑制控制功能受损会导致冲动性行为，而脑成像的研究中发现海洛因依赖者前额叶灰质体积的减少与冲动性行为密切相关[39]。最近一项研究表明，戒断一个月的海洛因依赖者右侧额中回、左侧扣带回、左侧枕下回灰质密度的减小，但是在额上回其灰质密度与正常对照组无显著性差异。研究者认为通过药物戒断，海洛因依赖者部分脑区的异常灰质密度可以恢复到正常水平[59]。另外，在其他类毒品戒断的研究中同样发现了个体抑制控制功能的生物性恢复。Connolly 等人通过 Go/No-Go 任务测量了可卡因戒断者反应抑制回路（response inhibition circuit，RIC）相关脑区的皮层激活[5]。实验包括两组可卡因戒断被试：一组平均戒断时间 2.4 周；另一组平均戒断时间 69 周。结果发现无论是短期可卡因戒断组还是长期戒断组都比未戒断的毒品依赖组表现出更高的 RIC 皮层活动。这一结论似乎表明了在一段时间的药物戒断后，RIC 出现了一定程度的恢复。但是该研究中并未采用正常被试作为参照组，所以很难直接的证明通过药物戒断，毒品依赖者抑制控制功能可以恢复到正常水平这一假设。Bell 等人弥补了上述研究的缺陷，选取可卡因戒断被试（平均戒断时间 32.3 周）和正常被试，并通过 EEG 和 fMRI 测量了两组被试在 Go/No-Go 任务中 RIC 的激活水平。研究结果表明，两组被试在对刺激的反应时方面不存在显著差异，并且两组的激活水平差异不显著，甚至发现了两组被试在反应抑制回路各节点上激活水平的增强[60]。同样，在后续研究中也得到了一致的结果[61]。研究者认为通过一段时间的药物戒断，毒品依赖者反应抑制回路受损的相关脑区具有一定程度的生物性恢复。

近期较少的研究表明海洛因以及其他类毒品依赖者部分受损脑区可以通过药物戒断得以恢复，究其原因笔者做了以下两点考虑。其一，研究中只确定了毒品依赖者的戒断时间，并没有明确其吸食毒品的时间，进而不能确定选取的被试中长期毒品依赖者还是短期毒品依赖者占多数。如果长期毒品依赖者较多，其相关脑区受损严重，即使进行戒断，个体抑制控制能力可能仍会较弱，相关脑区激活程度不高；而若是接触毒品不久的个体较多，他们相关脑区并未受损或受损并不明显，则戒断后，也许会呈现出抑制控制功能恢复的现象。其二，研究中选取的被试类型不同。上述研究表明可卡因戒断组发现整个反应抑制回路相关脑区激活程度与对照组无显著差异，而在海洛因成瘾组中只发现了额上回灰质密度的恢复，这可能涉及不同毒品成瘾机制的差异性。显然，海洛因成瘾性更强，生物性恢复更难。尽管这类研究结果较少，但仍给我们提供了一种新的研究思路。总之，有关海洛因依赖者受损的抑制控制功能是否能够恢复的问题还有待进一步的探讨。

五、展望

成功戒除毒瘾的关键在于如何防止复吸，而抑制控制功能受损是影响复吸的关键因素，因此对海洛因依赖者抑制控制功能的持续研究尤为重要。未来的戒毒实践要更加注重研究的严谨性与科学性，例如增加多重冲突的抑制控制研究以及因人而异的区分性治疗。

（一）多重冲突的抑制控制研究

抑制控制分为冲突抑制和反应抑制，而研究者通常仅从冲突抑制[41]或反应抑制单一方面对毒品依赖者进行研究，并没有进行多重冲突的抑制控制研究。但是现实生活情境中毒品依赖者有时不仅要面临冲突抑制同时也要面临反应抑制，即毒品依赖者会时常面临多重冲突的情境，而这与实验室中单一冲突的任务操作存在分歧。Flanker任务用以测量个体的刺激冲突抑制能力，Simon任务则主要考察个体的反应冲突抑制能力。而有研究利用 Flanker+simon 任务整合了冲突抑制和反应抑制于一个实验程序中[62]，从而使被试在信息加工过程中会同时面临冲突抑制和反应抑制。除此，也有研究者通过整合 Go/Nogo 与 Flanker 任务进行了多重冲突的抑制控制研究，并以此来研究冲突抑制与反应抑制相互分离的问题[18]。上述研究均以反应抑制范式和冲突抑制范式相叠加的方式构造出一种新的整合型实验范式，其营造出的多重冲突条件主要是反应抑制与冲突抑制。然而，这种多重冲突也可以来自不同感官通道的刺激。Mayer等人采用多感觉 Stroop 任务研究可卡因依赖者的抑制控制能力。实验同时在视觉和听觉上给被试呈现一致或不一致的数字，在数字刺激呈现之前电脑屏幕上将出现提示语"LOOK""HEAR""NONE"。当提示语为"LOOK"时，被试只对看到的数字做按键反应；当提示语为"HEAR"时，被试只对听到的数字做按键反应；当提示语为"NONE"时，被试不做任何反应[7]。例如，提示语为"LOOK"时，电脑屏幕上呈现数字"1"，而被试听到的是"2"，此时被试就要排除听觉的干扰，只对视觉"1"作按键反应。研究者通过采用这种方式研究了多感觉通道冲突下个体的抑制控制能力,更加接近现实,使得实验更加严谨与准确。总之,无论是不同冲突类型的多重冲突还是不同感觉通道的多重冲突,都需要未来进一步的研究。

(二)区分性治疗

由于海洛因依赖者脑区受损的严重程度并不相同,短期与长期的海洛因依赖者抑制控制能力较弱的原因可能并不一致,笔者认为在戒毒实践中,要采取不同的治疗方法。对于长期海洛因滥用者而言,其相关脑区已经严重受损,导致抑制控制功能降低,即使这些脑区有恢复的可能性[59],但恢复程度也不会太显著,所以现阶段最适宜的方法可能是替代品的维持治疗。而对于接触毒品不久的短期海洛因依赖者而言,他们的脑区受损程度并不高,之所以对海洛因产生依赖,除了个体主观因素(认知等)外,可能主要在于奖赏系统所带来的快感记忆[47]以及个别个体先天性的抑制控制能力不足[50]。对于吸毒后的快感体验,笔者认为最根本的方法就是在个体吸毒初始阶段撤消吸食毒品的快感奖励,甚至增加厌恶体验,进而改变认知。很多戒毒机构都能够实施这些疗法,但是困难在于如何区分出短期海洛因依赖者,并证明他们并没有严重的脑区受损,从而有针对性的实施治疗。相对于长期的海洛因依赖者而言,短期海洛因依赖者可能更有希望实现真正意义上的脱毒。笔者建议,在戒毒实践中延长戒断时间,这样既能保证生理戒断的实现,又能对心理脱毒有促进作用。另一方面,改变戒断期间的环境。药物成瘾者周围全部是吸毒人员,这种环境可能影响毒品戒断。可以尝试模拟社会现实环境,使药物成瘾者在戒断期间尝试与正常健康个体生活,既能够减少其他吸毒人员的不利影响,又能使其观察学习正确的生活方式,以促进将来的社会回归。

参考文献

[1] Baler RD, Vblkow ND. Drug addiction: The neurobiology of disrupted self-control[J]. Trends in Molecular Medicine, 2006, 12(12): 559-566.

[2] Feil J, Sheppard D, Fitzgerald PB, et al. Addiction, compulsive drug seeking, and the role of frontostriatal mechanisms in regulating inhibitory control[J]. Neuroscience & Biobehavioral Reviews, 2010, 35(2): 248-275.

[3] Field M, Kiernan A, Eastwood B, et al. Rapid approach responses to alcohol cues in heavy drinkers[J]. Journal of Behavior Therapy and Experimental Psychiatry, 2008, 39(3): 209-218.

[4] Wiers RW, Rinck M, Dictus M, et al. Relatively strong automatic appetitive action-tendencies in male carriers of the OPRM1 G-allele[J]. Genes, Brain and Behavior, 2009, 8(1): 101-106.

[5] Connolly CG, Foxe JJ, Nierenberg J, et al. The neurobiology of cognitive control in successful cocaine abstinence[J]. Drug and Alcohol Dependence, 2012, 121(1-2): 45-53.

[6] Hester R, Bell RP, Foxe JJ, et al. The influence of monetary punishment on cognitive control

in abstinentc ocaine-users[J]. Drug and Alcohol Dependence, 2013, 133(1): 86-93.

[7] Mayer AR, Wilcox CE, Teshiba TM, et al. Hyperactivation of the cognitive control network in cocaine use disorders during a multisensory Stroop task[J]. Drug and Alcohol Dependence, 2013, 133(1): 235-241.

[8] Prisciandaro JJ, Myrick H, Henderson S, et al. Prospective associations between brain activation to cocaine and no-go cues and cocaine relapse[J]. Drug and Alcohol Dependence, 2013, 13(1-2): 44-49.

[9] Wan L, Baldridge RM, Colby AM, et al. Association of P3 amplitude to treatment completion in substance dependent individuals[J]. Psychiatry Research, 2010, 177(1-2): 223-227.

[10] Rothbart MK, Posner MI. Temperament and the development of self-regulation[J]. The Neuropsychology of Individual Differences: A Developmental Perspective, 1985, 93-113.

[11] Li CSR, Huang C, Yan P, et al. Neural correlates of impulse control during stop signal inhibition in cocaine-dependent men[J]. Neuropsychopharmacology, 2008, 33(8): 1798-1806.

[12] Garavan H, Ross TJ, Stein EA. Right hemispheric dominance of inhibitory control: An event-related functional MRI study[J]. Proceedings of the National Academy of Sciences, 1999, 96(14): 8301-8306.

[13] Blasi G, Goldberg TE, Weickert T, et al. Brain regions underlying response inhibition and interference monitoring and suppression[J]. European Journal of Neuroscience, 2006, 25: 1658-1664.

[14] Clark JM. Contributions of inhibitory mechanisms to unified theory in neuroscience and psychology[J]. Brain and Cognition, 1996, 30: 127-152.

[15] Logan GD, Cowan WB. On the ability to inhibit thought and action: A theory of an act of control[J]. Psychological Review, 1984, 91: 295-327.

[16] Nigg JT. Oninhibition/disinhibition in developmental psychopathology: Views from cognitive and personality psychology and a working inhibition taxonomy[J]. Psychological Bulletin, 2000, 126(2): 220-246.

[17] Aron AR, Robbins TW, Poldrack RA. Inhibition and the right inferior frontal cortex[J]. Trends in Cognitive Sciences, 2004, 8: 170-177.

[18] Brydges CR, Clunies-Ross K, Clohessy M, et al. Dissociable components of cognitive control: Anevent-related potential (ERP) study of response inhibition and interference suppression[J]. PloS ONE, 2012, 7(3): e34482.

[19] Booth JR, Burman DD, Meyer JR, et al. Development of brain mechanisms for processing orthographic and phonologic representations[J]. Journal of Cognitive Neuroscience, 2004, 16(7): 1234-1249.

[20] Lubman DI, Yiicel M, Pantelis C. Addiction, a condition of compulsive behaviour? Neuroimaging and neuropsychological evidence of inhibitory dysregulation[J]. Addiction, 2004, 99(12): 1491-1502.

[21] Stroop JR. Studies of interference in serial verbal reactions[J]. Journal of Experimental Psychology, 1935, 18: 643-662.

[22] Simmonds DJ, Pekar JJ, Mostofsky SH. Meta-analysis of Go/No-go tasks demon strating that fMRI activation associated with response inhibitionis task-dependent[J]. Neuropsychologia,

2008, 46(1): 224-232.

[23] 杨波, 杨苏勇, 赵仑, 等. 海洛因成瘾者抑制控制加工异常的电生理证据 [J]. 中国科学 (C 辑：生命科学), 2009, (6): 601-610.

[24] 杨闯, 周家秀. 海洛因依赖者执行功能的对照研究 [J]. 中国心理卫生杂志, 2004, 18(10): 682-684.

[25] Fishbein DH, Krupitsky E, Flannery BA, et al. Neurocognitive characterizations of Russian heroin addicts without a significant history of other drug use[J]. Drug and Alcohol Dependence, 2007, 90(1): 25-38.

[26] 张昌勇, 何纯正. 海洛因依赖者认知电位 P300 初步研究 [J]. 中国药物依赖性杂志, 2000, 9(4): 289-292.

[27] Enriquez-Geppert S, Konrad C, Pantev C, et al. Conflict and inhibition differentially affect the N200/P300 complex in a combined go/nogo and Stop-Signal task[J]. Neuroimage, 2010, 51(2): 877-887.

[28] 李雪冰, 罗跃嘉. 事件相关电位在药物依赖研究及临床实践中的应用 [J]. 中华物理医学与康复杂志, 2006, 25(8): 567-569.

[29] 张昌勇, 徐汉明. 海洛因依赖者事件相关电位 P_(300) 地形图的初步研究 [J]. 中国神经精神疾病杂志, 2004, 30(4): 292-293.

[30] Egner T. Right ventrolateral prefrontal cortex mediates individual differences in conflict-driven cognitiv econtrol[J]. Journal of Cognitive Neuroscience, 2011, 23(12): 3903-3913.

[31] Goldstein RZ, Volkow ND. Dysfunction of the prefrontal cortex in addiction: Neuroimaging findings and clinical implications[J]. Nature Reviews Neuroscience, 2011, 72: 652-669.

[32] Schmidt A, Walter M, Gerber H, et al. Inferior frontal cortex modulation with an acute dose of heroin during cognitive control[J]. Neuropsychopharmacology: Official Publication of the American College of Neuropsychopharmacology, 2013, 38: 2231-2239.

[33] 袁飞, 袁艺, 刘银社, 等. 慢性海洛因成瘾者行为抑制的 BOLD-fMRI 研究 [J]. 国际医学放射学杂志, 2011, 34(2): 103-107.

[34] Lee T, Zhou WH, Luo, XJ, et al. Neural activity associated with cognitive regulation in heroin users: A fMRI study[J]. Neuroscience Letters, 2005, 382(3): 211-216.

[35] Hester R, Garavan H. Executive dysfunction in cocaine addiction: Evidence for discordant frontal, cingulate, and cerebellar activity[J]. The Journal of Neuroscience, 2004, 24(49): 11017-11022.

[36] Liu H, Hao Y, Kaneko Y, et al. Frontal and cingulate gray matter volume reduction in heroin dependence: Optimized voxel-based morphometry[J]. Psychiatry and Clinical Neurosciences, 2009, 63(4): 563-568.

[37] 朱佳, 王亚蓉, 李强, 等. 海洛因依赖者脑灰质体积的 VBM 研究 [J]. 临床放射学杂志, 2012, 57(2): 175-179.

[38] Lyoo LK, Pollack MH, Silveri MM, et al. Prefrontal and temporal gray matter density decreases in opiate dependence[J]. Psychopharmacology, 2006, 184(2): 139-144.

[39] Qiu YW, Jiang GH, Su HH, et al. The impulsivity behavioris correlated with prefrontal cortex gray matter volume reduction in heroin-dependent individuals[J]. Neuroscience Letters, 2013, 538(5): 43-48.

[40] Verdejo-Garcia A, Perez-Garcia M. Profile of executive deficits in cocaine and heroin polysubstance users: Common and differential effects on separate executive components[J]. Psychopharmacology, 2007, 190(4): 517-530.

[41] Barros-Loscertales A, Bustamante JC, Ventura-Campos N, et al. Lower activation in the right frontoparietal network during a counting Stroop task in a cocaine-dependent group[J]. Psychiatry Research: Neuroimaging, 2011, 194(2): 111-118.

[42] Garavan H, Kaufman JN, Hester R. Acute effects of cocaine on the neurobiology of cognitive control[J]. Philosophical Transactions of the Royal Society B: Biological Sciences, 2008, 363(1507): 3267-3276.

[43] 顾钧, 杨国栋. 中脑边缘多巴胺神经系统与成瘾的研究进展 [J]. 中国药物滥用防治杂志, 2004, 10(2): 101-104.

[44] Li Q, Wang Y, Zhang Y, et al. Craving correlates with mesolimbic responses to heroin-related cues in short-term abstinence from heroin: Anevent-related fMRI study[J]. Brain Research, 2012, 1469: 63-72.

[45] 王亚蓉, 杨兰英, 李强, 等. 海洛因线索诱导渴求及其与伏隔核激活关系的功能 MRI 研究 [J]. 中华放射学杂志, 2010, 44(2): 137-141.

[46] 周燕, 叶峻, 韦献良, 等. 海洛因成瘾复吸大鼠中脑腹侧被盖区, 伏隔核神经元超微结构和全脑多巴胺递质含量变化的研究 [J]. 广西医科大学学报, 2005, 22(2): 185-188.

[47] 王玲, 罗非, 韩济生. 阿片成瘾机制研究进展及治疗展望 [J]. 生理科学进展, 1998, 29(4): 295-300.

[48] Pierce RC, Kumaresan V. The mesolimbic dopamine system: The final common pathway for the reinforcing effect of drugs of abuse?[J]. Neuroscience & Biobehavioral Reviews, 2006, 30(2): 215-238.

[49] Ohara PT, Granato A, Moallem TM, et al. Dopaminergic input to GABAergic neurons in the rostral agranular insular cortex of the rat[J]. Journal of Neurocytology, 2003, 32(2): 131-141.

[50] Ersche KD, Turton AJ, Chamberlain SR, et al. Cognitive dysfunction and anxious-impulsive personality traits are endophenotypes for drug dependence[J]. The American Journal of Psychiatry, 2012, 169(9): 926-936.

[51] Constantinou N, Morgan CJ, Battistella S, et al. Attentional bias, inhibitory control and acute stress in current and former opiate addicts[J]. Drug and Alcohol Dependence, 2010, 109(1-3): 220-225.

[52] Fu LP, Bi GH, Zou ZT, et al. Impaired response inhibition function in abstinent heroin dependents: An fMRI study[J]. Neuroscience Letters, 2008, 438(3): 322-326.

[53] Preller KH, Wagner M, Sulzbach C, et al. Sustained incentive value of heroin-related cuesin short-and long-term abstinent heroin users[J]. European Neuropsychopharmacology, 2012, 23(10): 1270-1279.

[54] Li X, Zhang F, Zhou Y, et al. Decision-making deficits are still present in heroin abusers after short-to long-term abstinence[J]. Drugand Alcohol Dependence, 2012, 130(1): 61-67.

[55] Zhou Y, Li X, Zhang M, et al. Behavioural approach tendencies to heroin-related stimuli in abstinent heroin abusers[J]. Psychopharmacology, 2012, 221(1): 171-176.

[56] Zhao M, Fan C, Du J, et al. Cue-induced craving and physiological reactions in recently and

long-abstinent heroin-dependent patients[J]. Addictive Behaviors, 2012, 37(4): 393-398.

[57] Iwanami A, Kuroki N, IritaniS, et al. P3a of event-related potential in chronic methamphetamine dependence[J]. The Journal of Nervousand Mental Disease, 1998, 186: 746-751.

[58] Poon HF, Abdullah L, Mullan MA, et al. Cocaine-induced oxidative stress precedes cell death in human neuronal progenitor cells[J]. Neurochemistry International, 2007, 50(1): 69-73.

[59] Wang X, Li B, Zhou X, et al. Changes in brain gray matter in abstinent heroin addicts[J]. Drug and Alcohol Dependence, 2012, 126(3): 304-308.

[60] Bell RP, Foxe JJ, Ross LA, et al. Intact inhibitory control processes in abstinent drug abusers (I): A functional neuroimaging study informer cocaine addicts[J]. Neuropharmacology, 2013, 82(2): 143-150.

[61] Morie KP, Garavan H, Bell RP, et al. Intact inhibitory control processes in abstinent drug abusers (II): A high-density electrical mapping study in former cocaine and heroin addicts[J]. Neuropharmacology, 2013, 82: 151-160.

[62] 胡凤培，王倩，徐莲，等 . 基于 Flanker，Stroop 和 Simon 多重冲突驱动的认知控制机制 [J]. 心理科学 , 2012, 35(2): 276-281.

第二节　冰毒成瘾者抑制控制的异常、可逆性及其干预策略

一、研究概述

冰毒是一种极易成瘾的人工合成精神性兴奋剂，主要成分是甲基苯丙胺（MA）。据统计，截至 2020 年底，在我国 180.1 万名吸毒人员中，滥用合成毒品人员 103.1 万名，占 57.2%（《2020 年中国毒品形势报告》）。冰毒的使用不仅给使用者本身及其家庭带来了极大的伤害，对社会也有不可估量的破坏。多数使用者使用冰毒后出现精神病倾向，表现出较频繁的暴力、被害妄想，甚至自杀[1~2]。因此，冰毒的使用问题受到了广泛关注。

冰毒的使用不同于传统毒品的使用。在脑功能方面，相比冰毒使用者，海洛因使用者的左侧舌回、左侧小脑杏仁核脑区下脑低频振幅值增高、左侧脑干、中脑、左侧小脑蚓部下脑低频振幅值降低[3~4]。在行为方面，冰毒使用者大多是年龄较小的青少年，观念更加开放自由，对人际关系极为敏感[5]。而海洛因使用者在人际关系上则表现出消极态度，对人冷漠[6]。此外，Al-Zahrani 和 Elsayed 还发现，相比酒精和阿片使用者，冰毒使用者在 Stroop 任务中的反应时更长[7]。相比海洛因使用者，冰毒使用者对药物的渴求和焦虑症状更严重[8]。这些证据可能预示着冰毒的使用造成的损伤不同于其他药物的使用。而目前为止，国内很多戒毒机构没有将新型毒品与传统毒品成瘾者区别

治疗，对他们的治疗方法与体系类似，也很少有研究对冰毒使用者与其他药物使用者的执行功能方面的损伤进行探索比较，这使得不同药物造成的不同症状难以用同一种方法治疗。因此区分冰毒与传统毒品的使用在认知与行为方面的特异性有利于冰毒使用者的戒断治疗。

抑制控制是执行功能的主要组成，指的是抑制不恰当行为或无关任务信息的一种适应性能力[9]。在成瘾中，抑制控制损伤可能导致药物使用者出现强迫性药物寻求和过量使用药物的行为，对药物使用行为缺乏控制[10]。Stoltzfus 等人认为，抑制功能的降低可致使无关信息侵入相关脑区，从而干扰或混淆对相关信息的加工[11]。因此，抑制控制缺陷表现为抑制不恰当的优势反应的能力。前额皮层是抑制控制的一个特异功能皮层[12]，参与抑制控制活动，主要加工选择和维持任务相关的信息，是一个需要很大灵活性和高强度抗干扰、抗分心能力的功能皮层[13]。长期的冰毒使用会引起使用者前额皮层活动异常，导致其抑制控制的损伤，进而带来行为异常[14~15]。

前额皮层系统参与抑制控制相关的药物寻求行[16]。包括背外侧前额皮层、眶额叶皮层和前扣带回皮层等脑区[17~19]。背外侧前额皮层主要参与执行功能，包括计划，组织，转换和注意[20~21]。前扣带回皮层与动机行为、反应选择、错误、冲突检查以及焦点注意有关[19~21]。眶额叶皮层参与抑制控制的低水平加工，如反应抑制和注意转换[22]，并与主要的反社会行为紧密联系，如冲动性和行为去抑制[20~21][23]。通常使用 Stroop、Go-Nogo 以及 Stop-Signal 任务测量这些抑制控制相关的认知能力，其反应时和正确率为因变量。

二、冰毒使用者抑制控制损伤的现状

研究发现，相比控制组，在无药物线索条件下，冰毒使用者表现出更长的反应时和较高比率的抑制错误和反应错误。在线索条件下，冰毒使用者的反应错误和抑制错误比率显著增加，其认知能力缺陷也更明显[24]。可见，冰毒使用者在有药物线索和没有药物线索的影响下，其抑制控制的损伤存在差异。一般抑制控制损伤是指没有药物相关线索的影响下，由于冰毒的使用造成的神经生理的损伤，而在线索条件下，这种损伤会因为一些外部因素的影响而加剧。因此，仅仅对冰毒使用者的一般抑制控制损伤进行研究是不充分的，对线索条件下的抑制控制的监测和控制更加重要。

（一）一般抑制控制损伤

抑制控制相关研究发现，即使没有线索诱发，与正常人相比，MA 使用者在 Stroop 任务中也表现出更高的错误率和更慢的反应时间[25~26]。这些研究中没有药物线索占用使用者的可支配资源，但冰毒使用者的注意资源分配能力却难以达到正常水平。这可能与抑制控制相关的前额皮层损伤有关。一方面，长期的冰毒使用者表现出前额叶、眶额叶以及前扣带回等皮层的异常激活[15][27~29]，这些脑区的反应调节能力减弱、激活减少的同时还表现出白质损伤[30]。可见冰毒的使用可能对人类大脑内部结构造成了损害，尤其是对白质的损伤，冰毒的使用似乎改变了胼胝体前部白质的微观结构[29]，减弱新陈代谢功能和神经胶质细胞的繁殖，包括神经元胶质细胞增生[31]。因此，前额皮层的白质异常可能是抑制控制损伤的部分原因。

另一方面，在前额皮层脑区，冰毒使用者纹状体的异常也可能反映他们抑制控制的损伤[32]。与正常人相比，使用冰毒的成年人纹状体体积增加[33]，并且冰毒使用的程度越严重，区域纹状体体积越大[32]。可见，冰毒的使用改变了纹状体的正常活动[34]。而在戒断冰毒使用的成年人中仍存在持久性的认知损伤和纹状体多巴胺的缺陷[35]，其纹状体的多巴胺转运体和受体的密度仍小于正常人[33]，可见这些损伤并不会因为戒断而显著改变。研究者对灵长类动物的研究解释了这一观点，即冰毒使用改变了纹状体的结构完整性，纹状体多巴胺受体可用性减小[36]。研究者对人类的研究也表明，由于冰毒使用者纹状体多巴胺 D2/D3 受体的可用性减少，较低的纹状体多巴胺 D2/D3 受体的可用性难以调节冲动性，因而影响到成瘾个体[37]。综上所述，冰毒使用者存在一般抑制控制损伤，主要表现在反应调节能力的减弱和脑区的异常活动。这些行为控制失衡以及脑区活动异常对成瘾行为有促进作用[26]。

有研究使用 Stop-Signal 范式考察冰毒使用者的反应抑制，结果发现 go 刺激的反应时和正确率与正常人并没有显著差异[38]，这可能与研究所选择的被试和实验范式的差异有关。Stroop 任务需要对一致与不一致刺激都进行反应，因此在 Stroop 任务中需要更多的注意和行动能力，不仅要找出目标刺激，还要对其进行区别反应。而在停止信号任务中只对 go 刺激进行反应，其加工过程可能更简单。为了更进一步探索冰毒使用者的抑制控制损伤，相关领域逐渐地关注到线索条件下冰毒使用者的抑制控制损伤。这将为奖赏条件与执行功能的交互作用提供新的证据。

（二）线索条件下的抑制控制损伤

近年来，对药物线索的研究逐渐成熟。在正常人中，当一些线索出现时，个体的抑制控制功能将进行全面加工，并选择性的忽视一些不恰当的反应，进一步加工控制另一些合理的活动和思想[39]。在冰毒使用者中，药物线索是一种奖赏线索，当冰毒线索与其他刺激线索同时出现时，使用者难以忽视冰毒相关刺激，并倾向于对这些线索的反应，对其他刺激的反应能力降低[40]，他们难以辨别目标刺激，对冰毒相关线索表

现出注意偏向 [41]。这与诱因—易感化模型（incentive-sensitization model）的观点一致：长期的药物使用会引起药物神经敏感化，神经系统的改变使得药物刺激"凸显"，逐渐形成强烈的动机特征。同时由于经典条件的作用，对毒品的渴求感也会越来越强，导致使用者的注意被线索捕获，增加使用者接近诱因（毒品）的行为 [42]，因此相比非药物相关线索，药物相关线索具有被放大的诱因凸显性 [43]。

长期的冰毒使用者在面对药物线索时，其前额皮层脑区的激活减少，导致使用者抑制无关刺激的能力降低，从而难以抑制对药物的冲动性渴求 [24][44~45]。在抑制控制任务执行过程中，背外侧前额皮层起到执行作用 [17]，被认为是参与奖赏加工和指导行为的基础。因此，背外侧前额皮层可能在认知和目标动机行为两者的整合和选择中起到调节作用，无论是消极还是积极的信息内容，都选择最恰当的行为。而冰毒使用者的背外侧前额皮层激活减少，导致无法正常整合与选择认知与目标动机行为 [46]。因此，从逻辑上抑制控制损伤可能与不恰当行为的选择有关，如，不顾潜在消极的后果而寻求冰毒使用的行为。另外，与正常人相比，冰毒使用者面对药物线索时表现出显著更高的冲动性，更长的反应时、更高的错误率，其前扣带回脑区的激活增加 [25][47]，这表明前扣带回皮层参与错误、干扰和冲突检测 [17] 的功能可能受损。这个结果与 Chevrier 等人在 StopSignal 任务中检测的运动抑制的神经机制一致，在这个机制中，前扣带回皮层在调用抑制失败后，在执行错误决策的过程中被激活 [48]。可见，前扣带回皮层在冲动性冰毒寻求行为的去抑制中起到关键作用。这些研究强调了线索诱发的冲动性对抑制控制相关脑区的关键作用。有研究者为了避免冲动性对冰毒使用者抑制控制的影响，在刺激呈现之前增加了一个警示线索发现，在线索提示下使用者的抑制能力更好，冲动性受到一定抑制 [44]。进一步证实抑制控制功能与努力维持戒断的冰毒使用者抵抗药物相关冲动性的能力有关 [49]。

究其原因所在，冰毒使用者冲动性极高是由于他们的易感人格特点。其中，去抑制性人格（disinhibited personality）是早期药物成瘾行为的基本病原机制 [50]。这些人格类型包括冲动性等特质 [51]，导致了冰毒使用者为体验更多冰毒带来的欣快感，而表现出对即时较小奖赏的偏好。此外，冰毒使用者比正常人表现出更高的冲动性和反社会行为，其眶额叶皮层的损伤与冲动性也存在密切关系 [47]，可能成为失去控制和冲动性药物寻求的基础 [28]。其他相关研究还提出冰毒使用者之间也存在冲动性差异，相比低冲动组，高冲动冰毒使用者伴随着更高的冰毒渴求 [52]。因此，冰毒使用者的冲动性特质越明显越难以抑制无关信息 [53]。

这些研究探索了前额皮层和药物成瘾行为之间的关系 [54]，以及线索诱发的冲动性对抑制控制相关脑区的作用。其中抑制冲动行为能力的减少可能解释了即使药物不再带来愉悦感（奖赏减弱），使用者仍然重复寻求药物的行为。综上所述，无线索影响的抑制控制损伤与有线索条件影响的抑制控制损伤不同，前者是一种内在损伤，而后者受到外因的影响，如冲动性。

三、冰毒使用者抑制控制损伤的可恢复性

对冰毒使用者抑制控制可恢复性的证据不断充实，但仍存在争论。近年来，在冰毒使用者抑制控制损伤可逆性的研究中，戒断时间受到广泛关注。研究发现，相比冰毒消耗剂量低的被试和正常人，消耗剂量高的冰毒使用者白质的 N- 乙酰天门冬氨酸的浓度更低，其前额叶灰质 N- 乙酰天门冬氨酸浓度与总消耗剂量呈负相关，与戒断时间呈正相关[55]。有研究进一步利用形态学测量方法比较了短期戒断（戒断 2.6 ± 1.6 个月）和长期戒断（戒断 30.6 ± 39.2 个月）以及正常人的灰质密度发现，冰毒使用者前额叶灰质存在缺陷，戒断后，相比正常人，长期戒断者灰质密度并未达到正常水半；而相比短期戒断者，长期戒断者灰质密度有所增加，损伤显著改善[56]。一些研究支持了这个观点，他们发现相比未戒断的冰毒使用者，戒断者的纹状体、脑岛和额叶激活接近正常人，对刺激的反应能力增加[57]。因此，冰毒使用者的认知损伤可能是可逆的。这些研究表明，一方面，灰质缺陷可能是由于冰毒的使用引起的[58]。另一方面，尽管随着冰毒戒断，其灰质密度增加，但并没有达到灰质的正常水平。因此，不同于海洛因成瘾者[59]，冰毒使用者灰质区域的异常可能随着戒断时相的增加部分恢复，而灰质的修复可能改善抑制控制。

然而，这些研究对戒断时相的界定并不统一，如有研究就 6 个月和 12 个月作为冰毒戒断者的短期和长期的戒断时间，其中长期戒断的被试使用冰毒的频率更少[60]。而其他研究中则规定，长期戒断大于 6 个月，短期戒断小于 6 个月，长期戒断的冰毒使用者区域脑血流量的减少程度更低[27]。戒断时相不同，导致研究结果对于何时戒断、是否能彻底戒断等问题解释不一。因此，冰毒使用者抑制控制损伤是否会因时间越长而戒断越彻底仍然是个问题，未来研究中，首先要明确的就是戒断时相这个变量。

四、冰毒使用者抑制控制损伤的干预策略

冰毒使用者抑制控制损伤的干预策略不断丰富，如莫达菲尼和哌甲酯等药物能够改善冰毒依赖者的注意和抑制控制缺陷[61~62]。认知行为治疗也能够改善冰毒使用者的执行功能[63]。文章介绍运动干预和经颅磁刺激干预，一方面是考虑到行为疗法周期较长，

对冰毒使用者进行长期治疗过程中，被试流失严重，并且研究证实这种疗法只能治疗轻度的冰毒依赖症状[64]。另一方面很多行为疗法与药物结合治疗，难以分清是药物治疗的作用还是行为疗法的作用[64]；最后，在药物治疗中，莫达菲尼等主要是治疗多动症的药物，用于冰毒使用人群有一定效果，但冰毒使用造成的损伤与多动症症状表征相似，实质却大不相同。而运动干预与经颅磁刺激存在短期优势，针对这类特殊人群更适用。

（一）有氧运动干预

有氧运动也叫有氧代谢运动，是指人体在氧气充分供应的情况下进行的以增强人体吸入、输送与使用氧气为目的的耐久性锻炼运动。在正常人中，每周坚持150~300分钟的有氧运动有助于消耗人体脂肪、增强和改善心肺功能、调节心理和精神状态平衡[65]。在冰毒使用者中，有氧运动也起到良好的效果。有研究在非药物干预背景下利用标准线索和冰毒相关线索的 Go-Nogo 任务进行行为和电生理测量，检验急性运动对冰毒使用者相关渴求和抑制控制的影响。结果显示，相比运动前，运动后冰毒使用者的渴求显著减少。更重要的是，急性运动在行为水平上提高了冰毒使用者的抑制控制，增加了神经电活动[66]。可见急性运动对于治疗药物成瘾这种特殊类型障碍起到潜在作用。这个研究整合了运动和冰毒渴求之间以及运动和冰毒使用者抑制控制之间的关系。

Wang 等人之后又发现，中等强度的运动对于抑制控制能力的提高更有优势[41]。研究比较了低、中、高三种运动强度对抑制控制的作用，发现中等强度运动可能对提高抑制控制具有更积极的影响。这个结果与 Loprinzi 和 Kane 的研究结果一致[65]。并且每月运动达到18次对冰毒使用者更有益[67]。类似的研究解释了运动对抑制控制的积极影响，他们认为，抑制能力依赖于前额叶皮层，运动增加了前额皮层认知脑区的突触（synaptic），树突（dendritic）和星形细胞（astrocytic）的数量，改变了后来的脑区发展并且发生了更明显的认知提高[68]，引起了神经元和非神经元元素广泛的可塑性。急性的短时运动诱发了唤醒系统从而提高了执行能力，引起任务相关的神经活动的提高，改善了人的抑制控制能力[69]。在正常人和香烟戒断者中也证实了有氧运动的积极作用[70-71]。此外，有研究证实，不同程度的运动对执行功能产生选择性的积极影响，且不随性别变化而改变[72]。由此可见，有氧运动对于抑制控制的改善具有普遍意义。

除此之外，有氧运动还可以显著的改善冰毒使用者的抑郁和焦虑症状，这些症状的改善可能对之后抑制控制能力的提高有积极作用[73]。可见，运动强度，运动量以及对情绪症状的改善等都是影响冰毒使用者抑制控制的重要因素。综上所述，有氧运动对冰毒使用者抑制控制损伤的治疗有积极作用。不足的是，这些研究都是在戒断基础上对冰毒使用者的抑制控制进行干预，并没有考虑个体运动量差异，冰毒依赖程度的差异以及戒断时长对冰毒使用者抑制控制的影响。冰毒依赖程度不同，可能导致损伤的程度不同，因此在运动干预过程中应当考虑有针对性的训练。另外，有研究已经证实，较长的戒断时间可能对冰毒使用者的认知能力有促进作用[47][74]。戒断时间较长者的抑制控制损伤可能本身已有所恢复，因此运动干预的结果存在误差。

（二）经颅磁刺激干预

经颅磁刺激技术（Transcranial Magnetic Stimulation, TMS）是一种非侵入性的脑刺激方法，磁信号可以无衰减地透过颅骨而刺激到大脑神经，实际应用中并不局限于头脑的刺激，外周神经肌肉同样可以刺激，因此又称为"磁刺激"。它主要通过不同的频率来达到治疗目的，高频（>1Hz）主要是兴奋的作用，低频（<1Hz）则是抑制的作用[75]。随着技术的发展，在临床精神病、神经疾病及康复领域获得越来越多的认可。

大量药物成瘾相关的研究开始利用经颅磁刺激对药物使用者的抑制控制进行干预[76~77]，在控制药物渴求方面表现出有力的治疗效果。持续的阳极经颅直流电刺激（TDCS）的累计效应出现在右背外侧前额叶皮层，通过修正背外侧前额叶皮层的兴奋程度调节主观渴求的等级[78]，这种方法正是利用了药物使用者背外侧前额皮层激活减少的特点，在治疗过程中，暴露的药物线索能够诱发中脑边缘通路的反应，因此刺激了背外侧前额皮层活动的增加。研究者提出，经颅磁刺激对前额皮层的作用可能引起脑区活动，对药物线索和背外侧前额皮层之间的关系有调节效益，随之减少对药物的强烈渴求[77]。这些研究的结果支持了初步的脑刺激研究，对额叶皮层的刺激与暂时的药物消耗和渴求水平的调节有关。

有研究者初步比较了经颅磁刺激对冰毒使用者与健康被试的左背外侧前额叶皮层的影响，研究发现，相比虚假刺激，阳极经颅磁刺激覆盖冰毒使用者的左背外侧前额叶皮层，增加了他们自我报告的瞬时渴求，但阳极经颅磁刺激对健康被试的渴求没有影响，表明左背外侧前额叶皮层1Hz的经颅磁刺激可能通过抑制前额皮层或间接激活渴求相关皮层下区域而增加药物的渴求[78]。而其他研究则认为，经颅直流电刺激（TDCS）能够减少药物渴求，抑制药物使用，帮助控制心理压力[79]。这两个研究结果的偏差可能与任务刺激有关，Shahbabaie等人的研究很好地解释了这两个结果。他们利用一个20分钟的"阳性"经颅磁刺激／"虚假"经颅磁刺激，对32名男性冰毒使用者进行治疗，同时要求被试执行一个线索诱发渴求的任务，并在经颅磁刺激前、治疗10分钟之后以及治疗结束后三个时间点进行渴求测量。研究显示，在阳极刺激条件下，背外侧前额叶皮层的经颅磁刺激显著减少了渴求等级（百分比）。10分钟的经颅磁刺激后，阳极刺激条件下减少渴求的百分比更高。重要的是，在被试休息期间前额叶经颅磁刺激活动减少了渴求，而在冰毒相关线索暴露期间却增加了渴求[80]。因此，在治疗过程中对冰毒相关线索的控制可能有助于进一步的戒断。

综上，经颅磁刺激有利于冰毒使用者降低对药物的渴求以及改善他们的抑制控制。这些结果同时反映了前额皮层对药物线索的显著性评价以及在冰毒强迫性使用中的重要作用。但存在的一个共同问题是：这些刺激只能瞬时减少渴求，改善抑制控制，并不是长久性的，而且这些研究的结论并不一致，对此还需要进一步研究确认。

五、展望

以往研究从多角度探讨了冰毒使用对抑制控制损伤的毒性影响与其对使用者的神经生理和行为的影响，但还存在一些不足，例如，冰毒使用者与海洛因等使用者之间抑制控制损伤的差异；冰毒使用者抑制控制损伤可能还受到冰毒使用者多药物合并使用模式的影响。而在干预训练中，考察有氧运动对不同程度抑制控制损伤的干预效果，可能对冰毒使用者的戒断更有效。

（一）冰毒使用者与海洛因使用者抑制控制损伤的差异性

有研究发现，冰毒和海洛因使用者的特定脑区域功能都存在潜在的冲动性、认知灵活性、注意和心理加工速度的显著性损伤，这些损伤与药物使用类型、药物成瘾时间显著相关[81]。静息态研究中发现这两类药物使用者在脑活动方面均存在差异[3~4]。但这方面的研究还较少，而抑制控制是个体认知执行的关键，很多研究分别探索这两类药物对个体抑制控制的影响，并没有直接进行比较。因此，冰毒使用者与海洛因使用者之间抑制控制损伤差异的比较可能更有利于对戒断者对症下药。

（二）多药物使用模式对冰毒使用者抑制控制损伤的影响

在冰毒使用者中，多药物合并使用者比例较高[82]，冰毒使用者还大量地使用大麻、酒精和香烟。这些研究主要提出两个不同观点：多药物使用加剧了冰毒使用者的认知脑区损伤[83]；多药物使用对冰毒使用者的认知功能没有影响[84]。对于这些结论，一方面，药物使用种类的界定不清，冰毒使用者可能较多的使用了大麻，同时还兼用其他药物，在研究中只是将大麻作为重点而忽视了其他药物的结合作用；另一方面，冰毒使用者的大麻使用量可能导致了这种结果差异，研究中没有考虑大麻使用的时间和剂量；最后，这些研究的被试不同，分别是青少年和成年人，青少年正处于发育期，其执行功能等的发展还不稳定，大脑正处于积极髓鞘形成和成熟的阶段[85]，因此，相比成年使用者，青少年使用者脑区域更容易受到冰毒相关的改变，导致比成年使用者更严重的抑制控制损伤。因此，探索冰毒使用者多药物使用可能对戒断十分重要。

（三）有氧运动对不同程度抑制控制损伤的冰毒使用者的干预

大量研究发现，抑制控制通过干预训练是可以改善的[86~87]。但冰毒使用者存在个体差异，尤其是冰毒使用年限与剂量不同，其损伤程度不同[88]。不同的损伤程度可能要求不同的运动量和运动时间。而以往研究针对冰毒使用者进行无差异的运动干预，没有针对损伤程度进行干预，目前还不清楚干预效果带来的不同影响。因此，未来研究应从抑制控制损伤程度的角度考察运动对抑制控制的干预效果，有利于区别轻度和重度的冰毒使用者并有针对性地完成戒断。

参考文献

[1] Zarrabi H, Khalkhali M, Hamidi A, et al. Clinical features, course and treatment of methamphetamine-induced psychosis in psychiatric inpatients[J]. BMC Psychiatry, 2016, 16: 44.

[2] Zhuang SM, Chen F. Chinese adolescents and youth with methamphetamine dependence: Prevalence and concurrent psychological problems[J]. Nursing Research, 2016, 65(2): 117-124.

[3] 于洋，娄明武，鲁琳，等. 短期吸食海洛因和冰毒者戒断后静息态低频振幅改变的研究 [J]. 实用放射学杂志，2015, 31(6): 887-890.

[4] Verdejo-Garcia A, Perez-Garcia M. Profile of executive deficits in cocaine and heroin polysubstance users: Common and differential effects on separate executive components[J]. Psychopharmacology, 2007, 190(4): 517-530.

[5] DiMiceli LE, Sherman SG, Aramrattana A, et al. Methamphetamine use is associated with high levels of depressive symptoms in adolescents and young adults in Rural Chiang Mai Province, Thailand[J]. BMC Public Health, 2016, 16(1): 168.

[6] Miller PG. Dancing with death: The grey area between suicide related behavior, in difference and risk behaviors of heroin users[J]. Contemporary Drug Problems, 2006, 33(3): 427-450.

[7] Al-Zahrani MA, Elsayed YA. The impacts of substance abuse and dependence on neuropsychological functions in a sample of patients from Saudi Arabia[J]. Behavioral and Brain Functions, 2009, 5(1): 48.

[8] Yuan J, Liu XD, Han M, et al. Comparison of striatal dopamine transporter levels in chronic heroin-dependent and methamphetamine-dependent subjects[J]. Addiction Biology, 2017, 22(1): 229-234.

[9] Miyake A, Friedman NP, Emerson MJ, et al. The unity and diversity of executive functions and their contributions to complex "frontallobe" tasks: A latent variable analysis[J]. Cognitive Psychology, 2000, 41(1): 49-100.

[10] Koob GF, LeMoal M. Drug addiction, dysregulation of reward, and allostasis[J]. Neuropsychopharmacology, 2001, 24(4): 97-129.

[11] Stoltzfus ER, Hasher L, Zacks RT, et al. Investigations of inhibition and interference in

younger and older adults[J]. Journal of Gerontology, 1993, 48(4): 179-188.

[12] Miller EK, Cohen JD. An integrative theory of prefrontal cortex function[J]. Annual Review of Neuroscience, 2001, 24(1): 167-202.

[13] Bradshaw JL. Developmental disorders of the frontostriatal system: Neuropsychological, neuropsychiatric, and evolutionary perspectives[M]. Hove, EastSussex, GreatBritain: Psychology Press, 2001.

[14] Verdejo-Garcia A, Lawrence AJ, Clark L. Impulsivity as a vulnerability marker for substance-use disorders: Review of findings from high-risk research, problem gamblers and genetic association studies[J]. Neuroscience & Biobehavioral Reviews, 2008, 32(4): 777-810.

[15] Yin JJ, Ma SH, Xu K, et al. Functional magnetic resonance imaging of methamphetamine craving[J]. Clinical Imaging, 2012, 36(6): 695-701.

[16] Lubman DI, Yucel M, Pantelis C. Addiction, a condition of compulsive behaviour? Neuroimaging and neuropsychological evidence of inhibitory dysregulation[J]. Addiction, 2004, 99(12): 1491-1502.

[17] Blasi G, Goldberg TE, Weickert T, et al. Brain regions underlying response inhibition and interference monitoring and suppression[J]. European Journal of Neuroscience, 2006, 23(6): 1658-1664.

[18] Chambers CD, Garavan H, Bellgrove MA. Insights into the neural basis of response inhibition from cognitive and clinical neuroscience[J]. Neuroscience & Biobehavioral Reviews, 2009, 33(5): 631-646.

[19] Ridderinkhof KR, Ullsperger M, Crone EA, et al. The role of the medial frontal cortex in cognitive control[J]. Science, 2004, 306(695): 443-447.

[20] Kopell BH, Greenberg BD. Anatomy and physiology of the basal ganglia: Implications for DBS in psychiatry[J]. Neuroscience & Biobehavioral Reviews, 2008,. 32(2): 408-422.

[21] Tekin S, Cummings JL. Frontal-subcortical neuronal circuits and clinical neuropsychiatry: An update[J]. Journal of Psychosomatic Research, 2002, 53(2): 647-654.

[22] Szatkowska I, Szymanska O, Bojarski P, et al. Cognitive inhibition in patients with medial orbitofrontal damage[J]. Experimental Brain Research, 2007, 181(1): 109-115.

[23] Wallis JD. Orbitofrontal cortex and its contribution to decision-making[J]. Annual Review of Neuroscience, 2007, 30(1): 31-56.

[24] Tolliver BK, Price KL, Baker NL, et al. Impaired cognitive performance in subjects with methamphetamine dependence during exposure to neutral versus methamphetamine-relatedcues[J]. The American Journal of Drug and Alcohol Abuse, 2012, 38(3): 251-259.

[25] Nestor LJ, Ghahremani DG, Monterosso J, et al. Prefrontal hypoactivation during cognitive control in early abstinent methamphetamine-dependent subjects[J]. Psychiatry Research: Neuroimaging, 2011, 194(3): 287-295.

[26] Salo R, Ursu S, Buonocore MH, et al. Impaired prefrontal cortical function and disrupted adaptive cognitive control in methamphetamine abusers: a functional magnetic resonance imaging study[J]. Biological Psychiatry, 2009a, 65(8): 706-709.

[27] Hwang J, Lyoo IK, Kim SJ, et al. Decreased cerebral blood flow of the right anterior cingulate cortex in long-term and short-term abstinent methamphetamine users[J]. Drug and Alcohol

Dependence, 2006, 82(2): 177-181.

[28] Paulus MP, Hozack N, Frank L, et al. Decision making by methamphetamine dependent subjects is associated with error-rate-independent decrease in prefrontal and parietal activation[J]. Biological Psychiatry, 2003, 53(1): 65-74.

[29] Salo R, Nordahl TE, Buonocore MH, et al. Cognitive control and white matter callosal microstructure in methamphetamine-dependent subjects: A diffusion tensor imaging study[J]. Biological Psychiatry, 2009b, 65(2): 122-128.

[30] London ED, Kohno M, Morales AM, et al. Chronic methamphetamine abuse and corticostriatal deficits revealed by neuroimaging[J]. Brain Research, 2015, 1628(2): 174-185.

[31] Thompson PM, Hayashi KM, Simon SL, et al. Structural abnormalities in the brains of human subjects who use methamphetamine[J]. The Journal of Neuroscience, 2004, 24(26): 6028-6036.

[32] Churchwell JC, Carey PD, Ferrett HL, et al. Abnormal striatal circuitry and intensified novelty seeking among adolescents who abuse methamphetamine and cannabis[J]. Developmental Neuroscience, 2012, 34(4): 310-317.

[33] Chang L, Alicata D, Ernst T, et al. Structural and metabolic brain changes in the striatum associated with methamphetamine abuse[J]. Addiction, 2007, 102(1): 16-32.

[34] Jan RK, Lin JC, Miles SW, et al. Striatal volume increases in active methamphetamine dependent individuals and correlation with cognitive performance[J]. Brain Sciences, 2012, 2(4): 553-572.

[35] McCann UD, Kuwabara H, Kumar A, et al. Persistent cognitive and dopamine transporter deficits in abstinent methamphetamine users[J]. Synapse, 2008, 62(2): 91-100.

[36] Groman SM, Morales AM, Lee B, et al. Methamphetamine-induced increases inputamen gray matter associate with inhibitory control[J]. Psychopharmacology, 2013, 229(3): 527-538.

[37] Lee B, London ED, Poldrack RA, et al. Striatal dopamine D2/D3 receptor availability is reduced in methamphetamine dependence and is linked to impulsivity[J]. The Journal of Neuroscience, 2009, 29(47): 14734-14740.

[38] Monterosso JR, Aron AR, Cordova X, et al. Deficits in response inhibition associated with chronic methamphetamine abuse[J]. Drug and Alcohol Dependence, 2005, 79(2): 273-277.

[39] Houghton G, Tipper SP. Inhibitory mechanisms of neural and cognitive control: Applications to selective attention and sequential action[J]. Brain and Cognition, 1996, 30(1): 20-43.

[40] Henry BL, Minassian A, vanRhenen M, et al. Effect of methamphetamine dependence on inhibitory deficits in a novel human open-field paradigm[J]. Psychopharmacology, 2011, 215(4): 697-707.

[41] Wang DS, Zhou CL, Zhao M, et al. Dose-response relationships between exercise in tensity, cravings, and inhibitory control in methamphetamine dependence: An ERPs study[J]. Drug and Alcohol Dependence, 2016b, 161(2): 331-339.

[42] Robinson TE, Berridge KC. The neural basis of drug craving: An incentive-sensitization theory of addiction[J]. Brain Research Reviews, 1993, 18(3): 247-291.

[43] Robinson TE, Berridge KC. Incentive sensitization and addiction[J]. Addiction, 2001, 96(1): 103-114.

[44] Leland DS, Arce E, Miller DA, et al. Anterior cingulate cortex and benefit of predictive cueing on response inhibition in stimulant dependent individuals[J]. Biological Psychiatry, 2008, 63(2): 184-190.

[45] Salo R, Fassbender C, Buonocore MH, et al. Behavioral regulation in methamphetamine abusers: An fMRI study[J]. Psychiatry Research: Neuroimaging, 2013, 211(3): 234-238.

[46] Paulus MP, Hozack NE, Zauscher BE, et al. Behavioral and functional neuroimaging evidence for prefrontal dysfunction in methamphetamine-dependent subjects[J]. Neuropsychopharmacology, 2002, 26(1): 53-63.

[47] Ellis C, Hoffman W, Jaehnert S, et al. Everyday problems with executive dysfunction and impulsivity in adults recovering from methamphetamine addiction[J]. Addictive Disorders & Their Treatment, 2016, 15(1): 1-5.

[48] Chevrier AD, Noseworthy MD, Schachar R. Dissociation of response inhibition and performance monitoring in the stop signal task using event-related fMRI[J]. Human Brain Mapping, 2007, 28(12): 1347-1358.

[49] Baler RD, Volkow ND. Drug addiction: The neurobiology of disrupted self-control[J]. Trends in Molecular Medicine, 2006, 12(12): 559-566.

[50] Finn PR. Motivation, working memory, and decision making: A cognitive-motivational theory of personality vulnerability to alcoholism[J]. Behavioral and Cognitive Neuroscience Reviews, 2002, 1(3): 183-205.

[51] Mustanski BS, Viken RJ, Kaprio J, et al. Genetic influences on the association between personality risk factors and alcohol use and abuse[J]. Journal of Abnormal Psychology, 2003, 112(2): 282-289.

[52] Tziortzis D, Mahoney JJIII, Kalechstein AD, et al. The relationship between impulsivity and craving in cocaine and methamphetamine-dependent volunteers[J]. Pharmacology Biochemistry and Behavior, 2011, 98(2): 196-202.

[53] Kogachi S, Chang L, Alicata D, et al. Sex differences in impulsivity and brain morphometry in methamphetamine users[J]. Brain Structure and Function, 2017, 222(1): 215-227.

[54] Schoenbaum G, Roesch MR, Stalnaker TA. Orbitofrontal cortex, decision-making and drug addiction[J]. Trendsin Neurosciences, 2006, 29(2): 116-124.

[55] Sung YH, Cho SC, Hwang J, et al. Relationship between N-acetyl-aspartate in gray and white matter of abstinent methamphetamine abusers and their history of drug abuse: A proton magnetic resonance spectroscopy study[J]. Drug and Alcohol Dependence, 2007, 88(1): 28-35.

[56] Kim SJ, Lyoo IK, Hwang J, et al. Prefrontal grey-matter changes in short-term and long-term abstinent methamphetamine abusers[J]. International Journal of Neuropsychopharmacology, 2006, 9(2): 221-228.

[57] Stewart JL, Connolly CG, May AC, et al. Striatum and insula dysfunction during reinforcement learning differentiates abstinent and relapsed methamphetamine-dependent individuals[J]. Addiction, 2014, 109(3): 460-471.

[58] Morales AM, Lee B, Hellemann G, et al. Gray-matter volume in methamphetamine dependence: Cigarette smoking and changes with abstinence from methamphetamine[J]. Drug and Alcohol Dependence, 2012, 125(3): 230-238.

[59] 杨玲, 张更生, 赵鑫. 海洛因依赖者抑制控制功能的损伤机制及其可逆性 [J]. 心理科学进展, 2014, 22(3): 439-447.

[60] Lee NK, Pohlman S, Baker A, et al. It's the thought that counts: Craving metacognitions and their role in abstinence from methamphetamineuse[J]. Journal of Substance Abuse Treatment, 2010, 38(3): 245-250.

[61] Ahmadi J. The Effect of Buprenorphine and Bupropion in the Treatment of Methamphetamine Dependency and Craving[J]. British Journal of Medicineand Medical Research, 2015, 10(2): 1-4.

[62] Ahmadi J. Methylphenidate in the treatment of methamphetamine withdrawal Craving: A novel outcome[J]. Journal of Drug Abuse, 2016, 2(1): 1-3.

[63] Smout MF, Longo M, Harrison S, et al. Psychosocial treatment for methamphetamine use disorders: A preliminary randomized controlled trial of cognitive behavior therapy and acceptance and commitment therapy[J]. Substance Abuse, 2010, 31(2): 98-107.

[64] Shoptaw S, Heinzerling KG, Rotheram-Fuller E, et al. Randomized, placebo-controlled trial of bupropion for the treatment of methamphetamine dependence[J]. Drug and Alcohol Dependence, 2008, 96(3): 222-232.

[65] Loprinzi PD, Kane CJ. Exercise and cognitive function: a randomized controlled trial examining acute exercise and free-living physical activity and sedentary effects[J]. Mayo Clinic Proceedings, 2015, 90(4): 450-460.

[66] Wang DS, Zhou CL, Chang YK. Acute exercise ameliorates craving and inhibitory deficits in methamphetamine: An ERP study[J]. Physiology & Behavior, 2015, 147(1): 38-46.

[67] Rawson RA, Chudzynski J, Mooney L, et al. Impact of an exercise intervention on methamphetamine use outcomes post-residential treatment care[J]. Drug and Alcohol Dependence, 2015a, 156: 21-28.

[68] Brockett AT, LaMarca EA, Gould E. Physical exercise enhances cognitive flexibility as well as astrocytic and synaptic markers in the medial prefrontal cortex[J]. PLoS One, 2015, 10(5): e0124859.

[69] Byun K, Hyodo K, Suwabe K, et al. Positive effect of acute mild exercise on executive function via arousal-related prefrontal activations: An fNIRS study[J]. Neuroimage, 2014, 98(9): 336-345.

[70] Fong AJ, DeJesus S, Bray SR, et al. Effect of exercise on cigarette cravings and adlibitum smoking following concurrent stressors[J]. Addictive Behaviors, 2014, 39(10): 1516-1521.

[71] vanRensburg KJ, Taylor A, Benattayallah A, et al. The effects of exercise on cigarette cravings and brain activation in response to smoking-related images[J]. Psychopharmacology, 2012, 221(4): 659-666.

[72] 陈爱国, 殷恒婵, 颜军, 等. 不同强度短时有氧运动对执行功能的影响 [J]. 心理学报, 2011, 43(9): 1055-1062.

[73] Rawson RA, Chudzynski J, Gonzales R, et al. The impact of exercise on depression and anxiety symptoms among abstinent methamphetamine-dependent individuals in a residential treatment setting[J]. Journal of Substance Abuse Treatment, 2015b, 57(10): 36-40.

[74] Zhong N, Jiang HF, Du J, et al. The cognitive impairments and psychological wellbeing

of methamphetamine dependent patients compared with health controls[J]. Progress in NeuroPsychopharmacology and Biological Psychiatry, 2016, 69(13): 31-37.

[75] Barker AT. The history and basic principles of magnetic nerve stimulation[J]. Electroencephalography and Clinical Neurophysiology. Supplement, 1999, 51(4): 3-21.

[76] Amiaz R, Levy D, Vainiger D, et al. Repeated high-frequency transcranial magnetic stimulation over the dorsolateral prefrontal cortex reduces cigarette craving and consumption[J]. Addiction, 2009, 104(4): 653-660.

[77] Boggio PS, Sultani N, Fecteau S, et al. Prefrontal cortex modulation using transcranial DC stimulation reduces alcohol craving: A double-blind, sham-controlled study[J]. Drug and Alcohol Dependence, 2008, 92(1): 55-60.

[78] Malcolm RJ, Huebner K, Hanlon CA, et al. Low frequency repetitive transcranial magnetic stimulation of the left dorsolateral prefrontal cortex transiently increases cue-induced craving for methamphetamine: A preliminary study[J]. Drug and Alcohol Dependence, 2013, 133(2): 641-646.

[79] Shariatirad S, Vaziri A, Hassani-Abharian P, et al. Cumulative and booster effects of tdcs sessionson drug cravings, lapse, and cognitive impairment in methamphetamine use disorder: A case study report[J]. The American Journal on Addictions, 2016, 25(4): 264-266.

[80] Shahbabaie A, Golesorkhi M, Zamanian B, et al. State dependent effect of transcranial direct current stimulation(tDCS) on methamphetamine craving[J]. International Journal of Neuropsychopharmacology, 2014, 17(10): 1591-1598.

[81] Hekmat S, Alam Mehrjerdi Z, Moradi A, et al. Cognitive flexibility, attention and speed of mental processing in opioid and methamphetamine addicts in comparison with non-addicts[J]. Basicand Clinical Neuroscience, 2011, 2(2): 12-19.

[82] Roussotte FF, Bramen JE, Nunez SC, et al. Abnormal brain activation during working memory in children with prenatal exposure to drugs of abuse: The effects of methamphetamine, alcohol, and polydrug exposure[J]. Neuro Image, 2011, 54(4): 3067-3075.

[83] Cuzen NL, Koopowitz SM, Ferrett HL, et al. Methamphetamine and cannabis abuse in adolescence: A quasi-experimental study on specific and long-term neurocognitive effects[J]. BMJ Open, 2015, 5(1): e005833.

[84] Yun K, Park HK, Kwon DH, et al. Decreased cortical complexity in methamphetamine abusers[J]. Psychiatry Research: Neuroimaging, 2012, 201(3): 226-232.

[85] Lyoo IK, Yoon S, Kim TS, et al. Predisposition to and effects of methamphetamine use on the adolescent brain[J]. Molecular Psychiatry, 2015, 20(2): 1516-1524.

[86] Benikos N, Johnstone SJ, Roodenrys SJ. Short-term training in the Go/Nogo task: Behavioural and neural changes depend on task demands[J]. International Journal of Psychophysiology, 2013, 87(3): 301-312.

[87] Lenartowicz A, Verbruggen F, Logan GD, et al. Inhibition-related activation in the right inferior frontal gyrus in the absence of inhibitory cues[J]. Journal of Cognitive Neuroscience, 2011, 23(11): 3388-3399.

[88] Lv DZ, Zhang MJ, Jin XR, et al. The body mass index, blood pressure, and fasting blood glucose in patients with methamphetamine dependence[J]. Medicine, 2016, 95(12): e3152.

第三节 海洛因成瘾者抑制控制功能的加工异常

一、研究概述

抑制控制功能是指个体在面临分心刺激或优势反应干扰时，仍然能够进行选择性注意并对任务相关事件作出反应的一种能力[1~2]，是所有减少或制止神经、心理或行为活动的机制[3]。研究发现，抑制控制功能受损会直接导致个体冲动性增强[4~6]，进而引发各种成瘾行为，如酒精成瘾、香烟成瘾、网络成瘾、药物成瘾等。抑制控制功能正常与否与人们的生活息息相关，尤其对于药物成瘾者而言，抑制控制功能障碍是导致其药物寻求及复吸行为产生的根本原因，是药物成瘾的关键因素[7]。近年来，有关药物成瘾者抑制控制功能的研究受到了广泛关注[8~13]。研究者们发现海洛因成瘾者长期药物滥用将导致其抑制控制功能受损[14]，抑制控制功能的受损又增加了海洛因成瘾者冲动性的药物寻求[14]，这种不计后果的药物滥用进一步损害了海洛因成瘾者的抑制控制功能，甚至使其脑结构发生变[15]，而这种脑结构的负性变化加剧了药物戒断的困难，最终可能进入一种戒断——复吸的恶性循环中。当这种多次的复吸行为出现后，海洛因成瘾者可能会产生一种习得性无助感，认为无论怎么努力以及采用何种治疗方法都无法戒除毒瘾。通过分析整理前人研究，我们不难发现造成该问题产生的根本原因在于个体抑制控制功能的受损。由此可见，抑制控制功能障碍是海洛因成瘾者复吸的首要因素，开展更多抑制控制功能的研究将有利于海洛因成瘾的戒断，所以本文也将致力于个体抑制控制功能方面的研究。

抑制控制包括两个子加工过程，即冲突抑制与反应抑制[16~17]。冲突抑制是基于不同的刺激维度所产生，用以抑制竞争刺激的干扰，研究范式通常包括 Stroop 任务和 Flanker 任务；反应抑制指抑制不符合当前需要的或不恰当行为反应的能力，研究范式主要有 Go-Nogo 任务、oddball 范式和 Stop-Signal 范式等。以往的研究更多地集中在单一层面上的考察，具体表现为研究者通过 oddball 任务以及 Go-Nogo 等任务单独研究成瘾者反应抑制能力或通过 Stroop 等任务单独研究成瘾者的冲突抑制能力。例如，当要求海洛因成瘾者完成一项 Stroop 任务时，研究者发现其冲突抑制反应时显著长于对照组，并且错误率也显著更高[18]。然而，有研究却发现海洛因成瘾者在完成一项 Go-Nogo 任务时，其在反应抑制反应时和错误率方面与对照组并不存在显著性差异[5]。上述研究均集中在单一层面上的考察，两种实验的结果并不一致，一方面的原因可能受到了不同实验范式的影响，另一方面研究的具体心理机能不同。一种研究的是个体的反应抑制能力，另一种研究的是个体的冲突抑制能力，但都仅仅考察了抑制控制功能的某一方面，缺少对双抑制刺激情境下个体抑制控制能力的研究，即同时考察个体的反应抑制能力与冲突抑制能力。那么单一层面的研究能否充分反映出个体间抑制控制功能的差异性，显然是存在一定缺陷的。由此可见，构建双抑制刺激情境研究个体的抑制控制功能是对以往研究的一种补充。另外，日常生活中的个体更多面临双抑制刺激情境，而不是仅受到反应抑制或冲突抑制干扰，所以双抑制情境更贴近自然。除此，早期的一些理论认为抑制控制功能的两个子加工过程是相互关联，相互影响的[19~21]，而这一理论也在随后的一些实证性研究中得到了印证。Verbruggen，Liefooghe 和 Vandierendonc 采取范式相结合的方法，将 Stop-Signal 范式与 Stroop 任务或 Flanker 任务整合到一个实验程序中，从行为层面考察了个体反应抑制与冲突抑制加工过程之间的关系[22]。结果表明，反应抑制受到冲突抑制的影响，支持了抑制控制是一种整合性的加工过程。另外，在一些脑电或脑成像的研究中发现，反应抑制与冲突抑制加工的脑区结构是相似的[23~24]，进一步从神经生理方面证实了抑制控制的子加工过程之间是相互影响的。综上，我们发现反应抑制加工与冲突抑制加工之间密不可分，今后的研究应该更进一步去考察双抑制条件下个体抑制控制能力。

基于此，本研究将采取 Stroop 任务与 oddball 任务相结合的范式，以构建双抑制刺激情境。其中，经典的色词 Stroop 任务中包含一致性色词和不一致性色词两种刺激，oddball 任务中包含大概率和小概率两种刺激。当两种任务结合后，会得到四种刺激。即大概率的一致性色词、大概率的不一致性色词、小概率的一致性色词以及小概率的不一致性色词。根据个体面临刺激时是否受到抑制，可将上述四种刺激分为三类：一是无抑制刺激（大概率的一致性色词），个体面临该刺激时，既不表现出反应抑制也不表现出冲突抑制，我们将此类刺激下的反应时作为个体的基线反应时；二是单抑制刺激，包括反应抑制刺激（小概率的一致性色词）和冲突抑制刺激（大概率的不一致性色词）两类。个体面临该刺激时会出现反应抑制或冲突抑制；三是双抑制刺激（小概率的不一致性色词），个体面临该刺激时会同时表现出反应抑制和冲突抑制。通过考察原始反应时数据以及处理后的抑制分数，最终从行为层面探讨海洛因成瘾者与正常人抑制控制能力的差异性，并一步证明双抑制任务在研究海洛因依赖者抑制控制功能上的必要性。

二、研究方法

（一）被试

共有 31 名来自甘肃兰州某戒毒治疗康复中心的男性戒断期海洛因成瘾者参加了本研究。依据 DSM-IV 阿片类药物诊断标准，所有戒断期海洛因成瘾者都为海洛因物质依赖者，其视力以及色觉正常且无既往精神病史，均为右利手。年龄在 22~52 岁之间（$M = 40.45$，$SD = 7.64$），平均吸毒年限 5.42 年，本次戒断时间 7.90 个月。其中文盲 0 人，小学文化程度者 5 人，初中文化程度者 16 人，高中文化程度者 9 人，大专文化程度者 1 人。对照组被试 35 人，是通过广告或口头招募的社会人员，对照组被试均经过筛选，确保没有精神疾病或心血管疾病，没有长期服用药物，没有脑损伤或神经生理疾病，年龄在 26~56 之间（$M = 37.74$，$SD = 8.07$），其中文盲 2 人，小学文化程度者 10 人，初中文化程度者 17 人，高中文化程度者 3 人，大专文化程度者 3 人。两组被试年龄独立样本 t 检验的结果差异不显著，$t(64) = -1.40$，$p > 0.05$，表明两组被试的年龄没有差异。对学历的卡方检验发现，两组被试学历差异也不显著，$\chi^2(4) = 8.45$，$p > 0.05$。此外，实验前所有被试都完成了贝克抑郁问卷[25]和 PANAS[26]的测查，并且均签署了被试知情同意书，实验结束后获得一定量的报酬。

（二）实验材料与设备

本研究采用行为实验的方法，通过 E-prime 编制程序来了解海洛因成瘾者双抑制任务下的抑制控制能力，所采用的研究范式为经典色词 Stroop+oddball 任务。实验刺激为色词，包括"红"、"绿"两种，在白色背景上呈现。实验中要求被试忽略字的意义，只对字的颜色作反应。其中红色为大概率刺激，绿色为小概率刺激，概率比为 4 : 1。实验设备为戴尔电脑，用键盘按键反应。

（三）实验流程

正式实验开始前让被试进行练习，当正确率达到 95%，进入正式实验。正式实验刺激总共呈现 200 次，其中红色字出现 160 次，绿色字出现 40 次；红色字一致试次与不一致试次比为 1 : 1，绿色字一致试次与不一致试次比为 1 : 1；红色试次与绿色试次比为 4 : 1。实验开始，首先在电脑屏幕中央会呈现注视点 300ms，然后空屏 600ms，紧接着呈现色词 1 000ms，最后空屏 800ms。要求被试只对字的颜色作反应，忽略字的意义。当字的颜色为红色是按 F 键，当字的颜色为绿色时按 J 键。

三、研究结果

（一）量表结果

贝克抑郁问卷总计 21 道题目，每道题目有 4 个等级，代表抑郁程度逐渐增加。PANAS 问卷总计 20 道题目，每道题目有 5 个等级，代表积极或消极情绪状态的逐渐增加，其中单数题目为消极情感，双数题目为积极情感。独立样本 t 检验的结果发现两组被试在贝克抑郁量表上的得分差异不显著，$t(64) = 1.67$，$p > 0.05$。两组被试的积极情感及消极情感的得分差异不显著（$ps > 0.05$）。综上表明，两组被试的抑郁状态以及正负性情绪状态都不存在显著差异（结果详见表 3-1）。

表 3-1　两组被试在贝克抑郁量表和 PANAS 量表上得分情况（$M \pm SD$）

	对照组	海洛因成瘾组
贝克抑郁	25.02±10.60	20.89±9.30
积极情感	20.45±5.70	21.14±7.03
消极情感	24.10±7.52	21.61±7.16

（二）行为反应时

所有被试正确率均达到 90% 以上。剔除无效数据及三个标准差之外数据后，对原始反应时数据进行描述性统计，结果详见表 3-2。

表 3-2　海洛因成瘾组和对照组四种刺激下的反应时（ms）（$M \pm SD$）

	无抑制刺激	冲突抑制刺激	行为抑制刺激	双抑制刺激
对照组	485.02 ± 57.02	516.15 ± 64.66	537.43 ± 56.13	551.87 ± 55.28
海洛因成瘾组	482.03 ± 63.96	520.13 ± 74.28	542.94 ± 71.49	568.71 ± 74.47

本实验采取 2（组别：海洛因成瘾组、控制组）×4（刺激类型：无抑制刺激、冲突抑制刺激、反应抑制刺激、双抑制刺激）的混合实验设计，其中组别变量为组间变量，刺激类型为组内变量。对正确反应的反应时数据进行重复测量方差分析。

结果发现，刺激类型主效应显著，$F(3, 64) = 106.59$，$p < 0.001$，$\eta_{\mathrm{p}}^2 = 0.625$，无抑制刺激的反应时显著低于冲突抑制刺激、行为抑制刺激和双抑制刺激，冲突抑制刺激的反应时显著低于行为抑制刺激和双抑制刺激，行为抑制刺激的反应时显著低于双抑制刺激；组别主效应不显著，$F(1, 64) = 0.15$，$p > 0.05$；刺激类型和组别的交互作用不显著，$F(3, 64) = 1.66$，$p > 0.05$。

参照前人相关研究 [27~28]，我们用抑制刺激条件下的平均反应时减去无抑制刺激条件下的平均反应时，得到本研究更为关注的抑制分数，即冲突抑制分数、反应抑制分数以及双抑制分数，并作进一步统计分析。海洛因成瘾组和正常对照组抑制分数差异性如图 3-1 所示。独立样本 t 检验表明，在冲突抑制分数上，海洛因成瘾组和正常对照组差异不显著，$t(64) = -1.258$，$p > 0.05$；在反应抑制分数上，海洛因成瘾组和正常对照组差异不显著，$t(64) = -0.971$，$p > 0.05$；在双抑制分数上，海洛因成瘾组（86.68 ± 39.59ms）显著高于正常对照组，$t(64) = -2.043$，$p < 0.05$。另外，假设反应抑制与冲突抑制加工过程相互独立，那么反应抑制分数加上冲突抑制分数之和应该与双抑制分数差异不显著。对本研究中的抑制分数进行配对样本 t 检验，结果表明反应抑制分数与冲突抑制分数之和显著高于双抑制分数，$t(65) = -3.94$，$p < 0.001$。由此可见，抑制控制功能的两个子加工过程并非相互独立。

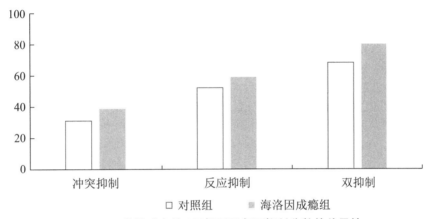

图 3-1　两类被试在单 / 双抑制任务下抑制分数的差异性

四、讨论

本研究首先对海洛因成瘾者与正常对照组的原始反应时数据进行分析，然后进一步对两组被试的抑制分数进行分析。通过对原始反应时数据的分析，我们发现，双抑制刺激反应时显著长于单抑制刺激反应时，单抑制刺激反应时显著长于无抑制刺激反应时。这一结果与以往研究相一致[22][29]，即抑制需求越多，被试消耗的时间越长。除此，本研究中两类单抑制刺激在反应时上存在显著性差异，具体表现为反应抑制刺激反应时显著长于冲突抑制刺激反应时。该结果表明，反应抑制的难度要高于冲突抑制的难度。这可能是由两种抑制任务不同的加工方式造成的，反应抑制主要在于停止优势的预期行为，冲突抑制主要在于排除干扰信息的影响。相较而言，停止一种优势行为可能难度更大，花费的时间更长。其次，通过对抑制分数的分析，我们发现在单抑制任务上海洛因成瘾组和正常对照组不存在显著性差异，该结果似乎表明与对照组相比，海洛因成瘾者的冲突抑制能力或反应抑制能力并没有明显的缺陷。而在双抑制任务上海洛因成瘾组得分显著高于正常对照组，该结果表明与对照组相比，海洛因成瘾者的双抑制能力存在明显缺陷。即当综合考察抑制控制功能的两个子加工过程反应抑制和冲突抑制时，海洛因成瘾者抑制控制能力的缺陷便暴露了。据此，我们推断长期药物滥用可能损伤海洛因成瘾者的抑制控制功能，导致其抑制控制能力较弱，并在行为上表现出抑制能力反应时长于正常人[5][30][28]。由此可见，双抑制任务难度更高，在判断海洛因成瘾者抑制控制功能上也更加准确。那么，双抑制任务是否是可行的、必要的呢？

通过对前人研究的梳理，我们发现相关研究更多集中在反应抑制加工或冲突抑制加工单一层面，很少同时考察抑制控制的两个子加工过程。这种研究的前提应该是反应抑制和冲突抑制加工是相互独立的，互不影响的。Chambers 等人的一项脑成像的研究中采用了 Stop-Signal/Flanker 任务，同时考察了被试在完成冲突抑制任务和反应抑制任务时大脑皮层的激活状态。结果发现右半球额下回的激活对反应抑制很重要，对冲突抑制以及反应执行不是必需的；右半球前运动皮层背侧的激活对冲突抑制很重要，对反应抑制却不是必需的。由此可见，反应抑制加工与冲突抑制加工激活的脑区并不相同，研究者认为反应抑制加工和冲突抑制加工相关脑区是相互分离的[31]。然而早期有关抑制控制功能的理论假设认为反应抑制加工或冲突抑制加工相互关联、相互影响[19][21]。同时，一些实证研究也印证了该理论假设，研究发现反应抑制加工和冲突抑制加工存在交互作用[22~24][29][32~34]。Verbruggen 等人的一项研究中将 Stop-Signal 范式与 Stroop 任务或 Flanker 任务相结合，用以探讨个体的反应抑制和冲突抑制的交互作用。结果发现当 Flanker 任务或 Stroop 任务一致时，被试反应较快[22]；当 Flanker 任务或 Stroop 任务不一致时，被试反应较慢。Verbruggen 等人认为该结果表明反应抑制会受到冲突抑制的影响[22]。同样，Afonso 等人的研究中采用 Stroop/Stop 任务研究个体反应抑制和冲突抑制的交互作用[29]。研究者以经典色词 Stroop 范式为基础，并在色词图片上加入 Go 信号或 Stop 信号。实验中包括三种色词 Stroop 条件刺激，分别为一致/不相关、不一致/不相关以及不一致/相关。结果发现不同条件刺激下，被试 SSRT 存在显著性差异。具体表现为不一致/相关 SSRT >不一致/不相关 SSRT >一致/不相关 SSRT。研究者认为抑制需求越多，SSRT 将越长。并据此推断反应抑制与冲突抑制加工过程相互关联，相互作用。Afonso 等人最新的一项研究中采用了与之前研究中相同的范式[32]，进一步证实了抑制控制两个子加工过程的相互作用。本研究同样发现了反应抑制与冲突抑制加工并非相互独立，抑制控制功能的两个子加工过程是相互影响，相互关联的。这是与前人研究一致的，而不同之处在于上述研究中研究对象均为非临床个体，本研究中加入了海洛因成瘾者进行观察。在本研究中，我们发现了两种不同的研究结果。在单抑制层面比较两组被试冲突抑制分数或反应抑制分数时，海洛因成瘾组与对照组抑制分数没有显著性差异。而从双抑制层面比较两组被试双抑制分数时，却发现海洛因成瘾组的双抑制分数显著高于对照组。对此，我们认为海洛因成瘾组对认知的资源分配不如对照组灵活，而且两组被试对于有限的认知资源分配存在差异性，海洛因成瘾者需要时刻花费一定的认知资源用以缓解对毒品的渴求[35~37]，从而导致其用以解决抑制任务的认知资源变少。在单抑制任务上，由于任务相对简单，占用认知资源较少，海洛因成瘾者和对照组均能顺利完成任务，并未显示出两组个体抑制能力的差异。而在双抑制任务上，任务较难，占用的认知资源增多，且需要个体对认知资源进行有效的灵活分配。相比正常人，海洛因成瘾者用以处理双抑制任务的认知资源不足，最终表现为其抑制反应时延长。综上，我们认为双抑制任务对海洛因成瘾者抑制控制功能的研究具有必要性，能够更准确的暴露海洛因成瘾者抑制控制功能的缺陷，更加科学化、合理化，更符合现实情境，是对前人相关研究的一种补充。

尽管我们极力的去排除一些无关因素对实验造成的影响，但是仍存在一些需要改进的地方。其一，由于所选择的海洛因成瘾者被试均为男性，所以对照组中的正常被试也均为男性，正是由于这一点导致了我们的研究中缺少了女性被试的对照，从而不能证明性别差异是否对实验结果存在影响。其二，后期研究需要从脑电或脑成像方面进一步考察验证。

五、结论

长期药物滥用可能损害了海洛因成瘾者的抑制控制功能，导致其抑制控制能力较弱，即相较于单冲突刺激条件，海洛因成瘾者在双冲突刺激条件下表现出抑制能力反应时长于正常人。

参考文献

[1] Michel F, Anderson M. Using the antisaccade task to investigate the relationship between the development of inhibition and the development of intelligence[J]. Developmental Science, 2009, 12(2): 272-288.

[2] Ridderinkhof KR, van den Wildenberg WP, Segalowitz SJ, et al. Neurocognitive mechanisms of cognitive control: the role of prefrontal cortex in action selection, response inhibition,

performance monitoring, and reward-based learning[J]. Brain and Cognition, 2004, 56(2): 129-140.

[3] Clark JM. Contributions of inhibitory mechanisms to unified theory in neuroscience and psychology[J]. Brain and Cognition, 1996, 30(1): 127-152.

[4] 蔡惠燕, 苗心, 王鹏飞, 等. 长期戒断海洛因成瘾者冲动性相关脑区的结构及功能特征 [J]. 心理学报, 2021, 53(8): 861-874.

[5] 杨波, 杨苏勇, 赵仑, 等. 海洛因成瘾者抑制控制加工异常的电生理证据 [J]. 中国科学 (C 辑 : 生命科学), 2009, 39(6): 601-610.

[6] 严万森, 张冉冉, 刘苏姣. 冲动性对不同成瘾行为发展的调控及其神经机制 [J]. 心理科学进展, 2016, 24(2): 159-172.

[7] Goldstein RZ, Volkow ND. Drug addiction and its underlying neurobiological basis: neuroimaging evidence for the involvement of the frontal cortex[J]. American Journal of Psychiatry, 2002, 159(10): 1642-1652.

[8] 苏波波, 郑美红. 物质相关线索对成瘾者反应抑制的影响 [J]. 心理科学进展, 2019, 27(11): 1863-1874.

[9] 郑志灵, 王鹏飞, 苏得权, 等. 不同相关线索下海洛因成瘾者的反应差异及反应抑制特征 : 来自 ERP 的证据 [J]. 心理学报, 2020, 52(3): 317-328.

[10] 王艳秋, 施大庆, 赵敏, 等. 有氧运动对改善甲基苯丙胺类成瘾者抑制能力的研究——来自 ERP 的证据 [J]. 中国运动医学杂志, 2015, 34(3): 297-302.

[11] Hester R, Bell RP, Foxe JJ, et al. The influence of monetary punishment on cognitive control in abstinent cocaine-users[J]. Drug and Alcohol Dependence, 2013, 133(1): 86-93.

[12] Mayer AR, Wilcox CE, Teshiba TM, et al. Hyperactivation of the cognitive control network in cocaine use disorders during a multisensory Stroop task[J]. Drug and Alcohol Dependence, 2013, 133(1): 235-241.

[13] Prisciandaro JJ, Myrick H, Henderson S, et al. Prospective associations between brain activation to cocaine and no-go cues and cocaine relapse[J]. Drug and Alcohol Dependence, 2013, 131(1-2): 44-49.

[14] Feil J, Sheppard D, Fitzgerald PB, et al. Addiction, compulsive drug seeking, and the role of frontostriatal mechanisms in regulating inhibitory control[J]. Neuroscience & Biobehavioral Reviews, 2010, 35(2): 248-275.

[15] Kaufman JN, Ross TJ, Stein EA, et al. Cingulate hypoactivity in cocaine users during a GO-NOGO task as revealed by event-related functional magnetic resonance imaging[J]. Journal of Neuroscience, 2003, 23(21): 7839-7843.

[16] Booth JR, Burman DD, Meyer JR, et al. Development of brain mechanisms for processing orthographic and phonologic representations[J]. Journal of Cognitive Neuroscience, 2004, 16(7): 1234-1249.

[17] Brydges CR, Clunies-Ross K, Clohessy M, et al. Dissociable components of cognitive control: an event-related potential (ERP) study of response inhibition and interference suppression[J]. PloS One, 2012, 7(3): 1-5.

[18] 杨闯, 周家秀. 海洛因依赖者执行功能的对照研究 [J]. 中国心理卫生杂志, 2004, 18(10): 682-684.

[19] Dempster FN. Resistance to interference: Developmental changes in a basic processing mechanism. In Emerging themes in cognitive development[M]. New York: Springer, 1993, 1: 3-27.

[20] Harnishfeger KK. The development of cognitive inhibition: Theories, definitions, and research evidence[J]. Interference and Inhibition in Cognition, 1995, 6(1): 175-204.

[21] Nigg JT. On inhibition/disinhibition in developmental psychopathology: views from cognitive and personality psychology and a working inhibition taxonomy[J]. Psychological Bulletin, 2000, 126(2): 220-246.

[22] Verbruggen F, Liefooghe B, Vandierendonck A. The interaction between stop signal inhibition and distractor interference in the flanker and Stroop task[J]. Acta Psychologica, 2004, 116(1): 21-37.

[23] Krämer UM, Knight RT, Münte TF. Electrophysiological evidence for different inhibitory mechanisms when stopping or changing a planned response[J]. Journal of Cognitive Neuroscience, 2011, 23(9): 2481-2493.

[24] Forster SE, Carter CS, Cohen JD, et al. Parametric manipulation of the conflict signal and control-state adaptation[J]. Journal of Cognitive Neuroscience, 2011, 23(4): 923-935.

[25] Beck AT, Steer RA, Brown GK. Manual for the Beck Depression Inventory-II[M]. San Antonio, TX: Psychological Corporation, 1996.

[26] Watson D, Clark LA, Tellegen A. Development and validation of brief measures of positive and negative affect: the PANAS scales[J]. Journal of Personality and Social Psychology, 1988, 54(6): 1063-1070.

[27] Wiers RW, Rinck M, Dictus M, et al. Relatively strong automatic appetitive action-tendencies in male carriers of the oprm1 g-allele[J]. Genes Brain & Behavior, 2010, 8(1): 101-106.

[28] Zhou Y, Li X, Zhang M, et al. Behavioural approach tendencies to heroin-related stimuli in abstinent heroin abusers[J]. Psychopharmacology, 2012, 221(1): 171-176.

[29] Afonso AS, Machado AV, Carreiro LRR, et al. Interaction between inhibitory mechanisms involved in Stroop-matching and Stop-Signal tasks, and their association with impulsivity levels[J]. Psychology & Neuroscience, 2020, 13(3): 326-340.

[30] 周平艳, 周仁来, 惠颖, 等. 不同戒断期海洛因戒断者情绪加工的损伤和恢复 [J]. 心理学探新, 2014, 34(2): 172-178.

[31] Chambers CD, Bellgrove MA, Gould IC, et al. Dissociable mechanisms of cognitive control in prefrontal and premotor cortex[J]. Journal of Neurophysiology, 2007, 98(6): 3638-3647.

[32] Afonso ADS, Portugal ACDA, Caldas AL, et al. Response inhibition in a new "Stroop-matching/Stop-Signal" protocol corroborates the assumptions predicted by the horse-race model[J]. Psychology and Neuroscience, 2021, 14(2): 207-217.

[33] Kalanthroff E, Goldfarb L, Henik A. Evidence for interaction between the stop signal and the Stroop task conflict[J]. Journal of Experimental Psychology: Human Perception and Performance, 2013, 39(2): 579-592.

[34] Portugal ACA, Afonso JrAS, Caldas AL, et al. Inhibitory mechanisms involved in Stroop-matching and Stop-Signal tasks and the role of impulsivity[J]. Acta Psychologica, 2018, 191: 234-243.

[35] Muraven M, Shmueli D. The self-control costs of fighting the temptation to drink[J]. Psychology of Addictive Behaviors Journal of the Society of Psychologists in Addictive Behaviors, 2006, 20(2): 154-160.

[36] Su B, Yang L, Wang GY, et al. Effect of drug-related cues on response inhibition through abstinence: A pilot study in male heroin abstainers[J]. The American Journal of Drug and Alcohol Abuse, 2017, 43(6): 664-670.

[37] Tiffany ST, Conklin CA. A cognitive processing model of alcohol craving and compulsive alcohol use[J]. Addiction, 2000, 95(82): 145-153.

第四节　海洛因成瘾者认知灵活性的加工异常

一、研究概述

执行功能在阻止成瘾者复吸的过程中扮演着重要的角色[1~2]，长时间使用毒品会对个体的执行功能产生一定的损伤，导致他们对行为的调控能力降低，尽管已经经历了一段时间的戒断治疗，但这种执行功能的损伤并不会完全恢复，这会使成瘾者缺少认知资源来抵制毒品或药物相关线索诱发的渴求感，最终导致复吸行为的产生。认知灵活性作为执行功能的一个重要子成分，是指在一个交替序列中重新分配心理资源的一种过程。这种能力使个体能够适当的调整行为以应对环境改变中的突发事件，从而快速有效地适应不同的情境[3~4]。在成瘾者中，当他们面临吸毒相关的情景时，灵活的认知功能能够帮助他们从一种反应（如关注毒品）转换到另一种反应（如关注其他方面）[5]，这有利于成瘾者克服毒品的诱惑，保持戒断。现有研究发现，成瘾者相比于对照组在认知灵活性任务中有显著更长的反应时和更高的错误率，表现出认知灵活性的不足[6~9]，但仅有四项研究包括了海洛因成瘾者[9~12]，需要注意的是，其中三项研究中的海洛因成瘾者同时也是其他成瘾物质滥用者[9][11][12]，长期海洛因使用与认知灵活性的关系仍需进一步的研究。

二、海洛因成瘾者的认知灵活性

（一）被试

选自甘肃省兰州市某强制戒毒所的戒断期海洛因成瘾者，所有参加实验的戒断期海洛因成瘾者被试均符合美国精神疾病诊断与统计手册（Diagnostic and Statistical Manual of Mental Disoeders 4th Ed, DSM-IV）对阿片类毒品依赖的诊断标准，且无其他非法成瘾物质（例如大麻、可卡因、冰毒等）滥用史，共51人参加实验，其中5人错误率太高（>80%）被剔除，剩余有效被试46名，年龄在22~57之间（$M = 42.30$，$SD = 8.76$），首次吸毒年龄的平均数和标准差分别为28.46和9.15（年），平均吸毒年限为11.53 ± 8.83（年），本次戒毒持续时间为14.57 ± 4.23（月），进入戒毒所之前每天的海洛因使用量为0.51 ± 0.41（克）。对照组被试通过张贴广告或者口头招募的方式选取，没有非法成瘾物质使用的经历，共40人参加实验，年龄在27~62之间（$M = 45.75$，$SD = 7.50$），均为有效数据，详细的信息情况见表3-3。两组被试均为男性，由于本实验任务要求被试对具有特定颜色的数字作反应，故排除对色彩感知障碍的被试，同时，如果被试的视力（包括矫正后的视力）主观报告无法看清屏幕上的数字则排除该被试。对存在脑部损伤或者脑部疾病可能影响到个体认知功能的被试也排除，以避免对实验结果产生干扰。实验结束之后，支付被试一定的金钱报酬或等价的商品购物券。本实验受到西北师范大学心理学院伦理委员会的批准。

（二）实验任务和程序

本实验中采用注意设定势转换任务，被试需要完成一个对数字的属性进行判定的任务，即根据提示来判断具有目标颜色的数字是奇数（单数）还是偶数（双数）。在这个任务中，刺激由一上一下同时呈现的两个数字组成，这两个数字从2 ~ 9中随机选取，一个为目标数字，一个为分心数字，在试次中完全随机呈现，但同时呈现的目标数字和分心数字所属的奇偶性设置是不一致的（例如目标数字是偶数，分心数字则是奇数，反之亦然），以避免对两个数字的反应一致，难以分离针对目标数字反应的正确性，呈现的方位随机（比如目标数字在分心数字的上方或下方）。这两个数字以两种不同的颜色呈现，这两种颜色从红色、蓝色、绿色中随机选取。该任务共一个Block（60 trials），分为两个时相：保持（40 trials）和转换（20 trials）。在保持时相，被试需要对特定颜色（例如红色）的目标数字反应，忽略其他颜色（例如蓝色）的分心数字；在转换时相，目标数字转变为新的颜色（例如绿色），分心数字变为之前目标数字的颜色（如红色），被试需要对新的目标数字进行反应（如图3-2所示）。

保持时相和转换时相的试次开始前，分别先呈现3000ms的线索信息告知被试目标颜色。在每个试次中，首先在黑色屏幕上呈现500ms的白色十字注视点，然后呈现数字刺激，反应后消失（最大呈现时间为1500ms），呈现500ms的空屏，接着新的试次开始（实验流程图见图3-2）。要求被试判断目标数字的奇偶，如果目标数字是奇数（单数），按键盘上的"F"键，如果是偶数（双数），按"J"键，按键的顺序效应在被试间进行平衡。实验进行之前，使被试了解本实验的目的和要求，并且提示被试在实验过程中应该注意的有关事项，在确保被试对实验无其他疑问之后请他们签写知情同意书。被试坐在距离电脑显示屏 45 厘米处，视角为 5°，要求被试在实验过程中将注意力保持在计算机屏幕中心的十字注视点上，并且告知被试目标数字的颜色将会在实验过程中发生转变，转变之前仍然会有提示出现。在完成正式实验之前，被试需要先完成与正式实验一致的练习任务，共 20 个试次，当被试反应的正确率达到 80% 后方可进入正式实验。完成整个实验大约需要 10 分钟。实验结束后被试需要完成自编的人口统计学问卷（包括年龄、文化程度等）、贝克焦虑问卷（BAI）[13] 和贝克抑郁问卷（BDI-II）[14] 以排除极端情绪对实验结果的影响，海洛因成瘾组需要额外完成自编的成瘾物质使用情况表（包括每天平均的毒品使用量、首次吸毒年龄、本次戒断时长、平均吸毒年限等）。

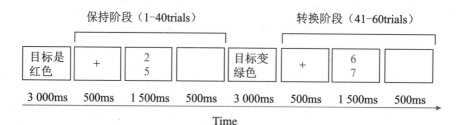

图 3-2　实验流程图

（三）数据分析和处理

数据收集后，如果被试错误率超过 80%，则剔除该被试的数据。组间的人口统计学特征（包括年龄、受教育年限和吸烟量等）和临床测量（包括贝克焦虑问卷和贝克抑郁问卷）的差异采用独立样本 t 检验完成。对被试在任务中的反应时采用 2 被试类型（海洛因成瘾组和正常控制组）×2 时相（转换前和转换后）的重复测量方差分析检验，其中，时相是组内变量，被试类型是组间变量，注意设定势转换任务的反应时为因变量。同时以转换后与转换前反应时的差值——转换代价作为评估被试认知灵活性的指标。双侧的显著性水平设置为 $p < 0.05$。采用 SPSS 17.0 来完成对所有数据的处理。

（四）实验结果

1. 被试基本信息统计结果

对两组被试进行独立样本 t 检验发现，两组被试在受教育年限和吸烟量上无显著差异（$ps > 0.05$），但在年龄上，对照组大于海洛因成瘾组，呈边缘显著，$t(84) = 1.94$，$p = 0.055$；在贝克焦虑量表上，海洛因成瘾组得分显著高于对照组，$t(84) = -3.16$，$p < 0.05$；在贝克抑郁量表上，海洛因成瘾组得分显著高于对照组，$t(84) = -3.56$，

$p < 0.05$（详细信息见表 3-3）。

表 3-3　两组被试基本信息情况表（$M \pm SD$）

	海洛因成瘾组（n=46）	对照组（n=40）
年龄（岁）	42.30 ± 8.76	45.75 ± 7.50
受教育年限（年）	9.65 ± 2.36	9.59 ± 4.14
吸烟量（支／天）	20.54 ± 12.58	14.97 ± 13.83
贝克焦虑量表（BAI）	32.46 ± 11.65	26.20 ± 4.96
贝克抑郁量表（BDI）	21.04 ± 10.74	13.23 ± 9.47
首次吸毒年龄（年）	28.46 ± 9.15	−
平均吸毒年限（年）	11.53 ± 8.83	−
本次戒毒持续时间（月）	14.57 ± 4.23	−
入所前海洛因使用量（克／天）	0.51 ± 0.41	−

2. 反应时结果

剔除数据中心不正确的反应之后将剩余的数据进行进一步的分析，两组被试转换前 5 个试次和转换后 5 个试次反应时的平均数和标准差见表 3-4。

对反应时进行 2 组别（海洛因成瘾组、对照组）× 2 时相（转换前、转换后）的重复测量方差分析发现，时相的主效应显著，$F(1, 84) = 25.42$，$p < 0.001$，$\eta_p^2 = 0.23$，转换后的反应时显著大于转换前；时相和组别的交互作用显著 $F(1, 84) = 5.11$，$p < 0.05$，$\eta_p^2 = 0.06$。简单效应分析的结果显示，海洛因成瘾组转换后的反应时显著大于转换前（$p < 0.05$），而对照组在转换前和转换后的反应时上不存在差异（$p > 0.05$）。鉴于存在被试类型和时相的交互效应，我们进一步对转换代价进行独立样本 t 检验发现，海洛因成瘾组的转换代价显著大于对照组，$t(84) = 2.26$，$p < 0.05$，相比于对照组被试，海洛因成瘾被试需要更多的时间来完成转换试次。

由于在人口学及量表的描述性分析中，海洛因成瘾组和对照组被试在年龄上呈边缘显著差异，在贝克焦虑与贝克抑郁总分上呈显著差异，故将年龄、焦虑总分和抑郁总分作为协变量再次进行重复测量方差分析发现，时相和组别交互作用的显著性不受影响。

表 3-4　海洛因成瘾组和对照组在转换前和转换后的反应时（$M \pm SD$）

	海洛因成瘾组（n=46）	对照组（n=40）
转换前	731.77±101.09	757.66±116.18
转换后	808.13±118.77	786.76±110.55
转换代价	76.36±102.8	29.10±89.69

以上研究主要采用注意设定转换范式考察了海洛因成瘾者一般的认知灵活性，结果发现，相比于对照组被试，海洛因成瘾者的转换代价更大，即海洛因成瘾者在经过一定数量的练习而形成注意定势之后，再将注意从一处转向另一处时他们需要花费相比于正常人更多的时间和更多的努力才能完成，这表明海洛因成瘾者在长期使用海洛因之后其认知灵活性可能受到损伤。尽管他们经过了平均 14.57 个月的强制隔离戒断来帮助他们摆脱毒品依赖，他们在认知灵活性方面的异常仍然存在。

三、讨论

本研究采用注意定势转换范式，考察了海洛因成瘾者的认知灵活性。研究结果表明，相比于正常人，海洛因成瘾者在转换试次上要花费更多的反应时，转换代价更高。以往研究发现，转化代价越低，个体的认知灵活性越好[15~17]。这表明海洛因成瘾者的认知灵活性要差于正常人。我们的研究发现海洛因成瘾者在一般的转换功能上存在异常，这与以往的研究发现一致[6~7][9]。相似的结果也在几乎所有的物质使用障碍[18]和病理性赌博[19]中发现。本研究结果也受到神经生理学研究的支持，Liang 等人通过研究发现，阿片类依赖者的 DAT 比对照组的低，DAT 越低，个体认知灵活性越差[20]。对酒精使用者的研究发现，相比于正常控制组，酒精成瘾和问题饮酒者在任务转换中表现出减少的白质完整性和增加的前额叶大脑激活[21]。这说明海洛因成瘾者认知灵活性的损伤也可能与长期毒品使用引起成瘾者脑功能的变化有关。认知灵活性是个体完成目标行为的一个先决条件，它涉及转换行为之前的执行决策[22]，损伤的认知灵活性与强迫性物质使用有关，而这正是物质成瘾发展与维持的一个关键因素[23~24]。在研究的方法和实验实施的过程中仍然有一些不足和需要改进的地方。首先，本研究的中选取的海洛因成瘾者都是男性，这可能限制了本实验结果在女性成瘾者中的推论。性别差异是否会对个体的认知灵活性产生影响，以及在认知恢复过程中的性别效应需要在海洛因成瘾者中进一步的调查。其次本研究仅从行为层面探讨了海洛因成瘾者的认知灵活性。未来的研究可以结合 ERP、fMRI 等技术进一步进行海洛因成瘾者认知灵活性的脑功能研究。

四、结论

海洛因成瘾者在一般的转换功能上存在异常。

参考文献

[1] Goldstein RZ, Volkow ND. Dysfunction of the prefrontal cortex in addiction: neuroimaging findings and clinical implications[J]. Nature Reviews Neuroscience, 2011, 12(11): 652-669.

[2] Jarmolowicz DP, Mueller ET, Koffarnus MN, et al. Executive dysfunction in addiction[J]. The Wiley-blackwell Handbook of Addiction Psychopharmacology, 2013: 27-61.

[3] Hampshire A, Owen AM. Fractionating Attentional Control Using Event-Related fMR1[J]. Cerebral Cortex, 2006, 16(12): 1679-1689.

[4] Loose R, Kaufmann C, Tucha O, et al. Neural networks of response shifting: influence of task speed and stimulus material[J]. Brain Research, 2006, 1090(1): 146-155.

[5] Kassel JD, Veilleux JC, Heinz AJ, et al. The Handbook of Addiction Psychopharmacology[M]. Paper presented at the Wiley-Blackwell, 2013.

[6] Hekmat S, Mehrjerdi ZA, Moradi A, et al. Cognitive flexibility, attention and speed of mental processing in opioid and methamphetamine addicts in comparison with non-addicts[J]. Basic and Clinical Neuroscience, 2011, 2(2): 12-19.

[7] Lyvers M, Yakimo M. Neuropsychological correlates of opioid dependence and withdrawal[J]. Addictive Behaviors, 2003, 28(3): 605-611.

[8] Lundqvist T. Cognitive consequences of cannabis use: comparison with abuse of stimulants and heroin with regard to attention, memory and executive functions[J]. Pharmacology Biochemistry and Behavior, 2005, 81(2): 319-330.

[9] Ornstein TJ, Iddon JL, Baldacchino AM, et al. Profiles of cognitive dysfunction in chronic amphetamine and heroin abusers[J]. Neuropsychopharmacolagy, 2000, 23(2): 113-126

[10] Pau CWH, Lee TMC, Chan SFF. The impact of heroin on frontal executive functions[J]. Archives of Clinical Neuropsychology, 2002, 17(7): 663-670.

[11] Verdejo-GarciA AJ, Lopez-Torrecillas F, Arcos FAD, et al. Differential effects of MDMA, cocaine, and cannabis use severity on distinctive components of the executive functions in polysubstance users: A multiple regression analysis[J]. Addictive Behaviors, 2005, 30(1): 89-101.

[12] Verdejogarcia A, Perezgarcia M. Profile of executive deficits in cocaine and heroin polysubstance user: Common and differential effects on separate executive components[J]. Psychopharmacology, 2007, 190(4): 517-530.

[13] Beck AT, Epstein N, Brown G, et al. An inventory for measuring clinical anxiety: psychometric properties[J]. Journal of Consulting and Clinical Psychology, 1988, 56(6): 893-897.

[14] Beck AT, Steer RA, Ball R, et al. Comparison of Beck Depression Inventories -IA and -II in psychiatric outpatients[J]. Journal of Personality Assessment, 1996, 67(3): 588-597.

[15] 王艳梅, 郭德俊. 积极情绪对任务转换的影响 [J]. 心理学报, 2008, 40(3): 301-306.

[16] Liu Y, Wang Z. Positive affect and cognitive control: approach-motivation intensity influences the balance between cognitive flexibility and stability[J]. Psychological Science, 2014, 25(5): 1116-1123.

[17] Monsell S. Task switching[J]. Trends in Cognitive Sciences, 2003, 7(3): 134-140.

[18] Volkow ND, Fowler JS, Wang GJ, et al. Role of dopamine, the frontal cortex and memory circuits in drug addiction: insight from imaging studies[J]. Neurobiology of Learning and Memory, 2002, 78(3): 610-624.

[19] Holst R, Brink W, Veltman DJ, et al. Why gamblers fail to win: a review of cognitive and neuroimaging findings in pathological gambling[J]. Neuroscience & Biobehavioral Reviews, 2010, 34(1): 87-107.

[20] Liang C S, Ho P S, Yen C H, et al. The relationship between the striatal dopamine transporter and novelty seeking and cognitive flexibility in opioid dependence[J]. Progress in Neuro-Psychopharmacology and Biological Psychiatry, 2017, 74: 36-42.

[21] Jansen J M, van Holst R J, van den Brink W, et al. Brain function during cognitive flexibility and white matter integrity in alcohol-dependent patients, problematic drinkers and healthy controls[J]. Addiction Biology, 2015, 20(5): 979-989.

[22] Lezak MD, Howieson DB, Loring DW. The behavioral geography of the brain[J]. Neuropsychological Assessment, 2004, 4: 39-85.

[23] Everitt BJ, Robbins TW. systems of reinforcement for drug addiction: from actions to habits to compulsion[J]. Nature Neuroscience, 2005, 8(11): 1481-1489.

[24] Stalnaker TA, Takahashi Y, Roesch MR, et al. Neural substrates of cognitive inflexibility after chronic cocaine exposure[J]. Neuroplzarmacvlogy, 2009, 56(1): 63-72.

第五节 海洛因成瘾者"适应"冲突的电生理机制

一、研究概述

Lou 采用 fMRI 技术评估长时海洛因戒断者（平均 14 个月）大脑对海洛因相关线索的反应，研究结果发现，相比短时戒断组，长时海洛因戒断组的戒断症状不甚严重，并且长时戒断组在海洛因线索图片下的脑区（该脑区对于视觉感官加工、注意、记忆和行动计划有帮助）上的神经活动显著降低[1]，这表明长时戒断能够降低条件线索的显著性，因而减少了这一人群的复吸风险。Bowden-Jones 认为具有高复吸风险的物质戒断者存在冲动性决策的倾向[2]。朱千对参与美沙酮维持治疗超过 1 年的海洛因成瘾者的执行控制能力进行的大脑皮层时程动态变化的研究发现，海洛因戒断者在冲突监控加工阶段的 N2 效应消失以及冲突解决加工阶段的 SP 效应消失[3]，因而，研究者认为海洛因戒断者可能存在早期冲突监控障碍和晚期反应冲突解决加工异常，这可能是海洛因的长期滥用造成了大脑功能的损伤。然而，Bell 通过 fMRI 技术发现长期可卡因戒断者的抑制控制环路节点上的激活水平与对照组没有显著差异[4]，并且任务操作与对照组没有统计学意义。

在对大脑高级心理活动如认知过程进行客观评估时，很难把意识和思维单一地归结于大脑哪一个部位细胞、组织及神经递质的变化，因为单单通过具体的、微观的自然科学方法如神经分子生物学、生物化学等很难解决具体的心理活动。二十世纪六十年代，Sutton 提出了事件相关电位（Event-Related Potentials, ERPs）的概念，通过叠加平均方法从头颅表面记录大脑诱发性电位来反映认知过程中大脑的神经电生理改变，因为事件相关电位与认知过程存在着密切联系，因此 ERPs 被认为是心理活动的动态"窥视窗口"。事件相关电位是一种特殊的脑诱发电位，诱发电位（Evoked Potentials, EPs），也称诱发反应（Evoked Response），是指赋予神经系统（从感受器到大脑皮质）以特定的刺激，或使大脑对刺激（正性或负性）的讯息进行处理，在该体系和脑的相对应位置出现的可以检测出来的、与刺激有相对固定时间间隔（锁时关系）和特定相位的生物电反应。诱发电位具有的特质是：必须在指定的部位才能被检出；均有其特定的波形和电位分布；诱发电位的潜伏期与刺激之间有比较严格的锁时关系，在给予刺激的同时几乎立即或在一定时间范围内瞬时出现。

冲突适应是测查个体认知控制功能的一个有效指标，目前关于冲突适应的相关研究主要集中在考察前后试次间（trial-by-trial）冲突的调整方面。以往关于海洛因戒断者认知控制功能恢复情况的相关研究很多，但处于戒毒工作重中之重阶段的戒断期约为 2 年的海洛因戒断者"适应"冲突的能力的相关研究极少。因而，本研究拟采用具有高时间分辨率的 ERPs 技术先后得到与冲突监控有关的 ERP 成分和与冲突控制有关的成分间的差异，进而探讨戒断后期海洛因戒断者"适应"冲突的能力是否与对照组存在显著差异，进而来了解戒断后期海洛因戒断者认知控制系统的恢复情况，并基于此给予戒断者以直接有效的指导和帮助。

二、研究方法

（一）被试

随机选取甘肃省兰州市某劳教强制隔离戒毒所戒断期近两年的男性戒断期海洛因成瘾者作为实验组，共 25 名，对照组是广告招募的 20 名健康男性被试，其中 13 名被试（28.9%）由于眨眼过于频繁导致 ERP 记录数据伪迹过多，因而，数据分析将这些被试予以排除，所以，最后进入数据分析的被试分别为，戒断期海洛因成瘾者 17 名，对照组 15 名。

海洛因成瘾组年龄为 33.65 ± 8.03 岁，对照组年龄为 37.00 ± 9.54 岁，两组被试年龄无显著性差异，$t(30) = -1.08$，$p > 0.05$。海洛因成瘾组首次吸毒年龄为 26.41 ± 6.84 岁，吸毒年限为 7.49 ± 4.92 年，复吸次数为 1.76 ± 1.35 次。另外两组被试在教育年限（$\chi^2(5) = 10.39$，$p > 0.05$）和民族（$\chi^2(2) = 4.93$，$p > 0.05$）上无显著差异，全部被试都不是色盲、色弱，均为右利手，裸眼视力或矫正视力均正常，均无身心疾病史及脑外伤，其中戒断期海洛因成瘾组符合 DSM-IV 海洛因依赖的诊断标准。实验前所有被试获得知情同意并签订知情同意书，实验完成后获得适当的报酬和礼品。

（二）实验材料和程序

黑色的字母刺激呈现在灰色背景的 14 英寸 DELL 显示器上，显示参数分别设置为：刷新率 60Hz（每屏约为 16.7ms），分辨率 1280×720。使用 E-prime 2.0 软件包呈现刺激并计时，被试距离屏幕 60cm。字母刺激的长和宽分别为 $5.0cm \times 1.2cm$，视角为 $4.78° \times 1.15°$。实验刺激包含 5 个水平排列的大写字母，根据 Gibson[5] 对字母的分类，S 和 P 属于具有曲线特征的字母，而 N 和 H 属于角度特征的字母。实验中，随机将一个曲线特征的字母与一个角度特征的字母组合，即生成两组刺激：组一由 S 和 N 组合，包括一致的 SSSSS、NNNNN 和不一致的 SSNSS、NNSNN4 种刺激；组二由 P 和 H 组合，包括一致的 PPPPP、HHHHH 和不一致的 PPHPP、HHPHH4 种刺激。

本研究所采用的任务操作为刺激-反应集是字母 Flanker 任务，四个字母随机组合，即 S 和 N 为组一，P 和 H 为组二，组一和组二交替出现，其中一致试次和冲突试次出现的比例为 1 : 1。该任务的优点有三：（1）Flanker 任务能够检验被试在单试次内识别并解决冲突的能力，同时还能检验个体在冲突背景下对冲突试次进行调整的能力[6]。（2）字母对交替出现的设计使得前一试次与当前试次没有任何刺激-反应特性的重复，这样可以在实验程序中直接去除重复启动效应和负启动效应，同时改善以往研究中在实验操作后除去大量重复试次的方式，提高实验效率与统计分析力度[7]。（3）次数相等的一致试次和不一致试次既不放大也不缩小冲突，使得大脑监控冲突的加工过程更加纯净，个体大脑能够根据先前试次的冲突环境对认知资源作出更合理的调整[8]。

在实验中，首先呈现 300ms 的注视点"+"；接着呈现时间间隔为 500~900ms 的抖动空屏；随后呈现 100ms 没有靶刺激的干扰刺激；接着呈现 1500ms 的完整刺激记录反应时，按键后刺激消失；最后呈现 500ms 的空屏（见图 3-3），随后进行下一个试次。实验中要求被试忽视两侧字母，快速准确地对中央字母作反应。若中央字母是 S，用左手中指按 1；若是 H，用左手食指按 2；若是 N，用右手食指按 9；若是 P，用右手中指按 0。

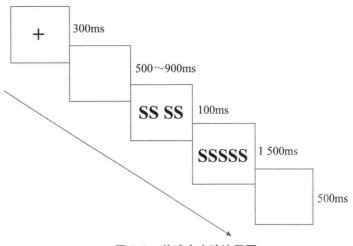

图 3-3　单试次实验流程图

正式实验共 2 个 block，每个 block 有 193 个试次（第一个试次不分析），总共有 386 个试次，这些试次被伪随机地排列。每个 block 中一致试次和冲突试次各占 50%，cI、iI、cC、iC 试次各 48 次，分别对应 4 个按键各 48 次，8 种刺激材料各出现 24 次。正式实验前，被试先做 24 个试次的练习，正确率达到 85% 以后进入正式实验。

（三）EEG 数据记录

实验是在微暗和良好的电磁屏蔽室内进行的，被试在实验前被告知在刺激出现时避免眨眼和头部晃动。使用美国 EGI 公司的 256 导电极帽记录 EEG 活动，在记录时以 Cz 点为参照点，以 AFz 接地，同时记录眼眶四周的水平眼电（HEOG）和垂直眼电（VEOG）。EEG 和 EOG 以 0.1~100Hz 的带通记录，选择的采样率为 500Hz/ 导，在记录时保证每一电极的电阻保持在 50kΩ 以下。对采集到的离线 EEG 数据进行平均参考和以 0.1Hz 作为高通，30Hz 为低通进行滤波。假如某个通导的信号变化大于 150μV，则将该通导记为伪迹；如若一个试次中有 10 个以上的通导被标为伪迹，那么就要剔除该试次的数据；如若 HEOG 信号变化大于 140μV 或者 VEOG 信号变化大于 55μV，那么剔除该试次数据；坏导替换采用内差值算法，选择临近通导的数据替换标记的坏导。为了提高信噪比，基于总平均 ERP 波形图以及头皮地形图的分布来确定 N2、P3 的时间窗口及本研究感兴趣的三个脑区：额区（Fz、F3、F4）、中央区（Cz、C3、C4）和顶区（Pz、P3、P4），计算每个被试在每种条件下（即 cI 和 iI 条件）N2 和 P3 的平均波幅。

（四）数据分析和处理

基于本研究目的，仅分析前一不同冲突类型的试次对当前不一致试次的影响，即 cI 和 iI 两种试次。首先除去每个 block 中的第一个试次，随后排除错误试次及紧随其后的第一个正确试次，最后排除反应时间在 3 个标准差之外的所有试次。使用 SPSS 13.0 对反应时进行 2（被试类型：海洛因成瘾组、对照组）× 2（试次类型：cI 试次、iI 试次）的两因素重复测量方差分析，其中，被试类型为组间变量，试次类型为组内变量，以字母 Flanker 任务的反应时为因变量，最后比较试次间调节的反应时之差（RT（cI-iI））的大小。所有的统计分析均采用双侧检验，方差分析结果经 Greenhouse-Geisser 矫正 p 值（$df > 1$），方差分析的效应量采用 η^2 进行估计。EEG 数据分析，使用 SPSS 13.0 对正确试次的 N2 和 P3 振幅进行 2（被试类型：海洛因成瘾者、对照组）× 2（试次类型：cI 试次、iI 试次）× 3（脑区：前额区、中央区、顶区）的三因素混合重复测量方差分析。其中，被试类型为组间变量，试次类型和脑区为组内变量。所有的统计分析均采用双侧检验，方差分析结果经 Greenhouse- Geisser 矫正 p 值（$df > 1$），方差分析的效应量大小采用偏 $-\eta^2$（η_p^2）。

三、结果

（一）反应时

对反应时进行 2（被试类型：海洛因成瘾组、对照组）× 2（试次类型：C 试次、I 试次）的方差分析，被试类型主效应显著，$F_{(1, 30)} = 6.08$，$p < 0.05$，$\eta_p^2 = 0.17$，海洛因成瘾组反应时显著长于正常组；试次类型效应显著，$F_{(1, 30)} = 61.01$，$p < 0.001$，$\eta_p^2 = 0.67$，不一致试次上的反应时显著长于一致试次上的反应时，被试类型与试次类型的交互作用不显著，$F_{(1, 30)} = 3.50$，$p > 0.05$。进一步采用 t 检验对 Flanker 冲突效分析表明，Flanker 冲突效应（RT（I-C））不存在组间差异（$p > 0.05$）。

对反应时进行 2（被试类型：海洛因成瘾组、对照组）× 2（试次类型：cI 试次、iI 试次）的重复测量方差分析结果显示，试次类型主效应不显著，$F_{(1, 30)} = 2.15$，$p > 0.05$；被试类型主效应不显著，$F_{(1, 30)} = 3.86$，$p > 0.05$，试次类型与被试类型两因素的交互作用不显著，$F_{(1, 30)} = 0.23$，$p > 0.05$。在此基础上进一步检验不同被试组冲突适应的指标（即 RT（cI-iI））大小，通过独立样本 t 检验发现，两组被试的 RT（cI-iI）差异不显著（$p > 0.05$）。

表 3-5　两组被试反应时结果

	海洛因成瘾组 （ n =17）	对照组 （ n =15）	p
试次内 Flanker 效应 $M \pm SD$（ms）			
I 试次	667.54 ± 90.55	603.01 ± 77.83	
C 试次	638.50 ± 88.57	555.69 ± 83.02	
Flanker 冲突效应（RT（I-C））	29.04	47.31	0.48
试次间 Flanker 效应 $M \pm SD$（ms）			
cI 试次	657.00 ± 102.36	599.09 ± 84.41	
iI 试次	672.15 ± 96.40	606.81 ± 93.73	
试次间调整（RT（cI-iI））	-15.15	-7.72	0.95

上述行为结果表明（结果详见表 3-5），海洛因成瘾组和对照组在调整的字母 Flanker 任务中都存在显著的冲突条件干扰效应，而两组被试在不同试次类型对当前冲突试次的影响上均存在同样的冲突适应效应。

（二）脑电数据

1. N2 统计结果

三因素重复测量方差分析结果显示（两组被试的 ERP 总平均波形图详见 3-4），被试类型主效应不显著，$F（1, 30）=0.26$，$p > 0.05$；试次类型主效应不显著，$F（1, 30）=1.87$，$p > 0.05$；脑区主效应显著，$F（2, 60）=10.13$，$p < 0.001$，$\eta_p^2 = 0.25$，中央区的 N2 平均振幅均显著大于额区（$p < 0.001$）。被试类型、试次类型与脑区交互作用显著，$F（2, 60）=9.95$，$p < 0.001$，$\eta_p^2 =0.25$，进一步简单简单效应分析发现，对照组的前额区上，cI 试次条件下的 N2 平均振幅显著大于 iI 试次条件（$p < 0.01$），中央区和顶区上，cI 试次和 iI 试次条件下的 N2 平均振幅均无显著性差异（$ps > 0.05$）；海洛因成瘾组的前额区、中央区和顶区上，cI 试次和 iI 试次条件下的 N2 平均振幅均无显著性差异（$ps > 0.05$）。试次类型与被试类型交互作用不显著，$F（1, 30）=2.55$，$p > 0.05$；脑区与被试类型交互作用不显著，$F（2, 60）=1.61$，$p > 0.05$；试次类型与脑区交互作用不显著；$F（2, 60）=0.06$，$p > 0.05$。

2. P3 统计结果

三因素重复测量方差分析结果显示，被试类型主效应不显著，$F（1, 30）=0.03$，$p > 0.05$；试次类型主效应显著，$F（1, 30）= 8.13$，$p < 0.01$，$\eta_p^2 = 0.21$，iI 试次条件下的 P3 平均振幅显著大于 cI 试次条件（$p < 0.01$）；脑区主效应显著，$F（2, 60）= 6.87$，$p < 0.01$，$\eta_p^2 = 0.19$，前额区 P3 平均振幅显著大于中央区（$p < 0.01$）和顶区

（$p < 0.05$）；被试类型、试次类型与脑区三因素交互作用显著，$F_{(2, 60)} = 3.55$，$p < 0.05$，$\eta_p^2 = 0.11$，进一步简单简单效应分析发现，对照组的前额区在 iI 试次条件下的 P3 平均振幅显著大于 cI 试次条件（$p < 0.001$），对照组的中央区在 iI 试次条件下的 P3 平均振幅显著大于 cI 试次条件（$p < 0.05$），顶区上，cI 试次和 iI 试次条件下的 P3 平均振幅无显著性差异（$p > 0.05$），而海洛因成瘾组的前额区、中央区和顶区上，cI 试次和 iI 试次条件下的 P3 平均振幅均无显著性差异（$ps > 0.05$）。试次类型与被试类型交互作用不显著，$F_{(1, 30)} = 0.55$，$p > 0.05$；脑区与被试类型交互作用不显著，$F_{(2, 60)} = 1.90$，$p > 0.05$；试次类型与脑区交互作用显著，$F_{(2, 60)} = 3.40$，$p < 0.05$，$\eta_p^2 = 0.10$，进一步简单效应发现，前额区 iI 试次的 P3 平均振幅显著大于 cI 试次条件（$p < 0.001$），中央区 iI 试次的 P3 平均振幅显著大于 cI 试次条件（$p < 0.05$），顶区 iI 试次和 cI 试次条件下的 P3 平均振幅无显著性差异（$p > 0.05$）。

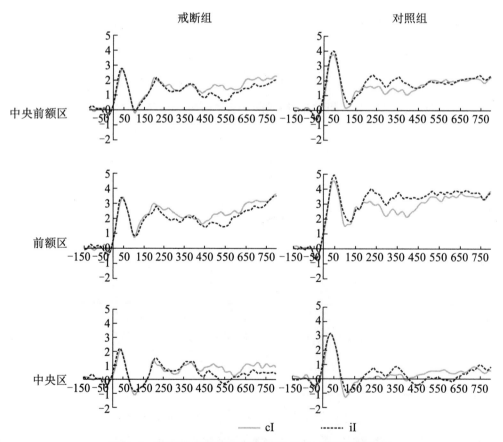

图 3-4　海洛因成瘾组和对照组的 ERP 总平均波形图

四、讨论

本研究主要探讨了即将回归社会的海洛因成瘾者认知执行控制能力的大脑皮层时程动态变化。行为结果和以往去除了重复启动效应和负启动效应的那些通过 Flanker 任务来测量个体适应冲突能力的相关研究结果一致，而错误率并未受到前一试次冲突类型的影响，这可能是由于实验任务过于简单出现了天花板效应。海洛因成瘾者的试次间调整反应时之差与对照组无显著差异，但认知神经层面出现了前额区 N2 效应和 P3 效应的消失。

（一）行为结果

本研究中海洛因成瘾者和对照组被试的 RT（I）均显著长于 RT（C），且 Flanker 冲突效应（RT（I-C））不存在组间差异，这表明实验组和对照组能够同等程度地监测到冲突。然而，根据 Verguts 和 Notebaert[9] 提出的学习强化理论将认知控制概念化为一个整合的适应过程，而海洛因成瘾者和对照组功能良好的前扣带回监测到冲突后会将冲突信号传递给蓝斑系统，该系统随后立即释放涉及全脑的去甲肾上腺素继而影响 Hebbian 学习（一种神经网络学习，指同一时间被激发的神经元之间的接触会被加强），冲突试次会比一致试次获得更多的学习机会，刺激相关特征间的链接就会强化，从而呈现适应的现象，在随后的冲突试次中就会有更好的表现[10]。在对试次间 Flanker 效应（即 cI 试次和 iI 试次）进行的统计分析发现，长期海洛因戒断组在行为水平上和对照组一样，大脑能够监测到先前试次中的冲突信号，在当前试次再次出现冲突信号时，由于他们使用行为调整上的策略使得对当前的冲突实施有效的控制，因而，在行为层面上表现出适应冲突，同时，两组被试的 RT（cI-iI）不存在显著性差异这一结果正是对上述结论的有力支持。

（二）N2

依据 Botvinick 等研究者提出的认知控制的冲突监控理论，个体在高冲突试次后（I 试次）会增加他们的注意控制，这样会导致 N2 振幅降低。这些发现支持了冲突在评估加工过程中能够引起补偿性的认知调节这一作用。Clayson 和 Larson[11] 的研究结果发现，在当前试次为冲突试次时，相比前一冲突试次，前一一致试次所引起的 N2 振幅显著更负，研究者认为，在冲突试次之后会征用认知控制，分派更多的策略性控制资源，因而，对于当前的冲突试次来说就会增加认知控制和资源来缩小冲突性活动。本研究是对以往关于前扣带回和冲突驱动加工过程的一个补充，Botvinick 等人[12] 所做的开创性研究显示，相比 iI 刺激，前扣带回在 cI 刺激下出现显著性激活[13]，同样的，本研究中对照组中央前额区的 N2 振幅在 cI 试次下要显著负于 iI 试次[14]，由此表明，N2 起源于个体的前扣带回，且 N2 在冲突性任务中扮演着冲突检测的角色（冲突适应包含有冲突发现和冲突解决两个先后部分）。

过去二十年的功能神经成像研究表明前扣带回作为大脑内表面重要的纤维束，其在人类一系列的行为活动中发挥至关重要的作用，包括认知控制、基于强化学习和记忆等，上述重要脑功能区的损伤将导致大量的心理障碍和异常的人格特质，这些都表明，前扣带回是一个非常重要的部分，是参与认知、行为和情绪调节的共有通路。本研究发现，对照组在前额脑区出现显著的 N2 效应，而长期海洛因戒断组 N2 效应消失，即对照组在 cI 试次条件下引发的 N2 平均振幅显著大于 iI 试次条件，这表明对照组的前扣带回在前一试次为一致试次的当前冲突试次情境下出现了显著性的激活，而海洛因成瘾者在经历了近 2 年的强制隔离戒断后，cI 和 iI 两组试次类型并未引起前扣带回激活的显著性差异。这可能是由于海洛因的长期滥用严重损害了海洛因戒断者的高级认知功能，导致其在本研究的 Flanker 任务中在冲突－冲突条件下投入的认知资源少于一致－冲突条件，由此降低了对分心刺激的加工强度，因而表现为海洛因戒断者的执行控制能力降低。已有脑成像研究也发现海洛因成瘾者的前额叶皮层和前扣带回等与执行控制有关的脑功能区激活不足[15]，由此支撑了本研究的 ERP 结果。Leschka 等人[16] 研究发现，由于不同毒品的组合物和合成方式的不同，从而使其致人成瘾会涉及一些不同的生物神经系统，存在个体差异。海洛因源自于鸦片，衍生于吗啡二乙酰，则二乙酰吗啡是其化学名。从吗啡的化学结构上看，乙酰基取代其上的两个经基，所以其脂溶性远远大于吗啡，极其容易经过血脑屏障进入中枢神经系统。海洛因在中枢神经系统可疾速分解为吗啡，并在相应的功用部分形成局部的高浓度，与阿片受体联合从而发生略强的类吗啡效应。因为其局部略高的浓度，使得其导致欣快的感觉要远远强烈于吗啡，并且其镇痛功能也是吗啡的 2~3 倍之多，故其正强化作用要强于吗啡，更容易致人产生渴求感觉；另外，个体对海洛因产生依赖后，万一中断使用，随后发生的戒断症状亦重于吗啡，因而其负性强化作用也强于吗啡。正是因为这个原因，海洛因成瘾远强于吗啡。

本研究结果出现的一个有趣的现象是，在比较成对的电极位点（F3 和 F4、C3 和 C4、P3 和 P4）上 N2 的平均振幅时发现，两组被试都出现了大脑左半球的单侧化优势现象。冲突监测理论的一大进步是有研究[17-18]发现，N2 和错误相关负波（Error-Related Negativity, ERN）有许多相似的特征，两者具有相同的头皮分布，前扣带皮层也是常见的神经起源，这表明它们有共同的发生源，反映在同一部位的活动。Keil[19] 认为，脑磁图描记术（Magnetoencephalograph, MEG）在探测和记录个体脑内发出的极为微小的生物磁场信号时很少受到解剖结构的影响，因而，相比 EEG，MEG 更能精准的定位错误相关 ERP 成分的产生源。所以，Keil 等使用 MEG 探究在校大学生错误相关脑功能区活动并采用分布式源定位模型来确立 ERN 的产生源，该研究结果发现，ERN 定位在前扣带回，并且前扣带回具有左半球的单侧化优势。由以上研究结论可知，日后可以通过采用高时空分辨率技术来进一步验证正确冲突 N2 引起的大脑单侧化优势现象。另外，本研究中海洛因成瘾者前额区 F3 和 F4 电极位点上并未出现大脑的左半球单侧化优势，这也正印证了海洛因的吸食对个体大脑前额叶造成的长期损伤。

（三）P3

P3 振幅的大小被认为与个体的心理加工强度有密切的联系[20]。当个体对任务操作付出更多努力时，P3 波幅亦会更大。因此，Isreal[21] 将 P3 波幅大小作为个人资源配置的一种观察指标，如果一个任务越困难（如连续的意外突发事件），那么当被试受到激励而对任务付出更多努力时，P3 振幅就会增大。本研究中，对照组前额区的 P3 平均振幅显著大于其他脑区，这表明前额区是 P3 的产生源，而海洛因成瘾者的三个脑区间的 P3 平均振幅均无显著性差异，由此说明由海洛因的滥用所带来的前额叶负责控制的脑功能区的损伤不会在近两年的强制隔离期而有所恢复。再进一步的检验发现，对照组的前额区和中央区在 iI 试次条件下的 P3 平均振幅均显著大于 cI 试次条件，这表明对照组在经历先前冲突试次后会占用更多的空间注意控制资源，在随后的冲突再次出现时，以便将刚刚"征得"的认知资源用来应对随后的冲突事件[22]，因而，相比 cI 试次，对照组在 iI 试次条件下会得到更多的控制资源来缩小随后冲突事件上的冲突性活动。高立[23] 认为，海洛因对成瘾者脑内伏隔核（nucleus accumbens, NAcc）相关回路的持续性刺激，可能会导致这些脑系统的结构与功能发生变化，继而形成对这些成瘾物质或其相关线索的神经适应或易感性，且易感性和神经细胞物理结构的持续性变化相关。NAcc 也叫依伏神经核，是波纹体中的一组神经元，其在大脑的成瘾、奖赏和侵略活动中起重要作用，同样还有恐惧和安慰剂效应等活动；NAcc 的基本细胞类型为中型多棘神经元，这种神经元产生的神经递质是 γ- 氨基丁酸（γ-GABA），这是一种重要的中枢神经系统抑制性神经递质；NAcc 的主要输入包括前额皮层的相关神经元，杏仁体基底外侧核和通过中脑边缘通道联系的腹侧被盖区（ventral tegmental area, VTA）的多巴胺神经元，因此，伏隔核通常被描绘为皮质—纹状体—丘脑—皮质回路的一部分。海洛因通过抑制腹侧被盖区 GABA 能中间神经元，刺激 VTA 多巴胺神经元释放多巴胺，此时，经过投射向腹侧纹状体伏隔核（NAcc）的轴突转达信息指令，下令伏隔核多巴胺神经元末梢释放具有兴奋性能的多巴胺，孕育具备强大诱惑力的欣快感觉，并通过与大脑额叶皮质中某些脑区的神经回路，引起情绪变化和强迫性觅药和觅食行为。在易感性动物体内，伏隔核和前额叶皮质细胞树突长度及树突分枝分布都已经发生了变化，与此同时，树突密度和树突棘亦出现相应改变。

另外，Donchin[24]提出了背景更新理论模型（context updating model）用来解释P3产生的心理机制：按照一定方式贮存在人脑中的环境信息被称为表征，它是人任何时候从事认知活动所必需的信息库，储存在记忆中。背景（或工作记忆）泛指在某一认知过程中，人脑中原有的与认知客体有关的信息，它是表征的一部分。当某一信息呈现时，人脑不仅要对该信息作出反应，而且还要依照该信息对个体所参与任务的意义大小，通过将其整合到主体已有表征中来形成一种新式表征，对现存背景进行程度不等的修正，以产生应对未来事件的调整策略。当环境连续变化时，背景亦要不断地进行修正。Donchin[24]认为这极有可能是与这种修正有关的加工过程引发了P3成分，P3的振幅反映了背景修正量的大小，背景修正的越大，P3的振幅也越大。正如本研究中，前面冲突事件的发生导致个体认知结构（图式）的失衡，那么，他们就会将经历的冲突事件同化到已有的认知结构中，而随后出现的冲突事件使得个体原有认知结构不能够同化新环境所提供的信息时所产生的认知结构发生重组和改造的过程（图式的顺应），因而，连续出现的冲突事件引起个体认知结构不断的同化与顺应，由此使得个体能够更好地适应随后的冲突，正所谓"吃一堑长一智"；对于cI事件来说，偶然出现的冲突还未能引起个体足够的重视，个体也未能像发生连续冲突事件那样快速准确地更新自己的信息库。

对于本研究中所使用的选择反应任务，其中特征提取、反应选择和执行反应这三个加工阶段的难度存在差异，如果说使用的任务操作影响基本的加工阶段，那么，相比难度较大的任务条件，难度较容易条件下引起的P3振幅会更大。在iI试次中，前一个冲突试次为当前的冲突试次提供了更多的注意资源，将注意力集中于目标刺激上，使得个体能够较快地提取目标刺激特征并快速地与其对应的反应键进行联结由此快速地作出反应；对于cI试次而言，前一个一致试次将个体的注意力平均分散在并列的五个字母上，在当前冲突试次出现的时候，个体需要一定的时间来将注意力集中于中央的目标刺激，并且紧张地提取目标刺激特征，进而选择并执行最终反应。

五、结论

在行为水平上，戒断后期的男性海洛因成瘾者能够较好地适应冲突。在神经水平上，戒断后期的男性海洛因成瘾者的认知控制功能显著差于对照组，即海洛因造成的认知控制功能的损伤不会在近两年的强制隔离期内而有所恢复。

参考文献

[1] Lou MW, Wang EL, Shen YX, et al. Cue-elicited craving in heroin addicts at different abstinent time: An fMRI pilot study[J]. Substance Use & Misuse, 2012, 47(6): 631-639.

[2] Bowden-Jones H, McPhillips M, Rogers R, et al. Risk-taking on tests sensitive to ventromedial prefrontal cortex dsfunction predicts early relapse in alcohol dependency: A pilot study[J]. The Journal of Neuropsychiatry and Clinical Neurosciences, 2005, 17(3): 417-420.

[3] 朱千，孟景，位东涛，等. 海洛因戒治者执行控制功能异常的电生理证据 [J]. 心理科学，2014, 37(2): 473-477.

[4] Bell RP, Foxe JJ, Ross LA, et al. Intact inhibitory control processes in abstinent drug abusers (1): A functional neuroimaging study in former cocaine addicts[J]. Neuropharmacology, 2014, 82(9): 143-150.

[5] Gibson EJ. Principles of Perceptual Learning and Development[M]. New York: Appleton-Century-Crofts, 1969.

[6] Salo R, Buonocore MH, Leamon M, et al. Extended findings of brain metabolite normalization in MA-dependent subjects across sustained abstinence: A proton MRS study[J]. Drug and Alcohol Dependence, 2011, 113(3): 133-138.

[7] Gratton G, Coles MG, Donchin E. Optimizing the use of information: Strategic control of activation of responses[J]. Journal of Experimental Psychology: General, 1992, 121(4): 480-506.

[8] Larson MJ, Kaufman DAS, Perlstein WM. Neural time course of conflict adaptation effects on the Stroop task[J]. Neuropsychologia, 2009, 47(3): 663-670.

[9] Verguts T, Notebaert W. Adaptation by binding: A learning account of cognitive control[J]. Trends in Cognitive Sciences, 2009, 13(6): 252-257.

[10] Notebaert W, Verguts T. Conflict and error adaptation in the Simon task[J]. Acta Psychologica, 2010, 136(2): 212-216.

[11] Clayson PE, Larson MJ. Cognitive performance and electrophysiological indices of cognitive control: a validation study of conflict adaptation[J]. Psychophysiology, 2012, 49(5): 627-637.

[12] Botvinick MM, Nystrom LE, Fissell K, et al. Conflict monitoring versus selection-for-action in anterior cingulate cortex[J]. Nature, 1999, 402(6758): 179-181.

[13] Kerns JG, Cohen JD, MacDonald AW, et al. Anterior cingulate conflict monitoring and adjustments in control[J]. Science, 2004, 303(5660): 1023-1026.

[14] Larson MJ, Clayson PE, Baldwin SA. Performance monitoring following conflict: Internal adjustments in cognitive control?[J]. Neuropsychologia, 2012, 50(3): 426-433.

[15] Fu LP, Bi GH, Zou ZT, et al. Impaired response inhibition function in abstinent heroin dependents: An fMRI study[J]. Neuroscience Letters, 2008, 438(3): 322-326.

[16] Leschka S, Fornaro J, Laberke P, et al. Differentiation of cocaine from heroine body packs by computed tomography: Impact of different tube voltages and the dual-energy index[J]. Journal of Forensic Radiology and Imaging, 2013, 1(2): 46-50.

[17] Nieuwenhuis S, Yeung N, Van Den Wildenberg W, et al. Electrophysiological correlates of anterior cingulate function in a go/no-go task: effects of response conflict and trial type frequency[J]. Cognitive, Affective, & Behavioral Neuroscience, 2003, 3(1): 17-26.

[18] Yeung N, Botvinick MM, Cohen JD. The neural basis of error detection: Conflict monitoring and the error-related negativity[J]. Psychological Review, 2004, 111(4): 931-959.

[19] Keil J, Weisz N, Paul-Jordanov I, et al. Localization of the magnetic equivalent of the ERN and induced oscillatory brain activity[J]. Neuroimage, 2010, 51(1): 404-411.

[20] Polich J, Kok A. Cognitive and biological determinants of P300: An integrative review[J]. Biological Psychology, 1995, 41(2): 103-146.

[21] Isreal JB, Chesney GL, Wickens CD, et al. P300 and tracking difficulty: Evidence for multiple resources in dual-task performance[J]. Psychophysiology, 1980, 17(3): 259-273.

[22] Clayson PE, Larson MJ. Effects of repetition priming on neurophysiological and behavioral indices of conflict adaptation and cognitive control[J]. Psychophysiology, 2011b, 48(12): 1621-1630.

[23] 高立, 王学廉, 高国栋. 伏隔核毁损术治疗药物依赖的研究进展 [J]. 中国临床神经外科杂志, 2009, 14(2): 118-120.

[24] Donchin E. Presidential address, 1980. surprise!. surprise?[J]. Psychophysiology, 1981, 18(5): 493-513.

本章小结

本章首先通过梳理当前海洛因成瘾者及冰毒使用者的抑制控制的损伤及可逆性问题，揭示了海洛因成瘾者的抑制控制能力存在受损，而且这种受损是一种持久性的、不可逆的脑损伤，紧接着通过 3 个系列研究进一步探索海洛因成瘾及康复者的抑制控制受损及其神经机制。研究结果表明，长期药物滥用可能损害了海洛因成瘾者的抑制控制功能，导致其抑制控制能力较弱，即相较于单冲突刺激条件，海洛因成瘾者在双冲突刺激条件下表现出抑制能力反应时长于正常人。在神经水平上，戒断后期的男性海洛因成瘾者的认知控制功能显著差于对照组，即海洛因造成的认知控制功能的损伤不会在近两年的强制隔离期内而有所恢复。同时，海洛因成瘾者在一般的转换功能上存在异常，相比于正常人，海洛因成瘾者在转换试次上要花费更多的反应时，转换代价更高。

拓展阅读

[1] Baker TB, Piper ME, McCarthy DE, et al. Addiction motivation reformulated: an affective processing model of negative reinforcement[J]. Psychological Review, 2004, 111(1): 33-51.

[2] Bell RP, Foxe JJ, Ross LA, et al. Intact inhibitory control processes in abstinent drug abusers

(I): A functional neuroimaging study in former cocaine addicts[J]. Neuropharmacology, 2014, 82(6758): 143-150.

[3] Verdejo-Garcia A, Perez-Garcia M. Profile of executive deficits in cocaine and heroin polysubstance users: Common and differential effects on separate executive components[J]. Psychopharmacology, 2007, 190(4): 517-530.

[4] Zhou Y, Li X, Zhang M, et al. Behavioural approach tendencies to heroin-related stimuli in abstinent heroin abusers[J]. Psychopharmacology, 2012, 221(1): 171-176.

第四章　海洛因成瘾者的决策加工异常及其神经机制

章节导读

前几章围绕海洛因成瘾者情绪，注意偏向以及执行功能进行了讨论，将对我们了解药物成瘾具有重要的意义。然而，毒品的危害不言而喻，为什么药物成瘾者明知毒品有害依旧选择毒品，这可能跟药物成瘾者的决策有关。良好的决策功能需要认知与情感的互相配合，而目前有大量的证据表明药物成瘾者认知加工与情感加工的相关脑区会因吸食成瘾药物而有不同程度的损伤。认知加工脑区的受损会使成瘾者表现出冲动性、风险寻求的特征，情感加工的脑区受损会使成瘾者表现出躯体内感信号缺失的特征，而奖赏失调的特征受到认知与情感双重加工的影响。这说明药物成瘾者的决策也可能存在缺陷。并且从决策的角度可以把成瘾行为描述为：药物和药物相关线索的价值被凸显，非药物自然奖赏对其动机激励作用减弱；惩罚的效用钝化，对损失的耐受性增加；抑制控制能力减弱，冲动性、风险寻求行为增强；成瘾者进入了一个不顾消极后果，强迫性药物选择与使用的恶性循环。因此，为了了解药物成瘾者决策缺陷的特征和机制以及影响药物成瘾者决策的影响因素。本章通过四个小节对该问题进行相应的探讨。

本章第一节对药物成瘾者决策缺陷的特征和机制进行了综述。从而使读者对该领域进行一个相对全面的了解。与决策相关的研究通常都伴随着一定的金钱奖赏，这是因为金钱具有一定的社会属性，能够最大程度地提供与现实相近的决策情景。同时，奖惩对个体行为具有一定的影响，因此本章的第二节和第三节分别探讨了虚拟和真实奖赏幅度以及奖惩情景对海洛因成瘾者决策功能的影响。由于情绪也是影响药物成瘾者决策的一个重要因素，而对未来事件进行想象或心理表征能通过使个体的选择与不受控制的、积极或消极的情绪相关联的方式增加或减少个体决策时的耐心程度，相关研究发现积极的未来情景想象可以显著改善个体在跨期决策中的延迟折扣率。因此，本章第四节进一步探究未来情景想象对海洛因成瘾者的跨期决策的影响。

重要术语

决策　冲动性　风险寻求　奖赏

第一节　药物成瘾者决策缺陷的特征、机制以及干预

一、研究概述

药物成瘾者决策功能受损的典型特征是即使面对不利结果仍然不受控制地使用药物，无法依据长期结果做出有利决策。具体表现为：（1）药物成瘾者倾向于选择短期获利但长期损失的选项[1]；（2）相对于大额延迟奖赏更倾向于选择小额及时奖赏[2]；（3）选择大额不可能获得的奖赏而不是小额极有可能获得的奖赏[3]；（4）他们的决策更多受奖赏预期的影响更少受损失（惩罚）的影响[4]；（5）缺乏躯体内感信号的引导，他们在意识中知道什么选择是正确的，却在行为上做着错误的选择[5]。药物寻求和吸食成瘾药物的过程就是做出非适应选择的决策过程[6]。

成瘾行为和决策缺陷虽然分属不同概念，但成瘾者的决策缺陷和成瘾行为本身具有相同或类似的脑机制[7~8]，成瘾者对待成瘾药物和药物相关线索方面的反应与选择表现出的是成瘾行为，成瘾者对待金钱和其他自然奖赏方面的反应与选择表现出的是决策缺陷。从决策的角度我们可以把成瘾行为描述为：药物和药物相关线索的价值被凸显，非药物自然奖赏对其动机激励作用减弱；惩罚的效用钝化，对损失的耐受性增加；抑制控制能力减弱，冲动性、风险寻求行为增强；成瘾者进入了一个不顾消极后果，强迫性药物选择与使用的恶性循环。

早期研究主要关注成瘾者的决策缺陷本身，近年来研究逐渐开始重视成瘾者的决策缺陷对于治疗维持和治疗后复吸率即治疗效果的预测作用。研究发现较差的决策表现与成瘾者中途退出戒毒治疗和较高的复吸率紧密相关[9]。同样有研究表明，即便是已经戒断（戒断时长 15 天至 60 天）的药物成瘾者其决策缺陷依然存在并且会引发复吸和其他风险行为[10]。因此，对药物成瘾者决策缺陷的干预显得尤其重要。目前已经发展出认知训练法（cognitive training）如目标管理训练（goal management training, GMT）和正念冥想（mindfulness meditation, MM），非侵入性脑刺激法如经颅电刺激（transcranial direct current stimulation, tDCS）和重复经颅磁刺激（repetitive transcranialmagnetic stimulation, rTMS）等方法来干预成瘾者的决策缺陷问题。这些干预方法通过改善行为的抑制力、目标导向能力、躯体内感信号的觉察能力等帮助成瘾者提高自我控制能力。这些干预方法让成瘾者不再基于眼前的短期利益而是基于长期利益最大化做决策，并且能凭借内感信号的引导，依据外界奖惩概率的变化，适应性地调整自己的行为反应，从而帮助成瘾者改善决策功能。

二、药物成瘾者决策缺陷的典型特征

决策功能可以从不同的角度来考察如风险 / 感觉寻求特征、奖赏敏感性、自我管理、认知控制等[11]，又如奖赏加工、跨期决策、不确定性决策、身体状态（Bodily states）、外界影响等[8]，也有从风险与价值评估、执行控制、情感与躯体状态等[12]，还有直接从神经机制来研究决策功能的[13]。本文从认知与情感两个大维度来研究决策功能，良好的决策功能需要认知与情感的互相配合，而目前有大量的证据表明药物成瘾者认知加工与情感加工的相关脑区会因吸食成瘾药物而有不同程度的损伤[14]。认知加工脑区的受损会使成瘾者表现出冲动性、风险寻求的特征，情感加工的脑区受损会使成瘾者表现出躯体内感信号缺失的特征，而奖赏失调的特征受到认知与情感双重加工的影响[15]。认识这些脑区受损状况与药物成瘾者决策缺陷的关系，有助于我们理解药物成瘾者出现决策缺陷问题的原因，也有助于我们加深对成瘾行为的认识，从而为成瘾行为的干预提供科学依据。

（一）药物成瘾者决策缺陷的冲动性特征

冲动性指个体倾向于对内部和外部刺激做出快速、无计划性的反应而不管其对自身和他人可能带来的消极后果[16]，冲动性是预测开始成瘾和持续药物成瘾状态的良好指标[17]，并且与升高的复吸率和治疗失败风险有稳固联系。

冲动性本身并不是一个统一的结构，它由几个相互独立的因素构成，可以通过不同测量工具来评估[18]。冲动性的定义暗含两个关键特征，盲目的急促行为和缺乏计划性。由爱荷华赌博任务（Iowa Gambling Task, IGT）测量出的决策缺陷就包含了一部分无计划性特征[19]。另一个是通过 Go/No-Go 反应抑制任务来测量对优势反应无抑制能力的冲动。还有一种冲动性与缺乏延迟满足能力有关，当面对不同时间节点的不同收益等级时，冲动性表现为及时满足，一般用经典的延迟折扣任务（delay discounting task, DDT）来测量。

执行控制功能（executive control function）缺陷的程度和性质（包括各种不同的冲动性）取决于最主要的药物吸食类型[20]。Hanson 等[21]比较了亚甲基二氧甲基苯丙胺（MDMA，俗称摇头丸）及其他药物成瘾者和控制组的 BIS-11（Barratt 冲动性量表第 11 版）及 IGT 的成绩，发现两组药物使用者表现出高冲动性和在 IGT 任务中有利决策减少的趋势，且表现出剂量相关效应，使用的药物剂量越大，冲动性程度与决策缺陷程度越严重。还有研究发现在 Go/No-Go 和 Stroop 任务中可卡因混合使用者相比于海洛因混合使用者表现出显著的反应抑制缺陷，并且两组在 IGT 任务中都更少做出有利选择[22]。值得注意的是可卡因使用者在 Go/No-Go 任务中反转前阶段表现较好而在反转后出现了大量虚报错误（需要抑制没有抑制），海洛因使用者同样在反转前表现较好而在反转后增加了漏报错误（需要反应没有反应）。可卡因使用者对任务概率变化的反应更具冲动性，表明其无法抑制先前的优势反应。相反，海洛因使用者的表现变得更保守，或者说是更难以适应任务的转换[22]。García-Rodríguez 等发现可卡因成瘾者比尼古丁成瘾者以及健康被试有更高的延迟折扣率，且延迟折扣率与药物成瘾风险正相关，延迟折扣率越高，成瘾风险越大[23]，延迟折扣率越高，药物戒断的成功率越低[24]。

一般认为背外侧前额皮层（dorsolateral prefrontal cortex, DLPFC）在认知控制和执行功能中扮演重要角色[25]，在决策过程中同样起到核心作用[26]。DLPFC 负责保持和操作工作记忆中的信息，可以促进与决策相关的多源信息整合与加工，同时也可以在决策时监控竞争选项的状态[27]。与 DLPFC 有关的执行控制和工作记忆等认知功能在药物成瘾者群体中有所减弱。例如 Bolla[28] 报告称在 IGT 任务中可卡因和大麻使用者右侧 DLPFC 激活程度降低。Yuan 等[29] 发现海洛因成瘾者右侧 DLPFC 的灰质密度相对健康组显著降低，且在静息状态下右侧 DLPFC 和左下顶叶（IPL）功能性联结减弱，并认为这一结果和持续的海洛因使用有关，同时会导致海洛因成瘾者决策与认知控制功能损伤。

Moreno-López 等[30] 使用统计参数映射分布技术（Statistical Parametric Mapping voxel-based）和脱氧葡萄糖正电子断层扫描技术（FDG-PET）来研究可卡因、海洛因、MDMA、大麻、酒精的复合使用者，发现药物使用的严重程度与 DLPFC 和颞叶区代谢（brain metabolism）水平负相关。

以上的研究证据表明药物成瘾者 DLPFC 的激活度降低、功能损伤造成他们对冲动性抑制失败并且经常短视、寻求及时满足，缺乏对决策目标的整体性把控能力是造成他们决策缺陷的一大原因。药物成瘾者表现出的冲动性，会影响药物成瘾者参加康复活动的能力，还会增加寻求和再次使用药物的可能性。

（二）药物成瘾者决策缺陷的风险寻求特征

在风险决策过程中，由于决策的不确定性，个体所知觉的风险情景也不同，从而表现出两种风险偏好：风险回避与风险寻求。风险回避（risk avoidance）指当有两个或多个可供选择项时，相比而言，个体更倾向于选择风险小的选项；风险寻求（risk taking）正好与之相反，是指当有两个或多个可供选择项时，相比而言，个体更倾向选择风险较大的选项。

药物成瘾者选择大额但不可能获得的奖赏而不是小额的但极有可能获得的奖赏[3]，表明其在决策中风险寻求特征十分明显。风险寻求特征还可以用来预测药物成瘾，Ríos-Bedoya等[31]用纵向追踪的研究方法和基于图片的风险寻求任务（cartoon-based risk-taking task）来考察风险寻求与药物使用的关系，发现青少年的风险寻求水平和以后的可卡因与大麻使用情况有稳固的联系。被试在气球模拟风险任务（balloon analogue risk task, BART）中表现出的风险寻求水平（爆破气球个数和未爆破气球的按键次数）与多重药物滥用、赌博、偷盗等风险行为高度相关，并且可以把 MDMA 使用者从健康群体中成功的区分出来[32]。Hanson 等[33]研究证实在 BART 任务中戒断 2 周以上的大麻成瘾者相比健康组爆破的气球个数更多，尤其是在实验开始的前 20 次，表明在实验一开始大麻成瘾者就表现出较高的风险寻求水平，虽然后续试次他们努力控制自己的风险行为，爆破气球个数有所减少，但在整体上仍然高于健康组。同样有研究表明吸食大麻与高风险寻求行为有关，包括危险驾驶行为[34]、高危性行为[35]等。这说明风险寻求特征是成瘾者的一个典型特征，也是诱发他们初始尝试成瘾药物的原因之一。

　　前扣带回（anterior cingulate cortex, ACC）和脑岛（insula）的激活与规避损失及风险有关[36]，而药物成瘾者在风险决策任务中上述脑区激活异常。在 BART 任务中 ACC 激活意味着风险规避，而 ACC 激活减弱意味着被试不断地给气球充气，风险持续增加[37]。一项需要被试在恒定收益与风险收益之间做出选择的研究中，具有最小 ACC 激活的被试倾向于选择高风险低可能的结果（青睐于 5% 的概率得到 1 000 元而不是确定性的得到 75 元），而对高概率性结果表现出厌恶（青睐于确定性的得到 800 元而不是 95% 的概率得到 1 000 元）[38]。这表明对于风险寻求者而言，他们的行为更多地受风险选项的驱动，风险选项本身就对他们有较大的吸引力。在一个金钱游戏任务中，既有金额稳定的收益选项又有奖赏金额不断增加但损失的概率也随之变大的风险选项，被诊断为酒精和可卡因成瘾的被试在选择风险选项时 ACC 的激活水平要低于控制组[39]。可卡因成瘾者在需要进行监控和纠正的任务中，他们在错误选择时表现出 ACC 激活减弱，并且激活程度与他们每周的可卡因使用剂量负相关[40]。ACC 激活减弱意味着成瘾者在决策中风险意识的降低，不能从风险决策引发的损失中学习，进而造成决策只停留在当前试次和即时收益的门槛上[41]。长期大麻使用者在 IGT 任务的结果反馈阶段引发的 ACC 激活度比控制组低，如果被试在 IGT 任务的早期阶段 ACC 激活较低，那么在后期阶段决策表现就会较差[42]。因此，药物成瘾者不顾消极后果持续选择风险选项可能是由于他们更看重风险选项本身和对风险带来的损失缺乏意识。

脑岛与在风险状态下整合当前的躯体状态以及过去的记忆信息来引导行为反应有关[43]。脑岛与前扣带回相结合在风险决策中具有评估结果的可能性与量级的作用[36]。Preuschoff 要求被试在抽取第一张牌以后猜测他们抽取的第二张牌是否会比第一张牌大，发现被试双侧前脑岛呈现倒 U 形激活状态，在风险程度最高时激活程度也最高（50% 赢的概率），在风险程度最低时激活程度也最低（概率接近于 0 或则 100%）。他还指出在风险决策中脑岛激活与在惩罚过后风险规避倾向有对应关系，认为脑岛激活意味着风险厌恶。脑岛激活也许可以预测风险量级和之后达到临界阈值时风险规避机制的启动。在 BART 任务中青少年药物成瘾者相比控制组表现出较低的脑岛激活[44]。

药物成瘾者的脑岛激活减弱表明他们需要更大的风险级别才能达到触发风险规避的阈限。这些研究表明药物成瘾者风险管控的脑区尤其是前扣带回和脑岛存在功能异常，造成他们风险寻求的动机远高于正常被试，对风险本身更为偏好，启动风险规避机制的阈限也高于正常被试。这造成药物成瘾者在决策中更多地选择风险选项，在生活中更多地表现出风险寻求行为，风险寻求特征可能是诱发他们使用成瘾药物，并在戒断之后又重新复吸的重要原因。

（三）药物成瘾者决策缺陷的奖赏失调特征

无论是动物还是人类都有寻求奖赏规避惩罚的行为倾向性，预测奖赏与惩罚何时何地会发生并且依据这些预测来形成决策偏向，对做出优势决策十分必要，尤其是这种预测奖赏发生的神经活动过程刚好发生在决策选择之前，是影响决策的最佳时间点[15]。如果与奖赏预期有关的神经系统异常会破坏个体从不同行为过程中做出优势选择的能力，对决策十分不利[45]。

药物成瘾者的决策选择更多受奖赏预期的影响更少受损失（惩罚）的影响，奖赏对他们的行为引导能力增加，惩罚对他们的行为引导能力减弱，表现出奖赏加工失调的特征[4]。理解奖赏加工过程也有助于理解药物成瘾，尤其是药物寻求行为被归因为一种奖赏 / 强化敏感性缺陷。药物成瘾与药物强化效应或者其他奖赏刺激的敏感性增加有关，可以认为高奖赏敏感性增加了药物成瘾的易感性[7]。长期成瘾物质使用会导致个体包括奖赏系统在内的大脑结构和功能的持久改变，这被认为是成瘾的基础[46]。这一观点也受到一些神经生理学模型的支持[47]，这些模型都突出了大脑奖赏系统的变化在成瘾中的核心作用。这种病理性变化反过来会对奖赏系统的调节功能产生不利的影响，引起认知和日常功能方面的障碍。例如动物研究表明长期的可卡因药物使用会导致老鼠大脑的奖赏阈限提高[48]，人类研究表明药物和药物相关线索会显著增强药物成瘾者奖赏脑区的激活[49]，表明药物对药物成瘾个体具有异常奖赏效应。对长期大麻吸食者 IGT 任务表现的模型分析表明，相比控制组他们的决策更少受损失的影响更多受收益的影响[4]，这一研究结果也与程九清、陆燕红、韩晓东和隋南[50]的发现相一致，即药物成瘾者对损失不敏感。他们在决策过程中相比控制组对获得奖赏的预期更加强烈，以至于忽略损失对决策结果的影响，这说明药物成瘾者奖赏加工的失调是造成他们决策缺陷的重要原因。

当决策涉及积极刺激（奖赏）以及与结果有关的情感体验时，眶额叶皮层（orbitofrontal cortex, OFC）在其中扮演重要角色[27]。同一种食物图片刺激被试处于饥饿状态时比处于饱足状态时有更高的 OFC 激活水平，因为在饱足状态下食物对被试的奖赏价值降低，虽然是同一种刺激因为个体的需求不同，对其赋值也不同[51]。灵长类动物在与奖赏有关的任务中 OFC 激活增强，尤其在它们渴望大额奖赏的时候，与之相反，当预计决策会导致惩罚时这一区域的激活会显著减弱。OFC 损伤的病人通常表现出如下特征：与消极结果相联系的给定刺激无法改变患者的决策行为（对惩罚的耐受性高）。OFC 损伤的病人在 IGT 和 CGT（cambridge risk task, CGT）任务中都被确证在决策过程中无法根据奖赏与惩罚的概率变化转变他们最初形成的决策模式，表现出选择模式僵化的特征[52]。药物成瘾者在面对药物相关线索时 OFC 有过度激活现象[53]，药物成瘾者 OFC 激活反映了在决策中药物奖赏线索更具凸显性。可卡因成瘾者相比控制组在 IGT 任务中 OFC 激活程度更高，表明他们对奖赏的期待比控制组更高[31]。这说明 OFC 对奖赏的评估与预期具有关键的作用，而药物成瘾者的这一功能异常。

另一个涉及奖赏与惩罚加工的重要脑区是腹侧纹状体（ventral striatum），纹状体在结构上可以分为腹侧的伏隔核（NAc）和背侧的壳核与尾状核两大部分，动物研究发现猴子的尾状核和壳核中大量神经元在主观判断行为的价值和是否采取行动上出现激活[54]。Knutson 等[55]发现在金钱激励延迟任务（monetary incentive delayTask, MIDT）中安非他命使用者纹状体有更强烈的激活，并且安非他命对成瘾者的心理状态造成影响。长期大麻使用者右腹侧纹状体在 MIDT 任务中血氧依赖水平（blood-oxygenation level dependent）比控制组高[56]，Hyatt 等[57]同样采用血氧依赖水平测定技术发现可卡因戒断者相比控制组纹状体激活异常，尤其是在对收益或则损失做出反应时右背侧尾状核极度激活。壳核的激活水平与对结果的主观价值评估有关[58]，可卡因成瘾者壳核激活越强烈表明他们主观上认为风险选项越具有价值，这与他们持续增加的风险选择相映证。Jia 等[59]采用 fMRI 技术发现可卡因成瘾者相比控制组在 MIDT 任务中被告知奖赏结果时左右两侧纹状体、右侧尾状核、右侧脑岛都表现出更高激活水平。依据经典血液动力反应功能模型（hemodynamic response function），药物成瘾者在决策选择阶段额叶－纹状体－边缘系统相比控制组存在更强烈的激活，而在决策结果反馈阶段激活较控制组减弱，说明这一神经环路的异常是造成药物成瘾者决策缺陷的原因之一[60]。

综上所述，药物成瘾者眶额叶皮层、腹侧纹状体等脑区的受损造成他们奖赏加工失调，表现出对奖赏的异常期待和对惩罚的异常钝化，根据奖惩结果来调整自己行为选择的能力减弱从而无法持续地优化选择，造成决策缺陷。

（四）药物成瘾者决策缺陷的躯体内感信号缺失特征

对情绪信号的生理响应是适应性选择的重要条件，情绪状态被认为与成瘾行为具有广泛的联系，两者都给成瘾者带来风险并对持续的药物使用有贡献[61]。情感导致的决策偏转在行为经济学中被称为"非理性"，而这种"非理性"在成瘾者群体中被放大，主要原因是能产生躯体信号（如，SCR）的脑区尤其是腹内侧前额皮层（ventromedial prefrontal cortex，VMPFC）受损，导致成瘾者无法适时地产生 SCR 信号来引导决策，即使他们知道选择的对与错，还是无法做出正确决策。VMPFC 通过把认知信息与脑岛、前扣带回、杏仁核、躯体感觉皮层相整合，可以帮助个体做出优势决策[62]。Bechara 和 Damasio 等利用 IGT 任务来测量 VMPFC 受损的病人和正常人，同时记录相应的皮肤电反应（skin conductance response，SCR），发现正常被试经历几轮选择之后，在他们踌躇于到底选择哪一张牌之前就开始产生 SCR，而 VMPFC 病人在选择任何牌之前都不会产生 SCR，他们只在收到结果反馈时才有 SCR，这是 VMPFC 病人与对照组最根本的不同[63]。Damasio 从上述研究中得出结论：即时情绪在决策中发挥着关键作用，作为躯体标志的情绪代表了对某一行为整体结果的编码，并借助于一种可感知的方式影响人们的决策过程。Bechara[62] 发现尽管对照组被试有近 30% 人无法在 IGT 任务中达到概念化阶段（对每张牌是优势牌还是劣势牌有清晰的认知）但他们仍能做出优势决策，而 VMPFC 损伤的病人尽管有 50% 的比例可以达到概念化阶段，但他们仍然做出劣势决策。VMPFC 病人尽管清晰地意识到什么是对的什么是错的，但他们没办法照此来行动，他们"说"着正确的事，却"做"着错误的事。

Bechara 和 Damasio[64] 等发现药物成瘾者的决策缺陷与 VMPFC 损伤者相类似，并推定药物成瘾可能与 VMPFC 功能失常存在联系，认为药物成瘾者和 VMPFC 病人对于未来具有相似的"短视"。有研究表明长期大麻成瘾者在 IGT 任务的结果反馈阶段 VMPFC 激活水平比控制组低，且发现控制组中在 IGT 任务初始阶段结果反馈引发的 VMPFC 激活度越高的个体在随后试次中赚取的金钱越多，而大麻成瘾组 VMPFC 的激活与任务表现没有明显的联系[65]。这一研究结果再一次证实了躯体标记假说，表明

VMPFC 产生的躯体信号在复杂情景中面对不确定性事件时对决策具有引导作用，而药物成瘾者 VMPFC 功能异常，在决策时缺少躯体信号的引导，妨碍了他们做出优势决策。

　　传统观点认为杏仁核（amygdala）是表情加工的核心结构，是恐惧情绪知觉与表达的必要条件，近年来研究认为杏仁核与欲望加工、决策都有关系[66]。元分析也表明无论是对消极还是积极刺激杏仁核都做出了反应，Zalla 等[67]研究发现在决策任务中赢（奖赏）的概率越来越高时左侧杏仁核被激活，输（损失）的概率越来越高时右侧杏仁核被激活。杏仁核损伤的个体对基本诱导物如金钱的盈利和损失所引发的情绪反应减弱，这些情感信息不能用来引导他们随后的决策行为，在 IGT 任务中他们不能与优势牌和劣势牌建立有效的情感联结，这是引发药物成瘾者决策缺陷的又一个重要原因[5]。有成瘾药物使用历史的青少年在 BART 任务中杏仁核激活减弱[44]，长期酒精依赖者杏仁核体积减小，并在 IGT 任务中表现出决策缺陷[68]。杏仁核对线索 - 结果学习也十分关键[69]，杏仁核完整性受损或者激活减弱阻碍了杏仁核对导致消极后果的线索发出报警信号并启动风险规避机制。药物成瘾者杏仁核功能异常阻碍了杏仁核在决策过程中情感与线索信号的产生，不利于成瘾者做出优势决策。

　　脑岛是边缘系统的一部分，在主观意识的觉知（包括愤怒、厌恶、判断可信度、性唤醒、共情等各种内感状态）中被激活，是内感信号的接收器，是情感体验和自我意识的必要基质[43, 70]。近期研究认为脑岛在注意与决策中同样扮演重要角色[71~72]。Bechara 等[73]认为决策过程是一个无意识或者自动化的欲望系统与受前额皮质主导的执行控制 / 抑制系统动态性的相互作用的过程。脑岛在躯体标记假说中扮演内脏感觉加工的角色，在感觉信息的模糊性引起的不确定性情景中，凭直觉进行决策时脑岛有较高的激活水平[74]。药物成瘾总是伴随由生理状态引起的强烈内感信号，并导致一系列的决策过程缺陷（为获得药物的及时奖赏不计任何消极后果），因此脑岛与成瘾行为也有密切关系[75]。安非他命成瘾者身体信号回馈中继系统功能下降，限制了他们采取适应性行为[76]，成瘾者在决策预期阶段前脑岛激活低于控制组，在体验厌恶性内感刺激时后脑岛和前扣带回激活也低于控制组[77]。前脑岛和额下回功能减弱，意味着药物成瘾者对非药物相关刺激的执行控制功能缺陷[36]，与之对应，后脑岛和前扣带回功能减弱意味着在决策中校准和评估厌恶性内感经验的功能受损。此外还有研究发现可卡因成瘾者[78]、海洛因成瘾者[79]、大麻成瘾者[80]脑岛灰质的体积小于控制组，并认为这些脑岛灰质体积的下降会随着药物使用年限的增加而恶化，脑岛激活减弱以及体积减小意味着脑岛功能损伤，不能把内感成分用于决策，尤其是在面对消极经验时。脑岛内感信号的缺失，也是造成药物成瘾者决策缺陷的原因之一。

综上所述，药物成瘾者腹内侧前额皮层激活降低功能失常，造成成瘾者在决策中躯体感觉信号的缺失；杏仁核功能损伤，造成成瘾者无法与决策对象建立情感联接，尤其在面对损失结果时负性情绪减少，不利于他们在随后的选择中规避损失选项；成瘾者脑岛激活降低不能把内感成分运用于引导决策，这些都是造成药物成瘾者决策缺陷的原因。

三、药物成瘾者决策缺陷的干预

从行为层面来看，药物成瘾者决策缺陷主要表现在冲动性（盲目、无计划、草率，行为抑制困难等方面）、风险寻求（短视、冒险）、奖惩反应偏好异常、根据结果反馈调节行为的能力下降，引导决策的躯体与情感信号失调。这些缺陷涉及 DLPFC、OFC、VMPFC 等广大脑区。目前有研究证实，一些认知训练方式，如目标管理训练、正念冥想等，通过提高自我觉察能力，增强自我监控意识，可以有效地改善这些行为症状。非侵入性脑刺激可以调节 DLPFC、OFC 等脑区的激活状态，改善这些脑区的功能，从而恢复这些脑区在决策中的调控作用。由于成瘾行为和决策缺陷是同一问题的不同表征，因此，对药物成瘾者决策缺陷的干预也就成为成瘾治疗的一种必然。

（一）认知训练 (cognitive training) 对决策缺陷的干预

目标管理训练（goal management training, GMT）以持续注意和警惕性为基础[81]，可以很好地改善执行功能缺陷[82]，是一种旨在提高个体的组织能力与目标实现能力的交互式训练程序。持续注意能力是各种认知加工的基础，是 DLPFC 执行功能的一部分。如果持续注意系统缺损，习惯的、外界环境的因素就会瓦解取代工作记忆中的目标，导致对外部线索依赖而引发分心行为，这也是注意与执行缺陷病人的典型特征。GMT 的主要目的就是训练个体暂停正在进行的行为以核对行为与活动目标是否相符并监控行为表现。

正念冥想（mindfulness meditation, MD）的整体性朝向是发展个体不断把心智带入到当下情景的能力，监控正在进行的行为与目标并促使它们保持一致，促进情绪的自我觉察[83]，促进非批判性地聚焦当下、聚焦此时此刻，增强内感信号的识别，而这种内感信号对引导个体做出基于长远目标的决策十分重要[22]。正念冥想还可以降低决策的冲动性水平[84]，具有调节情绪的作用，对减少压力与焦虑水平有贡献[85]。成瘾者较高的焦虑与压力水平是导致他们决策缺陷的原因之一，正念冥想具有的减压和缓解不良情绪状态的功效，对改善成瘾者的决策缺陷有贡献。

目标管理训练与正念冥想相结合（GMT+MM）还可以增加个体的计划时间，GMT

的停止技术和当下－现在导向训练可以增加个体在决策前的沉思时间[86]，沉思时间越多，在计划任务中的表现就越好[87]，同时也意味着在决策之前汇聚的信息越多，在决策中不确定性就减少。GMT+AM 训练还为保持目标在头脑中的持续加工与核对提供了精准的策略，让个体掌握了以实现目标为导向的认知执行加工模式，使习惯性行为和目标导向性行为之间的转变更顺畅[88]，从而避免个体行为选择的僵化和自动化特征，使行为选择的灵活性与适应性增强，时刻检查监控行为与目标的差距，以目标为导向，避免无关刺激的干扰，从而做出优势决策。

Alfonso 等[89]采用目标管理训练与正念冥想相结合（GMT+MM）的技术对正在接受临床标准治疗的酒精和复合药物成瘾者进行为期 7 周，每周两次，每次 90 分钟总计 14 个疗程的综合训练。接受 GMT+MM 的实验组在工作记忆（letter number sequencing）、反应抑制（Stroop）和决策（IGT）等心理功能上要好于只接受标准治疗的对照组。Valls-Serrano 团队[90]在接受社区治疗的多重药物使用者身上再一次验证了他们的上述研究发现，证实 GMT+MM 在模拟现实生活场景、具有较高生态效度的任务范式上同样可以促进药物成瘾者的工作记忆与决策表现，相比控制组，GMT+MM 还可以显著降低个体压力水平。这 研究拓展了之前的发现，第一次证明 GMT+MM 训练使药物成瘾者的日常活动有了积极的转变，表明这种认识训练的效果不仅仅局限于实验室之内。

GMT+MM 训练之所以能显著改善药物成瘾者的执行功能和决策表现，可以归因于 GMT+MM 对下面的多重加工过程具有较好的协调和促进作用：（1）更好的目标保持与工作记忆管控；（2）抑制冲动性；（3）沉思促进了更好的行为组织和目标优劣的排序；（4）情绪调节能力提高，修复成瘾者的内感信号，与决策相关的警觉性增强。

（二）非侵入性脑刺激 (noninvasive brain stimulation) 对决策缺陷的干预

经颅电刺激（transcranial direct current stimulation, tDCS）和重复经颅磁刺激（repetitive transcranial magnetic stimulation, rTMS）都是非侵入性的调节大脑皮层活动水平的干预方式。tDCS 可以安全调节大脑皮层的兴奋性，并且这种兴奋性的改变在刺激结束后持续存在[94]。实施 tDCS 调节脑区活动状态是通过神经元静息膜电位的阈限调整实现的，这种调整的性质取决于刺激的持续时间、强度和刺激的极性（正极还是负极），正电极 tDCS 通过神经元的去极化增强皮层的兴奋度，而负电极 tDCS 通过超极化降低皮层兴奋性[91]。近期脑成像研究也证实 tDCS 不仅增强了正电极之下的脑皮层兴奋性程度，同样也影响了静息状态下的连通性，以及电极点临近脑区和与之较远神经节点的激活程度[92]。近红外光谱学研究也证实 15 分钟 1mA 的正电极 tDCS 可以引发刺激脑区持续的 HbO2（氧合血红蛋白）浓度增加，意味着 tDCS 可以使局部大脑的血流量增多，从而使电极部位脑区的神经功能得以增强[93]。

Fecteau 等[94]发现在 BART 任务中接受双侧 DLPFC 正电极 tDCS 刺激的被试，比只接受单侧刺激和虚假刺激的被试表现出保守、风险规避的反应风格。Gilmore 等[95]对实验组实施 2mA 强度的持续性 tDCS 刺激（右侧 DLPFC 阳极，左侧 DLPFC 阴极），发现实验组相比控制组在 BART 任务中风险选择频次显著下降 46%，且这种效应在刺激实施两个月以后还持续存在。药物成瘾群体中也发现 tDCS 作用于可卡因吸食者的 DLPFC 可以调节其风险决策水平[96]。用正电极对 OFC 进行 tDCS 刺激可以增强个体对 IGT 任务固有的凸显性动机信息（奖赏、惩罚概率）的解码能力[97]，这种解码能力使个体更好地根据奖赏概率的变化做出更具适应性的行为选择，从而提升决策水平。Ouellet 等[98]对实验组的右侧或者左侧 OFC 区域给予 30 分钟 1.5mA 的 tDCS，结果表明无论 tDCS 实施在左侧还是右侧 OFC，实验组比控制组展现出更多的优势决策（IGT任务净分数增加）和更好的认知冲动控制水平（彩色单词 Stroop 任务干扰降低、反应时更短）。以上实验说明 tDCS 可以直接提高被试的决策能力和冲动性控制水平。

经颅磁刺激（rTMS）运用一个短暂的电流通过电磁线圈引发一个瞬间的、高强度的磁脉冲穿透头皮、头盖骨、脑膜直达大脑皮层。这个磁脉冲在靶皮层区域产生一个电场可以导致表皮层神经元的去极化[99]，进而使在线圈下的或与之相互连接的其他脑区神经活动被激活或被干扰。rTMS 依据不同的频率、强度、刺激类型可以激活或者抑制神经元的突触后电位[100]。例如，低频（1Hz）抑制性 rTMS 实施在右侧下额叶连接处[101]或者左后侧 DLPFC 的额上沟分别导致被试的注意管控减弱和知觉决策的效能降低。Knoch 等[102]运用 CGT 任务测试发现 1Hz 低频的 rTMS 持续 15 分钟作用于被试右侧 DLPFC，被试在任务中表现出风险寻求倾向。Figner 等[103]运用 DDT 任务测试发现 1Hz 低频的 rTMS 持续 15 分钟作用于被试的左侧 LPFC（lateral-prefrontal cortex），被试较多选择及时奖赏而非延迟奖赏，表明 rTMS 作用于 LPFC 具有操纵被试的冲动性和自我控制的功能。Fecteau 等[104]发现运用的 rTMS 持续 30 分钟作用于右侧 DLPFC 可以显著降低吸烟被试的香烟使用量，且在最后通牒任务（Ultimatum game task, UGT）中实验组比控制组对关于香烟的非公平分配提议的拒绝频次增加。Wittkuhn 等[105]用三阶段确定性马尔科夫决策任务测试发现 1Hz 的 rTMS 施加在左侧 DLPFC 的被试选择的精确性受损，尤其在行动结果概率性连续变化的情景中。根据行为选择的扩散模型，被试选择的漂移率扩散，说明在 rTMS 刺激下被试的信息整合能力减弱。以上实验说明通过 rTMS 刺激左侧或右侧 DLPFC 可能产生不同的效果，低频

1Hz 的 rTMS 施加在左侧 DLPFC，可能干扰 DLPFC 活动，影响被试的反应抑制能力和选择的精确性，进而影响被试的整体决策水平。rTMS 施加在右侧 DLPFC 可以降低成瘾药物的使用量，部分增加被试的决策公平感。证实了 rTMS 根据刺激的频率不同，作用的脑区不同对被试的决策与认知功能有不同的影响。

以上研究表明通过认知训练、非侵入性脑刺激可以对药物成瘾者的决策功能进行干预，这些方案具有一个共同的特征就是通过改善工作记忆、注意的持续性、认知的灵活性、行为的抑制力、目标导向能力等帮助成瘾者提高自我控制力，不再基于眼前的短期利益而是基于长期利益最大化做决策。短视和冲动性、满足于及时的享乐而不顾长远危害是成瘾者的典型特征，也是这些干预方法通过改善成瘾者的决策功能来有效帮助成瘾者实现脱瘾、戒断的依据。

四、研究不足与展望

（一）其他认知训练模式在成瘾干预中的尝试

除了目标管理训练和正念冥想外其他认识训练方法在成瘾干预中的作用也不可忽视。成瘾者的冲动性特征从其开始接触成瘾药物到最后形成强迫性重复用药当中都扮演着重要角色，反应抑制训练可以增强成瘾者对自己行为的抑制能力，避免冲动性。如基于 Go/No-Go 实验范式，把字母 F 作为反应提示符，P 作为抑制提示符，被试见到 F 就按空格键，见到 P 就不要按。然后把中性图片作为 F 字母的背景图片，把成瘾药物的图片作为 AM 字母的背景图片，通过反复的练习让成瘾者学会控制自己对药物相关线索的反应，药物相关线索是引发复吸的一个重要原因，通过这种练习，成瘾者的抑制控制能力增加[106]，对药物相关线索的免疫能力也随之增强。

大量研究认为药物成瘾者对成瘾物质具有认知偏向，通过认知偏向训练（cognitive bias modification）可以改善药物成瘾者对成瘾药物的认知偏向，增强成瘾者对自己注意力的管控。在成瘾群体中利用自动化的计算机训练模式，当计算机屏幕出现成瘾物质时让被试做出逃避动作，往后拉操纵杆；当计算机屏幕出现非成瘾物质时让被试做出趋近动作，往前推操纵杆[107]。根据具身认知理论，生理体验与心理状态之间有着强烈的联系，生理体验"激活"心理感觉，反之亦然。通过反复训练成瘾者对成瘾药物的回避动作，也能让他们对成瘾药物的态度由趋向转为回避，作为辅助手段可以促进成瘾治疗。此外，还有工作记忆训练、计划能力训练、问题解决训练、团体心理辅导等干预措施。抑制控制能力、工作记忆能力等这些基础认知能力的恢复势必可以让成瘾者决策缺陷的状况得到一定程度的缓解。

（二）非侵入性脑刺激在决策缺陷干预上的拓展

目前采用非侵入性脑刺激来干预成瘾行为的研究越来越多，如有研究用非侵入性脑刺激干预成瘾者药物渴求感[108, 109]、陈述性记忆[110]、工作记忆[111]、自我控制[103]等，但目前的非侵入性脑刺激多用来干预由可卡因、大麻等类成瘾药物引发的成瘾行为，大麻、可卡因等是西方主流成瘾药物，而我国目前的主流成瘾药物是海洛因、冰毒，运用非侵入性脑刺激来干预海洛因、冰毒成瘾者决策能力、认知能力方面的研究不多，这不利于指导我国的戒毒实践活动，因为不同成瘾药物引发的决策缺陷有所不同。其次，研究者运用非侵入性脑刺激来进行成瘾干预时大多选择 DLPFC 脑区，虽然我们不否认 DLPFC 在决策中起到了不可替代的作用，但如本文论证，OFC/VMPFC 同样对决策功能十分重要，OFC 是成瘾者奖赏加工、价值评判的核心区域，VMPFC 是躯体内感信号产生的核心区域，在整合情感与认知信息方面具有重要作用，这些脑区对个体做出优势决策十分重要。目前对上述两个脑区实施干预以提升成瘾者决策能力的研究不多。这些不足从反面说明非侵入性脑刺激在成瘾治疗方面有广阔的施展空间，结合认知训练等技术会让决策缺陷和成瘾干预工作展现出新的面貌。

参考文献

[1] Verdejo-García A, Pérezgarcía M. Substance abusers' self-awareness of the neurobehavioral consequences of addiction[J]. Psychiatry Research, 2008, 158(2): 172-180.

[2] Petry NM. Discounting of money, health, and freedom in substance abusers and controls[J]. Drug and Alcohol Dependence, 2003, 71(2): 133-141.

[3] Tschernegg M, Pletzer B, Schwartenbeck P, et al. Impulsivity relates to striatal gray matter volumes in humans: Evidence from a delay discounting paradigm[J]. Frontiers in Human Neuroscience, 2015, 9(2): 384.

[4] Fridberg DJ, Queller S, Ahn WY, et al. Cognitive mechanisms underlying risky decision-making in chronic cannabis users[J]. Journal of Mathematical Psychology, 2010, 54(1): 28-38.

[5] Verdejo-García A, Bechara A. A somatic marker theory of addiction[J]. Neuropharmacology, 2009, 56(1): 48-62.

[6] Stoops WW, Kearns DN. Decision-making in addiction: Current knowledge, clinical implications and future directions[J]. Pharmacology Biochemistry and Behavior, 2018, 164: 1-3.

[7] Baler RD, Volkow ND. Drug addiction: The neurobiology of disrupted self-control[J]. Trends in Molecular Medicine, 2006, 12(12): 559-566.

[8] Guttman Z, Moeller SJ, London ED. Neural underpinnings of maladaptive decision-making in addictions[J]. Pharmacology Biochemistry and Behavior, 2017, 164: 84-98.

[9] Stevens L, Betanzos-Espinosa P, Crunelle CL, et al. Disadvantageous decision-making

as a predictor of drop-out among cocaine-dependent individuals in long-term residential treatment[J]. Frontiers in Psychiatry, 2013, 4(1): 149.

[10] Wilson M, Vassileva J. Neurocognitive and psychiatric dimensions of hot, but not cool, impulsivity predict HIV sexual risk behaviors among drug users in protracted abstinence[J]. The American Journal of Drug and Alcohol Abuse, 2016, 42(2): 231-241.

[11] Shulman EP, Smith AR, Silva K, et al. The dual systems model: Review, reappraisal, and reaffirmation[J]. Developmental Cognitive Neuroscience, 2016, 17: 103-117.

[12] Gowin JL, Mackey S, Paulus MP. Altered risk-related processing in substance users: Imbalance of pain and gain[J]. Drug & Alcohol Dependence, 2013, 132(1-2): 13-21.

[13] Broche-Pérez Y, Herrera Jiménez LF, Omar-Martínez E. Neural substrates of decision-making Bases neurales de la toma de decisiones[J]. Neurología, 2016, 31(5): 319-325.

[14] Fattore L, Diana M. Drug addiction: An affective-cognitive disorder in need of a cure[J]. Neuroscience & Biobehavioral Reviews, 2016, 65: 341-361.

[15] Knutson B, Greer SM. Anticipatory affect: Neural correlates and consequences for choice[J]. Philosophical Transactions of the Royal Society of London, 2008, 363(1511): 3771-3786.

[16] Moeller FG, Dougherty DM, Barratt ES, et al. The impact of impulsivity on cocaine use and retention in treatment[J]. Journal of Substance Abuse Treatment, 2001, 21(4): 193-198.

[17] Verdejo-Garcia A, Benbrook A, Funderburk F, et al. The differential relationship between cocaine use and marijuana use on decision-making performance over repeat testing with the Iowa gambling task[J]. Drug and Alcohol Dependence, 2007, 90(1): 2-11.

[18] Evenden JL. Varieties of impulsivity[J]. Psychopharmacology, 1999, 146(4): 348-361.

[19] Kjome KL, Lane SD, Schmitz JM, et al. Relationship between impulsivity and decision making in cocaine dependence[J]. Psychiatry Research, 2010, 178(2): 299-304.

[20] Ersche KD, Clark L, London M, et al. Profile of executive and memory function associated with amphetamine and opiate dependence[J]. Neuropsychopharmacology Official Publication of the American College of Neuropsychopharmacology, 2006, 31(5): 1036-1047.

[21] Hanson KL, Luciana M, Sullwold K. Reward-related decision-making deficits and elevated impulsivity among mdma and other drug users[J]. Drug and Alcohol Dependence, 2008, 96(1-2): 99-110.

[22] Verdejo-García AJ, Perales JC, Pérezgarcía M. Cognitive impulsivity in cocaine and heroin polysubstance abusers[J]. Addictive Behaviors, 2007, 32(5): 950-966.

[23] Fernie G, Peeters M, Gullo MJ, et al. Multiple behavioural impulsivity tasks predict prospective alcohol involvement in adolescents[J]. Addiction, 2013, 108(11): 1916-1923.

[24] Sheffer CE, Christensen DR, Landes R, et al. Delay discounting rates: a strong prognostic indicator of smoking relapse[J]. Addictive Behaviors, 2014, 39(11): 1682-1689.

[25] Barbey AK, Colom R, Grafman J. Dorsolateral prefrontal contributions to human intelligence[J]. Neuropsychologia, 2013, 51(7): 1361-1369.

[26] Camus M, Halelamien N, Plassmann H, et al. Repetitive transcranial magnetic stimulation over the right dorsolateral prefrontal cortex decreases valuations during food choices[J]. European Journal of Neuroscience, 2009, 30(10): 1980-1988.

[27] Krawczyk DC. Contributions of the prefrontal cortex to the neural basis of human decision

making[J]. Neuroscience & Biobehavioral Reviews, 2002, 26(6): 631-664.

[28] Bolla KI, Eldreth DA, London ED, et al. Orbitofrontal cortex dysfunction in abstinent cocaine abusers performing a decision-making task[J]. Neuroimage, 2003, 19(3): 1085-1094.

[29] Yuan K, Qin W, Dong MH, et al. Gray matter deficits and resting-state abnormalities in abstinent heroin-dependent individuals[J]. Neuroscience Letters, 2010, 482(2): 101-105.

[30] Moreno-López L, Stamatakis EA, Fernández-Serrano MJ, et al. Neural correlates of the severity of cocaine, heroin, alcohol, MDMA and cannabis use in polysubstance abusers: A resting-pet brain metabolism study[J]. PloS One, 2012, 7(6): e39830.

[31] Ríos-Bedoya CF, Snedecor SM, Pomerleau CS, et al. Association of withdrawal features with nicotine dependence as measured by the fagerstrom test for nicotine dependence (FTND)[J]. Addictive Behaviors, 2008, 33(8): 1086-1089.

[32] Hopko DR, Lejuez CW., Daughters SB, et al. Construct validity of the balloon analogue risk task (BART): Relationship with MDMA use by inner-city drugusers in residential treatment[J]. Journal of Psychopathology and Behavioral Assessment, 2006, 28(2): 95-101.

[33] Hanson KL, Thayer RE, Tapert SF. Adolescent marijuana users have elevated risk-taking on the balloon analog risk task[J]. Journal of Psychopharmacology, 2014, 28(11): 1080-1087.

[34] Abay KA, Mannering FL. An empirical analysis of risk-taking in car driving and other aspects of life[J]. Accident Analysis and Prevention, 2016, 97(10): 57-68.

[35] Dvorak RD, Merrill JE, Read JP, et al. Dimensions and severity of marijuana consequences: Development and validation of the marijuana consequences questionnaire (MACQ)[J]. Addictive Behaviors, 2012, 37(5): 613-621.

[36] Preuschoff K, Quartz SR, Bossaerts P. Human insula activation reflects risk prediction errors as well as risk[J]. Journal of Neuroscience, 2008, 28(11): 2745-2752.

[37] Fukunaga R, Brown JW, Bogg T. Decision making in the balloon analogue risk task (BART): Anterior cingulate cortex signals loss aversion but not the infrequency of risky choices[J]. Cognitive, Affective, & Behavioral Neuroscience, 2012, 12(3): 479-490.

[38] Paulus MP, Frank LR. Anterior cingulate activity modulates nonlinear decision weight function of uncertain prospects[J]. Neuroimage, 2006, 30(2): 668-677.

[39] Bjork JM, Momenan R, Smith AR, et al. Reduced posterior mesofrontal cortex activation by risky rewards in substance-dependent patients[J]. Drug and Alcohol Dependence, 2008, 95(1–2): 115-128.

[40] Bolla K, Ernst M, Kiehl K, et al. Prefrontal cortical dysfunction in abstinent cocaine abusers[J]. Journal of Neuropsychiatry and Clinical Neurosciences, 2004, 16(4): 456-464.

[41] Fishbein DH, Eldreth DL, Hyde C, et al. Risky decision making and the anterior cingulate cortex in abstinent drug abusers and nonusers[J]. Cognitive Brain Research, 2005, 23(1): 119-136.

[42] Hanlon CA, Wesley MJ, Stapleton JR, et al. The association between frontal-striatal connectivity and sensorimotor control in cocaine users[J]. Drug and Alcohol Dependence, 2011, 115(3): 240-243.

[43] Craig AD. How do you feel—now? The anterior insula and human awareness[J]. Nature Reviews Neuroscience, 2009, 10(1): 59-70.

[44] Crowley TJ, Dalwani MS, Mikulich-Gilbertson SK, et al. Risky decisions and their consequences: Neural processing by boys with antisocial substance disorder[J]. PLoS One, 2010, 5(9): e12835.

[45] Balodis IM, Potenza MN. Anticipatory reward processing in addicted populations: A focus on the monetary incentive delay task[J]. Biological Psychiatry, 2015, 77(5): 434-444.

[46] Torregrossa MM, Corlett PR, Taylor JR. Aberrant learning and memory in addiction[J]. Neurobiology of Learning and Memory, 2011, 96(4): 609-623.

[47] Noël X, Brevers D, Bechara A. A neurocognitive approach to understanding the neurobiology of addiction[J]. Current Opinion in Neurobiology, 2013, 23(4): 632-638.

[48] Kenny PJ, Polis I, Koob GF, et al. Low dose cocaine self-administration transiently increases but high dose cocaine persistently decreases brain reward function in rats[J]. European Journal of Neuroscience, 2003, 17(1): 191-195.

[49] Diekhof EK, Falkai P, Gruber O. Functional neuroimaging of reward processing and decision-making: A review of aberrant motivational and affective processingin addiction and mood disorders[J]. Brain Research Reviews, 2008, 59(1): 164-184.

[50] 程九清, 陆燕红, 韩晓东, 等. 海洛因成瘾者决策障碍及其行为机制的研究——短视行为及冲动、强迫和吸毒史在决策中的作用.Editorial Board of Neuro science Bulletin.(eds.) Proceedings of the 8th Biennial Conference of the Chinese Society for Neuroscience(pp.442-443)[J]. Science Press, 2009, Beijing,China.

[51] Kringelbach ML, O'Doherty J, Rolls ET, et al. Activation of the human orbitofrontal cortex to a liquid food stimulus is correlated with its subjective pleasantness[J]. Cerebral Cortex, 2003, 13(10): 1064-1071.

[52] Rosenbloom MH, Schmahmann JD, Price BH, et al. The functional neuroanatomy of decision-making[J]. The Journal of Neuropsychiatry and Clinical Neurosciences, 2012, 24(3): 266-277.

[53] Chase HW, Eickhoff SB, Laird AR., et al. The neural basis of drug stimulus processing and craving: an activation likelihood estimation meta-analysis[J]. Biological Psychiatry, 2011, 70(8): 785-793.

[54] Lau B, Glimcher PW. Dynamic response-by-response models of matching behavior in rhesus monkeys[J]. Journal of the Experimental Analysis of Behavior, 2005, 84(3): 555-579.

[55] Knutson B, Bjork JM, Fong GW, et al. Amphetamine modulates human incentive processing[J]. Neuron, 2004. 43(2): 261-269.

[56] Nestor L, Hester R, Garavan H. Increased ventral striatal bold activity during non-drug reward anticipation in cannabis users[J]. Neuroimage, 2010, 49(1): 1133-1143.

[57] Hyatt CJ, Assaf M, Muska CE, et al. Reward-related dorsal striatal activity differences between former and current cocaine dependent individuals during an interactive competitive game[J]. PloS One, 2012, 7(5): e34917.

[58] Samejima K, Ueda Y, Doya K, et al. Representation of action-specific reward values in the striatum[J]. Science, 2005, 310(5752): 1337-1340.

[59] Jia Z, Worhunsky PD, Carroll KM, et al. An initial study of neural responses to monetary incentives as related to treatment outcome in cocaine dependence[J]. Biological Psychiatry, 2011, 70(6): 553-560.

[60] Yamamoto DJ, Reynolds J, Krmpotich T, et al. Temporal profile of fronto-striatal-limbic activity during implicit decisions in drug dependence[J]. Drug and Alcohol Dependence, 2014, 136(1): 108-114.

[61] Cheetham A, Allen NB, Yücel M, et al. The role of affective dysregulation in drug addiction[J]. Clinical Psychology Review, 2010, 30(6): 621-634.

[62] Bechara A, Damasio AR, Damasio H, et al. Insensitivity to future consequences following damage to human prefrontal cortex[J]. Cognition, 1994, 50(1-3): 7-15.

[63] Bechara A. Decision making, impulse control and loss of willpower to resist drugs: A neurocognitive perspective[J]. Nature Neuroscience, 2005, 8(11): 1458-1463.

[64] Bechara A, Damasio H. Decision-making and addiction (part i): Impaired activation of somatic states in substance dependent individuals when pondering decisions with negative future consequences[J]. Neuropsychologia, 2002, 40(10): 1675-1689.

[65] Wesley MJ, Hanlon CA, Porrino LJ. Poor decision-making by chronic marijuana users is associated with decreased functional responsiveness to negative consequences[J]. Psychiatry Research: Neuroimaging, 2011, 191(1): 51-59.

[66] De Martino B, Camerer CF, Adolphs R. Amygdala damage eliminates monetary loss aversion[J]. Proceedings of the National Academy of Sciences of the United States of America, 2010, 107(8): 3788-3792.

[67] Zalla T, Koechlin E, Pietrini P, et al. Differential amygdala responses to winning and losing: A functional magnetic resonance imaging study in humans[J]. European Journal of Neuroscience, 2000, 12(5): 1764-1770.

[68] Nacewicz BM, Dalton KM, Johnstone T, et al. Amygdala volume and nonverbal social impairment in adolescent and adult males with autism[J]. Archives of General Psychiatry, 2006, 63(12): 1417-1428.

[69] Davis M, Whalen PJ. The amygdala: Vigilance and emotion[J]. Molecular Psychiatry, 2001, 6(1): 13-34.

[70] Craig AD. Once an island, now the focus of attention[J]. Brain Structure & Function, 2010, 214(5-6): 395-396.

[71] Sridharan D, Levitin DJ, Menon V. A critical role for the right fronto-insular cortex in switching between central-executive and default-mode networks[J]. Proceedings of the National Academy of Sciences of the United States of America, 2008, 105(34): 12569-12574.

[72] Li XR, Lu ZL, D'Argembeau A, et al. The Iowa gambling task in fMRI images[J]. Human Brain Mapping, 2010, 31(3): 410-423

[73] Bechara A, Damasio A. The somatic marker hypothesis: a neural theory of economic decision[J]. Games and Economic Behavior, 2005, 52(2): 336-372.

[74] Shenhav A, Botvinick MM, Cohen JD. The expected value of control: an integrative theory of anterior cingulate cortex function[J]. Neuron, 2013, 79(2): 217−240.

[75] Droutman V, Stephen SJ, Bechara A. Revisiting the role of the insula in addiction[J]. Trends in Cognitive Sciences, 2015, 19(7): 414-420.

[76] Paulus MP, Stewart JL. Interoception and drug addiction[J]. Neuropharmacology, 2014, 76(1): 342-350.

[77] Stewart JL, May AC, Poppa T, et al. You are the danger: Attenuated insula response in methamphetamine users during aversive interoceptive decision-making[J]. Drug and Alcohol Dependence, 2014, 142(1): 110-119.

[78] Ersche KD, Turton AJ, Chamberlain SR, et al. Cognitive dysfunction and anxious-impulsive personality traits are endophenotypes for drug dependence[J]. Am. J. Psychiatry, 2012, 169(9): 926–936.

[79] Gardini S. Venneri A. Reduced grey matter in the posterior insula as a structural vulnerability or diathesis to addiction[J]. Brain Research Bulletin. 2012, 87(2-3): 205-211.

[80] Lopez-Larson MP, Bogorodzkid P, Rogowskae J, et al. Altered prefrontal and insular cortical thickness in adolescent marijuana users[J]. Behavioural Brain Research. 2011, 220(1): 164-172.

[81] Robertson IH, Garavan H. Vigilant attention. In M. Gazzaniga (Ed.)[J]. The new cognitive neurosciences (pp.563-578). Cambridge, 2000, MIT Press.

[82] Robertson IH, Levine B, Manly T. Goal management training[J]. Baycrest Rotman Research Institute, 2005.

[83] Brantley J, Kabat-Zinn J. Calming your anxious mind: How mindfulness and compassion can free you from anxiety, fear and panic[J]. New Harbinger Publications, 2007.

[84] Yao YW, Chen PR, Li CSR, Hare, et al. Combined reality therapy and mindfulness meditation decrease intertemporal decisional impulsivity in young adults with internet gaming disorder[J]. Computers in Human Behavior, 2017, 68(5): 210-216.

[85] Tang YY, Posner MI, Rothbart MK, et al. Circuitry of self-control and its role in reducing addiction[J]. Trends in Cognitive Sciences, 2015, 19(8): 439-444.

[86] Slagter HA, Lutz A, Greischar LL, et al. Mental training affects distribution of limited brain resources[J]. PLoS Biology, 2007, 5: e138.

[87] Cohenkdoshay O, Meiran N. The representation of instructions operates like a prepared reflex: Flanker compatibility effects found in first trial following S-R instructions[J]. Experimental Psychology, 2009, 56(2): 128-133.

[88] McConnell PA, Froeliger B. Mindfulness, mechanisms and meaning: Perspectives from the cognitive neuroscience of addiction[J]. Psychological Inquiry, 2015, 26(4): 349-357.

[89] Alfonso JP, Caracuel A, Delgado-Pastor LC, et al. Combined goal management training and mindfulness meditation improve executive functions and decision-making performance in abstinent polysubstance abusers[J]. Drug and Alcohol Dependence, 2011, 117(1): 78-81.

[90] Valls-Serrano C, Caracuel A, Verdejo-Garcia A. Goal management training and mindfulness meditation improve executive functions and transfer to ecological tasks of daily life in polysubstance users enrolled in therapeutic community treatment[J]. Drug and Alcohol Dependence, 2016, 165(1): 9-14.

[91] Nitsche MA, Paulus W. Excitability changes induced in the human motor cortex by weak transcranial direct current stimulation[J]. Journal of Physiology, 2000, 527(3): 633-639.

[92] Weber MJ, Messing SB, Rao H, et al. Prefrontal transcranial direct current stimulation alters activation and connectivity in cortical and subcortical reward systems: A tDCS-fMRI study[J]. Hum. Brain Mapp, 2014, 35(8): 3673-3686.

[93] Merzagora AC, Foffani G, Panyavin I, et al. Prefrontal hemodynamic changes produced by anodal direct current stimulation[J]. Neuroimage, 2010, 49(3): 2304-2310.

[94] Fecteau S, Knoch D, Fregni F, et al. Diminishing risk-taking behavior by increasing activity in the right prefrontal cortex: A direct current stimulation study[J]. Journal of Neuroscience, 2007, 27(46): 12500-12505.

[95] Gilmore CS, Dickmann PJ, Nelson BG, et al. Transcranial direct current stimulation (tDCS) paired with a decision-making task reduces risk-taking in a clinically impulsive sample[J]. Brain Stimulation, 2017, 11(2): 302-309.

[96] Gorini A, Lucchiari C, Russell-Edu W, et al. Modulation of risky choices in recently abstinent dependent cocaine users: A transcranial direct-current stimulation study[J]. Frontiers in Human Neuroscience, 2014, 8: 661-661.

[97] Clark L, Cools R, Robbins TW. The neuropsychology of ventral prefrontal cortex: Decision-making and reversal learning[J]. Brain and Cognition, 2004, 55(1): 41-53.

[98] Ouellet J, McGirr A, Eynde FVD, et al. Enhancing decision-making and cognitive impulse control with transcranial direct current stimulation (tDCS) applied over the orbitofrontal cortex (OFC): A randomized and sham-controlled exploratory study[J]. Journal of Psychiatric Research, 2015, 69: 27-34.

[99] Rachid F, Bertschy G. Safety and efficacy of repetitive transcranial magnetic stimulation in the treatment of depression: A critical appraisal of the last 10 years[J]. Neurophysiologie Clinique/Clinical Neurophysiology, 2006, 36(3): 157-183.

[100]Muellbacher W, Ziemann U, Boroojerdi B, et al. Effects of low-frequency transcranial magnetic stimulation on motor excitability and basic motor behavior[J]. Clinical Neurophysiology, 2000, 111(6): 1002-1007.

[101]Zanto TP, Rubens MT, Arul T, et al. Causal role of the prefrontal cortex in top-down modulation of visual processing and working memory[J]. Nature Neuroscience, 2011, 14(5): 656-661.

[102]Knoch D, Treyer V, Regard M, et al. Lateralized and frequency-dependent effects of prefrontal rtms on regional cerebral blood flow[J]. Neuroimage, 2006, 31(2): 641-648.

[103]Figner B, Knoch D, Johnson EJ, et al. Lateral prefrontal cortex and self-control in intertemporal choice[J]. Nature Neuroscience, 2010, 13(5): 538-539.

[104]Fecteau S, Agosta S, Hone-Blanchet A, et al. Modulation of smoking and decision-making behaviors with transcranial direct current stimulation in tobacco smokers: a preliminary study[J]. Drug and Alcohol Dependence, 2014, 140(1): 78-84.

[105]Wittkuhn L, Eppinger B, Bartsch LM, et al. Repetitive transcranial magnetic stimulation over dorsolateral prefrontal cortex modulates value-based learning during sequential decision-making[J]. Neuroimage, 2017, 167(15): 384-395.

[106]Houben K, Nederkoorn C, Wiersb RW, et al. Resisting temptation: Decreasing alcohol-related affect and drinking behavior by training response inhibition[J]. Drug and Alcohol Depend, 2011, 116 (1-3): 132-136.

[107]Wiers RW, Gladwin TE, Hofmann W, et al. Cognitive bias modification and cognitive control training in addiction and related psychopathology: mechanisms, clinical perspectives,

andways forward[J]. Clinical Psychological Science, 2013, 1(2): 192-212.

[108]Wang YJ, Shen Y, Cao XY, et al. Transcranial direct current stimulation of the frontal-parietal-temporal area attenuates cue-induced craving for heroin[J]. Journal of Psychiatric Research, 2016, 79: 1-3.

[109]Su H, Zhong N, Gan H, et al. High frequency repetitive transcranial magnetic stimulation of the left dorsolateral prefrontal cortex for methamphetamine use disorders: A randomised clinical trial[J]. Drug and Alcohol Dependence, 2017, 175: 84-91.

[110]Javadi AH, Walsh V. Transcranial direct current stimulation (tDCS) of the left dorsolateral prefrontal cortex modulates declarative memory[J]. Brain Stimulation, 2012, 5(3): 231-241.

[111]Trumbo MC, Matzen LE, Coffman BA, et al. Enhanced working memory performance via transcranial direct current stimulation: The possibility of near and far transfer[J]. Neuropsychologia, 2016, 93(1): 85-96.

第二节 虚拟和真实金钱奖赏幅度对海洛因成瘾者风险决策的影响

一、研究概述

风险决策（risky decision-making）是指个体在面对两个或两个以上不确定的结果选项时进行权衡，从而做出判断和抉择的过程[1]。与决策相关的研究通常都伴随着一定的金钱奖赏，这是因为金钱具有一定的社会属性，能够最大程度地提供与现实相近的决策情景。对于金钱奖赏幅度（高、中、低）进行操纵来考察个体认知加工特点的实验研究尤为常见[2]。研究发现，金钱奖赏幅度会影响个体的风险决策。如，在概率折扣任务中，被试对低额奖赏的折扣率要小于高额奖赏，时间折扣任务则刚好与之相反[3]。另有研究对 IGT 任务中盈利牌和亏损牌的立即奖赏幅度差异进行操纵后发现，当奖赏幅度的差异降低时，被试会更少地选择亏损牌来获得更大的金钱奖励。反之，当奖赏幅度的差异增大时，被试则会更多地选择亏损牌从而导致更大的金钱损失[4]。这表明在风险决策过程中，个体在低额金钱奖赏条件下更易做出风险规避行为，而在高额金钱奖赏条件下则易做出风险寻求行为。但是，部分研究的结果却与之相反，个体的风险偏好会随着奖赏幅度的增加而减小[5]。进一步的研究发现，金钱奖赏幅度对风险决策的影响可能会受到奖赏类型的调节，真实奖赏条件下的幅度增大时，被试会表现出更高的风险行为，虚拟奖赏条件下的行为变化并不会受到奖赏幅度的影响[6~7]。考虑到已有研究在考察奖赏幅度与风险决策关系时的结果存在不一致，且尚未有研究以特殊被试为研究对象探究真实奖赏和虚拟奖赏情景中的风险决策特征，本研究拟对此进行补充。其原因是，决策加工涉及环境刺激的奖赏价值或者情感效价，评估潜在选项的奖赏或惩罚，整合潜在积极或消极结果信息，并最终做出选择行为等过程[8]，毒品滥用者的奖赏加工受损，其对奖赏幅度的变化相较于正常人更不敏感[9~10]，进一步以毒品滥用者为研究对象考察奖赏幅度对其风险决策影响不仅是对以往研究的拓展，而且能够更好地了解毒品滥用者的风险决策特征。

气球模拟风险任务[11]（BART, Balloon Analogue Risk Task）是近年来研究人员开发出的一种更接近现实生活中真实风险决策的认知任务。被试通过不断按键让气球体积变大，每一次按键伴随着累积更高的收益或者更大风险的损失。与DDT、IGT和CGT相比，BART因为其较高的生态效度以及较多的行为指标受到研究者的青睐[7]。更为重要的是，该程序能够比较容易地通过操纵奖赏幅度来探究被试在不同奖赏条件下的风险决策行为[5]。目前国内外已有多项研究使用BART对不同人群的风险决策进行探究。如Lejuez等人[11]最早以吸烟者和非吸烟者为被试，验证了BART的有效性；Fein等人[12]通过事件相关电位考察了酒精使用人员与正常人在风险决策过程中的电生理差异；Crowley等人[13]探讨了同时具有反社会行为和成瘾行为的青少年与一般青少年脑区激活的不同；Hevey等人[14]比较了抑郁症患者和正常控制组被试之间的风险决策状况；田录梅等人[15]（2018）探究了同伴在场和自尊水平对青少年冒险行为的影响。少有研究使用BART来探究毒品滥用者的风险决策[16~17]，仅有的研究也并未深入考察金钱奖赏幅度和金钱奖赏类型对毒品成瘾者风险决策的影响。

综上所述，本研究以海洛因成瘾者作为研究对象，使用BART全面探究金钱奖赏对海洛因成瘾者风险决策的影响。实验一使用了虚拟金钱奖赏类型，其主要目的是探究海洛因成瘾者与正常人在1分和25分虚拟金钱奖赏条件下的风险决策差异。实验二使用了真实金钱奖赏类型，其主要目的是探究海洛因成瘾者与正常人在1分和25分真实奖赏条件下的风险决策差异。

二、实验一

（一）方法

1. 被试

研究共选取被试64名，其中戒断期男性海洛因成瘾者33名，均来自甘肃省兰州市某强制戒毒所。年龄在19~54岁之间（平均年龄40.94±9.74岁）。文化程度文盲/半文盲2人，小学8人，初中20人，高中/职高/中专/技校2人，大专1人。满足DSM-IV阿片类药物依赖诊断标准。初次吸食海洛因的平均年龄为25.94±7.76岁，本次入所戒断时长为 14.09 ± 6.43 月。对照组男性被试 31 名，通过口头和广告两种方式招募，无毒品使用史。年龄在 18~52 岁之间（平均年龄 40.45 ± 9.10 岁）。文化程度小学 9 人，初中 17 人，高中 / 职高 / 中专 / 技校 5 人。所有被试均为右利手，视力或矫正视力对照，无色觉障碍，无既往精神病史或心血管疾病。经统计检验，两组被试的年龄无显著性差异，t（62）= 0.21，$p > 0.05$，文化程度也无显著性差异，$\chi^2 = 4.05$，$p > 0.05$。

2. 实验设计

研究采用 2（被试类型：海洛因成瘾组、对照被试组）× 2（奖赏幅度：1 分钱、25 分钱）的两因素混合实验设计。其中，被试类型是组间变量，奖赏幅度是组内变量。因变量是未爆破气球平均按键次数、爆破气球个数。

3. 实验程序

电脑屏幕中央最先呈现一个气球，气球下方有"当前气球收益""前次气球收益"和"总收益"三个标签。被试需要按"1"键给气球充气，每按一次"1"键气球会扩大 0.3cm，并获得相应奖赏条件下的金钱数额，同时，"当前气球收益"会显示当前按键后的收益总额。随着按"1"键次数的增加，气球会逐渐变大，当前气球收益相应也会增加。每个气球可被充气的次数介于 1~128 次，每个气球爆破点也处于 1~128 次之间，平均爆破点为 64 次。被试在按键吹气球的过程中，可以随时停止按键，按"5"键把当前气球收益保存到总收益。如果被试按"1"键的次数达到气球的爆破点，气球就会爆炸，那么"当前气球收益"就会显示为零，并从总收益中减去当前气球爆破之前的累积收益。吹爆气球或点击"保存当前收益"，该试次就会结束。随后会呈现另一个气球开始新的试次，直至实验结束（见图 4-1）。正式实验开始前，被试需要完成预实验的练习以保证被试完全理解实验任务。

实验一共包括 60 个气球，1 分奖赏条件和 25 分奖赏条件下各 30 个气球。两种奖赏条件的呈现顺序在被试之间进行平衡，目的是减少练习效应和顺序效应。同时，被试在两种奖赏条件之间会获得短暂的休息以减少疲劳效应。尽管本研究使用的是虚拟奖赏，但是要求被试将实验中获得的奖励想象为真实金钱奖赏，并尽可能多的获取盈利。被试同意进行实验后签署知情同意书。

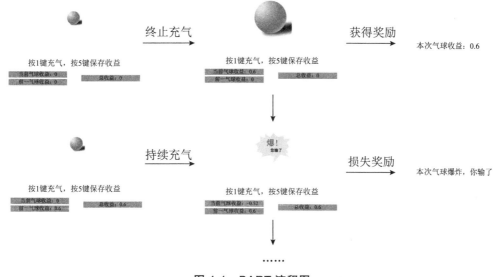

终止充气 → 获得奖励

按1键充气，按5键保存收益

本次气球收益：0.6

按1键充气，按5键保存收益

持续充气 → 损失奖励

按1键充气，按5键保存收益

本次气球爆炸，你输了

爆！
您输了

······

图 4-1　BART 流程图

（二）结果

首先，研究对未爆破气球平均按键次数进行 2（奖赏幅度：1 分钱、25 分钱）× 2（被试类型：海洛因成瘾组、对照被试组）的重复测量方差分析，结果发现，奖赏幅度主效应显著，$F(1,62)=25.59$，$p<0.001$，$\eta_p^2=0.2$，1 分奖赏条件下的未爆破气球平均按键次数小于 25 分奖赏条件（$p<0.001$）；被试类型主效应显著，$F(1,62)=6.99$，$p<0.05$，$\eta_p^2=0.10$，海洛因成瘾者未爆破气球按键次数高于对照组被试（$p<0.05$）；奖赏幅度和被试类型交互作用不显著，$F(1,62)=0.65$，$p>0.05$（见图 4-2）。

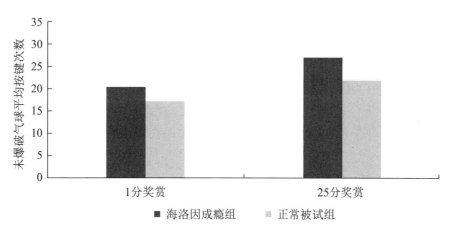

图 4-2　两组被试在虚拟奖赏 1 分 /25 分收益下未爆气球平均按键次数

其次，研究对爆破气球个数进行 2（奖赏幅度：1 分钱、25 分钱）× 2（被试类型：海洛因成瘾组、对照被试组）的重复测量方差分析，结果发现，奖赏幅度主效应显著，

F（1,62）= 15.10，$p < 0.001$，$\eta_p^2 = 0.20$，1 分奖赏条件下的爆破气球个数少于 25 分奖赏条件（$p < 0.001$）；被试类型主效应显著，F（1,62）= 7.45，$p < 0.01$，$\eta_p^2 = 0.11$，海洛因成瘾者的爆破气球个数多于对照组被试（$p < 0.01$）；奖赏幅度和被试类型交互作用不显著，F（1,62）= 0.002，$p > 0.05$（见图 4-3）。

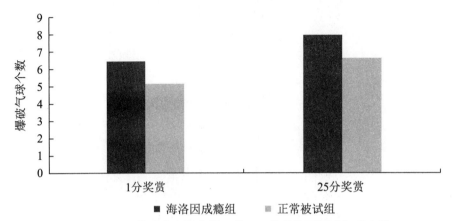

图 4-3　两组被试在虚拟奖赏 1 分 /25 分收益下爆破气球个数

实验一结果显示，海洛因成瘾者未爆破气球平均按键次数以及爆破气球个数显著高于对照组被试，说明了海洛因成瘾者具有更高的风险偏好水平，其在行为决策中往往会忽视潜在风险，追求及时性的奖励。这与其他物质成瘾者的研究结果相一致，即使是长期戒断后的海洛因成瘾者其决策功能依然存在损伤[18~20]。此外，实验发现，25 分奖赏条件下的未爆破气球平均按键次数以及爆破气球个数显著高于 1 分奖赏，说明个体的风险决策模式会受到奖赏幅度的影响，其在高额的虚拟奖赏条件下更容易表现出风险偏好。鉴于已有研究对真实奖赏和虚拟奖赏是否能够引发相同的决策行为存在争议，实验二将使用真实的金钱奖赏来考察海洛因成瘾者和对照组被试的风险偏好差异，进一步探究奖赏幅度与被试类型之间的关系。

三、实验二

（一）方法

1. 被试

研究共选取被试 82 名，其中戒断期男性海洛因成瘾者 42 名，均来自甘肃省兰州市某强制戒毒所。年龄在 28~60 岁之间（平均年龄 47.52 ± 6.88 岁）。文化程度文盲 / 半文盲 3 人，小学 13 人，初中 17 人，高中 / 职高 / 中专 / 技校 8 人，大专 1 人。满足 DSM-Ⅳ 阿片类药物依赖诊断标准。初次吸毒的平均年龄为 33.40 ± 9.82 岁，本次入所戒断时长为 13.71 ± 7.15 月。对照组男性被试 40 人,通过口头和广告两种方式招募,无毒品使用史。年龄在 27~60 岁之间(平均年龄 48 ± 8.06 岁)。文化程度文盲 / 半文盲 1 人,小学 5 人,初中 17 人,高中 / 职高 / 中专 / 技校 14 人,大专 1 人,大学 2 人。所有被试均为右利手,视力或矫正视力对照,无色觉障碍,无既往精神病史或心血管疾病。经统计检验,两组被试的年龄无显著性差异,$t(80) = -0.29$,$p > 0.05$,文化程度也无显著性差异,$\chi^2 = 7.87$,$p > 0.05$)。实验二被试和实验一被试无一重复。

2. 实验设计

同实验一。

3. 实验程序

基本同实验一。不同之处在于,实验开始之前,主试会告知被试本研究使用的是真实金钱奖赏,实验任务结束后,主试会根据被试在实验任务中获得的奖赏总额进行换算,被试的盈利越多,最终获得报酬就越多。实验二根据被试的行为表现设置了四个奖赏等级:60 以下获得 5 元现金奖励,60~80 获得 10 元现金奖励,80~100 获得 15 元现金奖励,110 以上获得 20 元现金奖励。被试事先并不知道具体的折扣方式,他们只需要尽可能让自己的收益最大,实验最后每名被试平均获得 14.43 元现金奖励。

(二)结果

同样,研究首先对未爆破气球平均按键次数进行 2(奖赏幅度:1 分钱、25 分钱)× 2(被试类型:海洛因成瘾组、对照被试组)的重复测量方差分析,结果发现,奖赏幅度主效应边缘显著,$F(1,80) = 3.22$,$p = 0.077$,$\eta_p^2 = 0.04$,1 分奖赏条件下的未爆破气球平均按键次数大于 25 分奖赏条件($p > 0.05$);被试类型主效应显著,$F(1,80) = 6.33$,$p < 0.05$,$\eta_p^2 = 0.07$,海洛因成瘾者未爆破气球按键次数低于对照组被试($p = 0.014$);奖赏幅度和被试类型交互作用不显著,$F(1,80) = 1.52$,$p > 0.05$(图 4-4)。

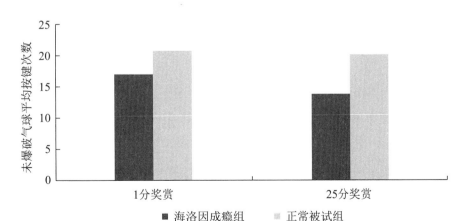

图 4-4　两组被试在真实奖赏 1 分 /25 分收益下未爆气球平均按键次数

其次，研究对爆破气球个数进行 2（奖赏幅度：1 分钱、25 分钱）×2（被试类型：海洛因成瘾组、对照被试组）的重复测量方差分析，结果发现，奖赏幅度主效应显著，$F_{(1,80)} = 4.16$，$p < 0.05$，$\eta_p^2 = 0.05$，1 分奖赏条件下的爆破气球个数多于 25 分奖赏条件（$p < 0.05$）；被试类型主效应显著，$F_{(1,80)} = 4.14$，$p < 0.05$，$\eta_p^2 = 0.05$，海洛因成瘾者的爆破气球个数低于对照组被试（$p < 0.05$）；奖赏幅度和被试类型交互作用不显著，$F_{(1,80)} = 1.24$，$p > 0.05$（图 4-5）。

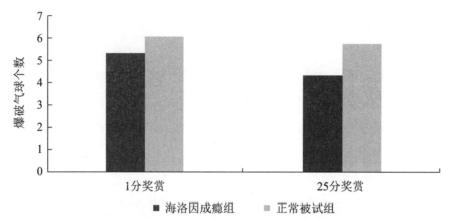

图 4-5　两组被试在真实奖赏 1 分 /25 分收益下爆破气球个数

实验二结果显示，海洛因成瘾者未爆破气球平均按键次数以及爆破气球个数显著低于对照组被试，说明了海洛因成瘾者相较于对照人风险偏好水平降低，即海洛因成瘾者面对风险选项反而更为谨慎。此外，实验还发现，1 分奖赏条件下的未爆破气球平均按键次数以及爆破气球个数显著高于 25 分奖赏，说明在真实奖赏任务中，随着奖赏幅度的增加，海洛因成瘾者和对照组被试的风险偏好水平都有所降低，结果与已有的研究相一致 [5, 21]。

四、讨论

首先，真实奖赏和虚拟奖赏是否能够诱发个体相同的行为决策模式历来存在争议，目前已有多项研究对个体在真实奖赏和虚拟奖赏情景下的决策行为进行比较。早期的行为实验研究结果发现，被试在真实奖赏和虚拟奖赏条件下的延迟折扣率无显著差异，表明虚拟奖赏和真实奖赏对于探究个体的冲动性决策具有相同的生态效度 [21]。随后的研究同样证实了这一结论 [22]。进一步的神经影像学结果显示，个体在真实奖赏和虚拟奖赏条件下前扣带回，纹状体，后扣带回以及前额皮层激活无显著差异 [23]。上述研究主要考察金钱奖赏类型对冲动性决策的影响，新近研究在探讨金钱奖赏类型与风险决策的关系时，其结果与以往研究并不一致。研究发现，在 BART 任务中，与虚拟奖赏相比，个体在真实奖赏条件下未爆破气球按键次数明显更少[7]，且个体在真实奖赏条件下的负性反馈之后表现出更大的反馈相关负波[21]（feedback-related negativity, FRN），这说明真实奖赏条件下的金钱损失会增加个体的负面情绪，与之相应的风险偏好行为进一步减少。本研究结果在一定程度上支持了近来关于风险决策的实验研究。

但是，本研究部分结果与前人的研究存在不一致。Bornovalova 等人[5] 使用 BART 考察了 3 种不同真实金钱奖赏幅度（1 分，5 分，25 分）下被试的风险偏好水平差异，结果表明，当奖赏幅度增加时，被试表现出显著降低的风险偏好。徐四华等人[7] 研究进一步指出，真实奖赏条件下的风险偏好随着金钱奖赏幅度的增加而减少，虚拟奖赏条件下的风险偏好并不会随着奖赏幅度的变化而降低。之后的 ERP 研究结果同样发现，相较于小额的真实奖赏，被试在大额真实奖赏条件下面临消极反馈时表现出更大的 FRN 成分。然而，这种差异在虚拟奖赏条件下并未出现[6]。本研究证实了这一观点，无论是海洛因成瘾者还是对照组被试在真实奖赏风险决策任务中，个体的风险偏好水平会随着奖赏幅度的增加而降低。尽管如此，少许的研究结果同样发现，个体的风险偏好会随着奖赏幅度的增加而升高[3][4]，引起这一差异的主要原因可能是实验任务以及奖赏额度大小的不同。与本研究结果相符的各项实验研究使用了 BART，且伴随着更接近真实环境的小额金钱奖励刺激。然而，其他研究则使用了概率折扣任务和 IGT 两种经典实验范式，该类任务通常伴随高额金钱奖励刺激。有研究指出，延迟折扣任务中的高额奖励脱离真实情境，因此个体会低估金钱奖赏的真实价值[24]。所以，不同金钱奖赏条件下诱发的动机性差别可能是影响他们风险决策模式的主要原因。本研究的另一结果也为此假设提供了证据，即被试在虚拟奖赏条件下的风险偏好随着奖赏幅度的增加而增加。此外，如前文所述，已有研究表明，真实奖赏条件下的风险决策行为受到奖赏幅度的调节，虚拟奖赏条件下的奖赏幅度对被试的风险决策行为没有影响[7][6]。本研究结果与其不一致的原因可能是选择被试的不同，已有研究以在校大学生为被试，相较于本研究中的成年人被试他们在行为决策中更加合理，因而奖赏幅度的差异并不显著。

其次，本研究结果发现，在虚拟奖赏条件下，海洛因成瘾者风险偏好水平高于正常人，然而在真实奖赏条件下，海洛因成瘾者的风险偏好却低于正常人。这与已有研究结果存在不一致。已有研究使用不同的实验任务对不同类型物质成瘾者进行探究，结果均表明成瘾个体的风险决策模式与对照被试相比更多倾向于风险选项，如选择大额但不可能获得的奖赏而不是小额的极有可能获得的奖赏[18]，这一观点同样得到了

BART 任务的支持。如 Lejuez 等人[11] 使用 BART 发现吸烟者的未爆破气球按键次数明显高于非吸烟者。另外，Hanson 等人[25] 研究发现，大麻成瘾者相比对照组被试爆破气球个数更多。以往与此相似的研究也大都使用真实的金钱奖赏，且研究结果比较一致。本研究使用了真实金钱奖赏，结果并没有发现海洛因成瘾者的风险偏好高于正常人，原因可能是，本研究所选取的被试属于强制隔离戒毒人员，他们对金钱的价值感知相较于正常人更高，换言之，同等金钱对于强制隔离海洛因成瘾者而言具有更大的交换价值，因而他们更为谨慎，表现出更低的风险偏好。虚拟奖赏对于两组被试具有同等意义，则更准确地反映了海洛因成瘾者和对照组被试的风险决策差异。以往研究较多使用高额虚拟奖赏来考察物质成瘾者的决策特征[13]，可见，使用虚拟奖赏对于评估物质成瘾者的风险决策，尤其是特殊环境下成瘾者的风险决策仍然具有重要意义。

最后，无论真实奖赏条件还是虚拟奖赏条件，本研究均未发现金钱奖赏幅度对海洛因成瘾者和对照组被试的风险决策模式影响存在任何差异，原因可能有两方面：一方面可能是海洛因成瘾者的金钱奖赏敏感性随着戒断时长的增加显示出一定水平的恢复[26]，从而表现出与正常人相同的风险决策模式；另一方面可能是本研究仅从行为层面探讨了奖赏幅度对两组被试的风险决策影响，考虑到行为指标反应不够敏感，因此并未观测到奖赏幅度对两组被试风险决策影响的差异。

五、结论

个体的风险决策受到金钱奖赏类型和金钱奖赏幅度的影响。虚拟奖赏情景和真实金钱奖赏情景对个体的影响不同，即两组被试的风险偏好水平随着虚拟奖赏幅度的增加而升高，但是其风险偏好水平随着真实奖赏幅度的增加反而降低。同时，海洛因成瘾者的虚拟奖赏风险偏好水平高于对照组被试；而真实奖赏风险偏好水平低于对照组被试。

参考文献

[1] Kahneman D, Tversky A. Prospect theory: An analysis of decision under risk[J]. Econometrica, 1979, 47(2) : 263-291.

[2] 纪丽燕，陈宁轩，丁锦红，等 .(2015). 奖赏预期调节局部注意干扰效应 [J]. 心理学报，2015, 47(6): 721-733.

[3] Estle SJ, Green L, Myerson J, et al. Differential effects of amount on temporal and probability discounting of gains and losses[J]. Memory & Cognition, 2006, 34(4): 914-928.

[4] Van d BR, Houx BB, Spruijt BM. The effect of reward magnitude differences on choosing disadvantageous decks in the iowa gambling task[J]. Biological Psychology, 2006, 71(2): 155-161.

[5] Bornovalova MA, Cashman-Rolls A, O'Donnell J M, et al. Risk taking differences on a behavioral task as a function of potential reward/loss magnitude and individual differences in impulsivity and sensation seeking[J]. Pharmacology Biochemistry & Behavior, 2009, 93(3): 258-262.

[6] Xu S, Pan Y, Qu Z, et al. Differential effects of real versus hypothetical monetary reward magnitude on risk-taking behavior and brain activity[J]. Scientific Reports, 2018, 8(1): 1-9.

[7] 徐四华, 方卓, 饶恒毅. 真实和虚拟金钱奖赏影响风险决策行为 [J]. 心理学报, 2013, 45(8): 874-886.

[8] 赵海潮, 黄小璐, 何清华. 物质成瘾所伴随的认知功能缺陷及其神经基础 [J]. 科学通报, 2016, 61(34): 3672-3683.

[9] Goldstein RZ, Parvaz MA, Maloney T, et al. Compromised sensitivity to monetary reward in current cocaine users: an ERP study[J]. Psychophysiology, 2008, 45(5): 705-713.

[10] Goldstein RZ, Tomasi D, Alia-Klein N, et al. Subjective sensitivity to monetary gradients is associated with frontolimbic activation to reward in cocaine abusers[J]. Drug & Alcohol Dependence, 2007, 87(2-3): 233-240.

[11] Lejuez CW, Read JP, Kahler CW, et al. Evaluation of a behavioral measure of risk taking: the balloon analogue risk task (bart)[J]. Journal of Experimental Psychology Applied, 2002, 8(2): 75-84.

[12] Fein G, Chang M. Smaller feedback ern amplitudes during the bart are associated with a greater family history density of alcohol problems in treatment-naive alcoholics[J]. Drug & Alcohol Dependence, 2008, 92(1-3): 141-148.

[13] Crowley TJ, Dalwani MS, Mikulichgilbertson SK, et al. Risky decisions and their consequences: Neural processing by boys with antisocial substance disorder[J]. Plos One, 2010, 5(9): e12835.

[14] Hevey D, Thomas K, Laureano-Schelten S, et al. Clinical depression and punishment sensitivity on the BART[J]. Frontiers in Psychology, 2017, 8(2): 670.

[15] 田录梅, 袁竞驰, 李永梅. 同伴在场和自尊水平对青少年冒险行为的影响：来自 ERPs 的证据 [J]. 心理学报, 2018, 50(1): 47–57.

[16] Bornovalova MA, Daughters SB, Hernandez GD, et al. (2005). Differences in impulsivity and risk-taking propensity between primary users of crack cocaine and primary users of heroin in a residential substance-use program[J]. Exp Clin Psychopharmacol, 2005, 13(13): 311-318.

[17] Hopko DR, Lejuez CW, Daughters SB, et al. Construct validity of the balloon analogue risk task (bart): relationship with mdma use by inner-city drug users in residential treatment[J]. Journal of Psychopathology & Behavioral Assessment, 2006, 28(2): 95-101.

[18] Li X, Zhang F, Zhou Y, et al. Decision-making deficits are still present in heroin abusers after short-to long-term abstinence[J]. Drug & Alcohol Dependence, 2013, 130(1-3): 61-67.

[19] 严万森, 李纾, 隋南. 成瘾人群的决策障碍：研究范式与神经机制 [J]. 心理科学进展, 2011, 19(5): 652–663.

[20] 周平艳, 刘丹玮, 周仁来, 等. 药物成瘾对决策行为的损伤及戒断后的恢复 [J]. 中国临床心理学杂志, 2014a, 22(6): 951–956.

[21] Johnson MW, Bickel WK. Within-subject comparison of real and hypothetical money rewards

in delay discounting[J]. Journal of the Experimental Analysis of Behavior, 2002, 77(2): 129-146.

[22] Madden GJ, Begotka AM, Raiff BR, et al. Delay discounting of real and hypothetical rewards[J]. Experimental and Clinical Psychopharmacology, 2003, 11: 139-145.

[23] Bickel WK, Pitcock JA, Yi R, et al. Congruence of bold response across intertemporal choice conditions: fictive and real money gains and losses[J]. Journal of Neuroscience the Official Journal of the Society for Neuroscience, 2009, 29(27): 8839-8846.

[24] Hinvest NS, Anderson IM. The effects of real versus hypothetical reward on delay and probability discounting[J]. Quarterly Journal of Experimental Psychology, 2010, 63(6): 1072-1084.

[25] Hanson K L, Thayer R E, Tapert S F. Adolescent marijuana users have elevated risk-taking on the balloon analog risk task[J]. Journal of Psychopharmacology, 2014, 28(11): 1080–1087.

[26] 周平艳, 刘丹玮, 周仁来, 等. 不同戒断期毒品戒断者对金钱奖赏敏感性的 ERP 研究 [J]. 中国临床心理学杂志, 2014b, 22(4): 571-576.

第三节　奖惩情境对海洛因成瘾者冲动性与风险寻求决策特征的影响

一、研究概述

冲动性与风险寻求决策特征贯穿于各种类型的药物滥用中 [1]。冲动性特征是预测开始成瘾和持续药物成瘾状态的指标 [2~3]，并且与升高的复吸率和治疗失败风险有稳固的联系。Hanson 等 [4] 比较了亚甲二氧基甲基苯丙胺及其他药物成瘾者和控制组的 Barratt 冲动性量表成绩及爱荷华赌博任务（Iowa Gambling Task, IGT）成绩，发现药物成瘾组表现出 BIS-11 分数提高和在 IGT 任务中优势决策减少的趋势，并且表现出剂量相关效应——使用的药物剂量越大冲动性程度和决策缺陷程度越高。García-Rodríguez 等 [5] 运用 DDT 任务发现可卡因成瘾者要比尼古丁成瘾者以及健康群体的延迟折扣率高，并发现延迟折扣率与药物成瘾风险正相关。其他研究同样发现个体的延迟折扣率越高，其成瘾风险越大 [6]，延迟折扣率越高，成瘾药物戒断的可能性就越低 [7]。

药物成瘾者风险寻求特征明显，如选择大额小概率的奖赏而不是小额高概率的奖赏 [8]。在剑桥赌博任务（Cambridge risk task, CGT）中阿片类药物成瘾者比控制组更加冒险，他们更多地选择那些概率较小但赌注更大的纸牌 [9]。Hanson 等 [10] 研究发现戒断 2 周以上的大麻成瘾者相比健康组在仿真气球冒险任务（Balloon analogue risk task, BART）中爆破的气球个数更多，尤其在实验的初始阶段，表明大麻成瘾者的风险寻求水平较高，虽然在随后的试次中他们尽力控制自己的风险行为，爆破气球个数降低，但在整体上仍然高于控制组。还有研究证据表明吸食大麻与高风险寻求行为有关，包括危险驾驶[11]等。上述研究表明风险寻求决策特征是成瘾者的典型特征，是造成他们决策缺陷的原因之一，也是诱发他们初始尝试成瘾药物的重要原因。

奖惩是对有机体进行行为塑造的主要手段，也是不可或缺的决策背景信息，权衡利弊得失做出对自己利益最大化的决策是人类生存与发展的本能需要。目前有不少理论来揭示奖惩与冲动性和风险寻求决策行为之间的关系。Gray[12]提出的强化敏感理论（Reinforcement Sensitivity Theory, RST）认为个体存在的两种情绪系统，其中行为趋近系统（Behavior Approach System, BAS）对奖励刺激敏感，激活 BAS 后引发趋近行为并促进冲动性；其中行为抑制系统（Behavior Inhibition System, BIS）对惩罚刺激敏感，激活 BIS 后引发抑制行为并降低冲动性，同时引发负性情绪。Kahneman 和 Tversky[13]提出前景理论指出个体在确定收益情景下偏向风险规避（risk-averse preference for gains）；在确定损失情景下偏向风险寻求（risk-taking preference for losses）。由此可见奖惩刺激情景会对冲动性与风险寻求决策特征造成不同影响。

由于药物成瘾者既存在冲动性又存在风险寻求决策特征，但囿于以往实验范式的限制（一个实验范式只能测量一种行为特征）测量维度单一，如用延迟折扣任务（Delay discounting task, DDT）、停止信号任务（Stop-Signal task, SST）、Go/No-go 等来测量冲动性，用剑桥赌博任务（Cambridge risk task, CGT）、仿真气球冒险任务（Balloon analogue risk task, BART）等来测量风险寻求行为。由于当前实验范式测量维度的单一性，一次施测只能考察一种决策特征，无法考察冲动性与风险寻求特征在受到奖惩刺激时表现出的此消彼长的动态变化过程，且当前这两种特征的测试范式 GO/No-go/DDT/SST/CGT/BART 缺乏清晰的判定标准，仅依据两组被试的相互比较来说明某种特征是否具有显著差异，统计学上的差异是否显著不能作为个体属于冲动性特征或者是风险寻求特征的判定标准。Floden 纸牌任务可以有效的解决上述实验范式的不足，Floden 纸牌任务最初由 Floden 等人[14]设计用来考察前额叶受损病人的冲动性与风险寻求决策特征，Dinu-Biringer 等[15]用该实验范式来测量正常男性被试的冲动性与风险寻求决策特征。Floden 纸牌任务有五张背面朝上的纸牌组成，并通过加序和减序的方式逐次向被试呈现，这五张牌中有一张是特殊牌（依无奖惩、奖赏、惩罚情景不同而不同），纸牌在电脑屏幕呈现的过程中被试可以随时选择翻牌，当翻到某张特殊牌时，就会受到一定的奖励或者惩罚。因此本研究拟采用 Floden 纸牌任务研究奖惩情景下海洛因成瘾者冲动性与风险寻求决策特征，并考察奖惩刺激情景是否会对海洛因成瘾者与正常被试的冲动性与风险寻求决策特征造成不同的影响。

二、研究方法

（一）被试

本研究共选取被试 64 名，其中 32 名男性戒断期海洛因成瘾者来自甘肃省兰州市某强制隔离戒毒机构，目前处于戒断期，年龄在 31~56 岁之间（平均年龄 44.78 ± 7.03 岁）。在文化程度方面，小学及以下 9 人，初中 16 人，高中 / 高职 6 人，大专 1 人。戒断期海洛因成瘾者被试满足 DSM-IV 阿片类药物依赖诊断标准。平均吸食海洛因时长为（49.71 ± 35.26）个月，本次入所戒断时长为 5.34 ± 5.07 个月，当前平均毒品渴求程度 1.59 ± 1.24（10 点量表）。对照组男性被试 32 名，通过广告宣传和滚雪球两种方式招募，无毒品使用史。年龄在 26~62 岁之间（平均年龄 43.90 ± 11.02 岁）。在文化程度方面，小学及以下 2 人，初中 6 人，高中 / 职高 10 人，大专 10 人，本科 4 人。所有被试视力或矫正视力对照，无既往精神病史或心血管疾病且在测试时无躯体疼痛不适等病症，健康与精神状况良好。经统计检验，两组被试的年龄无显著性差异，$t(62) = 0.378$，$p > 0.05$，而文化程度差异显著，$\chi^2 = 21.364$，$p < 0.01$。进而分别对两组被试的文化程度和加减序的平均翻牌数量进行协方差分析，发现在奖赏情景中文化程度与加 / 减出牌顺序下平均翻牌数量主效应差异不显著，$F(1,61) = 0.035$，$p > 0.05$；$F(1,61) = 1.085$，$p > 0.05$。惩罚情景中文化程度与加 / 减出牌顺序下平均翻牌数量主效应差异不显著，$F(1,61) = 0.452$，$p > 0.05$；$F(1,61) = 0.001$，$p > 0.05$，两组被试受教育程度对平均翻牌数量没有显著影响。

（二）实验程序

奖赏情景的实验程序：首先呈现实验指导语，并向被试详细地讲解实验指导语，被试完全明白过后再指导被试按"Q"键开始实验。被试先进行 10 个加序和 10 个减序，共计 20 个试次的练习实验，练习结束后开始进入正式实验。实验程序运行以后无论首先开始的是加序还是减序，都会对应的出现 3 秒钟的出牌顺序提示语"注意即将开始的是加序 / 减序牌次"，然后呈现 2 秒钟的"+"引起被试的注意，让被试知道计算机即将出牌。5 张大小花色完全一样背面朝上的纸牌在同一水平线展示，有两种不同的展示顺序（加序和减序）。在加序条件下，"+"消失后，每张牌按照从左到右的顺序逐次呈现在屏幕上，每张牌出现的时间间隔是 2 秒，屏幕中首先出现 1 张牌、然后是 2 张、3 张、4 张，直至 5 张牌全部呈现完毕。在减序条件下"+"消失后首先全部呈现出 5 张牌，随后从右边开始逐次减牌，每次减少一张牌，每张牌减少的时间间隔也是 2 秒。这 5 张牌中有 4 张正面都是空白的，只有一张牌正面是每种条件下的特殊牌。在加牌和减牌的过程中，被试可以在任何时间按空格键把已经出现在屏幕上的牌翻过来。奖赏情景下五张扑克牌中有一张是元宝牌，如果翻到元宝牌就会获得一定金额的奖励。元宝牌出现的位置是随机的，并且每一个试次都是相互独立的，每个试次纸牌呈现的同时会在屏幕上方左右两边提示如果此时翻牌，翻到元宝牌的概率和获得的奖赏金额，要求被试尽可能翻到元宝牌并使自己获得的奖赏金额最多。惩罚情景下五张扑克牌中有一张是炸弹牌，如果翻到炸弹牌就会遭受一定金额的损失。炸弹牌出现的位置是随机的，并且每个试次都是相互独立的，每个试次纸牌呈现的同时都会在屏幕上方左右两边提示如果此时翻牌，翻到炸弹牌的概率和遭受的损失金额，要求被试尽可能避免翻到炸弹牌并使自己的损失金额最少。实验流程如图 4-6 所示。

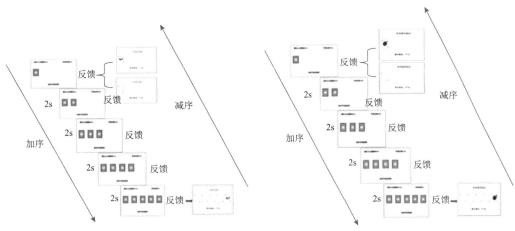

图 4-6　实验流程图

在奖赏与惩罚情景下屏幕中呈现纸牌的数量与翻到奖赏牌（元宝）和惩罚牌（炸弹）的概率和受到的奖赏与惩罚金额呈一一对应的关系，并显示在屏幕上方左右两边，被试每次在按空格键翻牌前都会清晰地知道他本次选择所面临的风险与收益。风险收益与损失明细表如表 4-1：

表 4-1　奖赏和惩罚情景翻牌风险与收益表

损益表	1 张牌	2 张牌	3 张牌	4 张牌	5 张牌
奖赏"元宝牌"	翻到概率20%，收益40元	翻到概率40%，收益30元	翻到概率60%，收益20元	翻到概率80%，收益15元	翻到概率100%，收益8元
惩罚"炸弹牌"	翻到概率20%，损失40元	翻到概率40%，损失30元	翻到概率60%，损失20元	翻到概率80%，损失15元	翻到概率100%，损失8元

三、结果

（一）奖赏情境下实验结果

根据 Floden 等人对风险寻求与冲动性的操作性定义可知，在奖赏情景下，对照组满足加减序平均翻牌次数均小于 3 的有 5 个被试，满足加序牌翻牌数量小于减序牌的有 25 个被试，但同时满足威尔尼松秩和检验差异达到显著性的只有 13 个被试，因此，在奖赏情景下，对照组被试有 5 名具有风险寻求特征，有 13 名具有冲动性特征，其余 14 名没有表现出明显的特征性。在海洛因成瘾组满足加减序平均翻牌次数均小于 3 的有 5 个被试，满足加序牌翻牌数量小于减序牌的有 25 个被试，但同时满足威尔尼松秩和检验差异达到显著性的只有 20 个被试，因此，在奖赏情景下，海洛因成瘾组被试有 5 名具有风险寻求特征，有 20 名有冲动性特征，其余 7 名没有表现出明显的特征性。

对对照组与海洛因成瘾组在奖赏情景下三种特征（风险寻求、冲动性、无显著特征）构成比（率）进行卡方独立性检验，发现差异不显著，$\chi^2 = 3.81$，$df = 2$，$p > 0.05$。

对两组被试三种决策特征的差异程度分别进行卡方拟合优度检验，对照组在风险寻求、冲动性、无明显特征三类决策特征个体数量结构无显著性差异，$\chi^2 = 4.56$，$df = 2$，$p > 0.05$。海洛因成瘾组在风险寻求、冲动性、无明显特征三类决策特征个体数量结构差异异著，$\chi^2 = 12.43$，$df = 2$，$p < 0.01$，进一步比较发现，海洛因成瘾组具有冲动性决策特征的个体数量显著大于具有风险寻求特征的个体数量，$\chi^2 = 9.00$，$df = 1$，$p < 0.01$，也显著大于无明显决策特征的个体数量，$\chi^2 = 6.25$，$df = 1$，$p < 0.05$。

（二）损失情境下实验结果

根据 Floden 等人风险寻求与冲动性的操作性定义可知，在惩罚情景下，对照组被试有 19 名具有风险寻求特征，有 10 名具有冲动性特征，其余 3 名没有表现出明显的特征性。海洛因成瘾组被试有 21 名具有风险寻求特征，有 9 名具有冲动性特征，其余 2 名没有表现出明显的特征性。

对对照组与海洛因成瘾组在惩罚情景下三类决策特征（风险寻求、冲动性、无显著特征）构成比（率）进行卡方独立性检验，发现两组被试三类决策特征的构成数量无显著差异，$\chi^2 = 0.35$，$df = 2$，$p > 0.05$。

对两组被试三种决策特征的差异程度分别进行卡方拟合优度检验，对照组在风险寻求、冲动性、无明显特征这三类决策特征个体数量结构差异显著，$\chi^2 = 12.06$，$df = 2$，$p < 0.01$，进一步分析发现对照组在惩罚情景下具有风险寻求特征的个体数量显著大于无明显决策特征的个体数量，$\chi^2 = 11.63$，$df = 1$，$p < 0.01$；具有风险寻求特征的个体

数量与具有冲动特征的个体数量无显著性差异，$\chi^2 = 2.79$，$df = 1$，$p > 0.05$；具有冲动性特征的个体数量与无明显特征个体数量无显著差异，$\chi^2 = 3.76$，$df = 1$，$p = 0.052$。海洛因成瘾组风险寻求、冲动性、无明显特征这三类决策特征个体数量结构差异显著，$\chi^2 = 17.31$，$df = 2$，$p < 0.01$，进一步分析发现海洛因成瘾组在惩罚情景下具有风险寻求决策特征的个体数量显著大于具有冲动性特征的个体数量，$\chi^2 = 4.80$，$df = 1$，$p < 0.05$，也显著大于无明显决策特征的个体数量，$\chi^2 = 15.69$，$df = 1$，$p < 0.05$。

四、讨论

本研究运用 Floden 纸牌任务考察了海洛因成瘾者与对照被试在奖赏、惩罚两种刺激情境下的冲动性与风险寻求决策行为。本研究发现：奖赏情境中，海洛因成瘾组具有冲动性决策特征的个体数量显著大于具有风险寻求特征和无明显特征的个体数量，冲动性特征具有凸显性；而对照组三类决策特征数量无显著性差异。惩罚情景中，海洛因成瘾组具有风险寻求特征的个体数量显著大于具有冲动性特征和无明显特征的个体数量，风险寻求特征具有凸显性；而对照组具有风险寻求特征的数量仅显著大于无明显决策特征的个体数量，与冲动性特征数量无显著差异。

在奖赏情景下海洛因成瘾者具有冲动性决策特征的个体数量显著高于惩罚情景，而对照被试具有冲动性特征的个体数量在奖惩情境下无差异。奖赏之所以导致海洛因成瘾者冲动性水平增加，有几种不同的解释。首先这与海洛因成瘾者存在奖赏失调现象有关。大脑奖赏加工的相关结构与功能会因为长期的成瘾药物使用而发生持久改变，这种改变也是药物成瘾的神经生理基础[16~17]。这种病理性变化会对成瘾者的奖赏加工系统产生不利的影响，引发成瘾者认知与行为方面问题。程九清等[18]发现相比控制组海洛因成瘾者在决策过程中获得奖赏的预期更强烈，甚至可以忽视损失对决策结果的影响，这种不顾一切后果来获得及时奖赏的心理机制使海洛因成瘾者在面对奖赏情景时比对照被试更激动，激发出的行为动机更加强烈，冲动性更强决策速度更快。另一种观点认为奖赏对冲动性的作用受个体自身冲动性水平高低的调节，即奖赏可以促进高冲动性个体的冲动程度，而对低冲动性个体无显著性影响[19]。研究发现高冲动个体的奖赏敏感性升高[20]，Gray[12]提出的强化敏感理论也认为冲动性是行为趋近系统（BAS）受奖励影响在人格方面表现出的特质，高冲动性的个体对奖励信号更敏感。这说明奖赏对不同被试会有不同的影响，对高冲动性、高奖赏敏感性被试作用大，能进一步提高其冲动性水平，而对于低冲动性、低奖赏敏感性被试作用小，对其冲动性水平的促进作用有限。本研究验证了上述研究结果即奖赏情景只增加了海洛因成瘾者具有冲动性决策特征的个体数量，而对照组被试具有冲动性特征的个体数量较少受奖赏情景的影响。

惩罚（损失）情景可以降低被试的冲动性水平也得到了一些研究的支持，Gomez[21]采用 Go/No-go 任务，检测了奖励和惩罚对个体抑制控制能力和情绪的影响。结果显示，奖励条件下被试的冲动性水平比惩罚条件高，所引发的正性情绪水平也较惩罚条件高。Khwaja 等[22]人发现在 DDT 任务中吸烟者在损失情境下的折扣率要低于获得情境下的折扣率。这些研究结果都印证了在奖赏条件下被试的冲动性水平会高于惩罚（损失）条件，但本研究只在海洛因成瘾群体中验证了这一现象。

五、结论

海洛因成瘾者在奖惩情景中表现出"患得患失"的决策特征，即奖赏时冲动，更加渴望奖赏后的积极结果；而损失时风险寻求，表现出行为抑制不足，更加倾向于有风险的结果。

参考文献

[1] Gowin JL, Sloan ME, Ramchandani VA, et al. Differences in decision-making as a function of drug of choice[J]. Pharmacology, Biochemistry and Behavior, 2018, 164: 118-124.

[2] Verdejo-García AJ, Perales JC, Pérez-García M. Cognitive impulsivity in cocaine and heroin polysubstance abusers[J]. Addictive Behaviors, 2007, 32(5): 950-966.

[3] Verdejo-Garcia AJ, Lawrence AJ, Clark L. Impulsivity as a vulnerability marker for substance-use disorders: Review of findings from high-risk research, problem gamblers and genetic association studies[J]. Neuroscience & Biobehavioral Reviews, 2008, 32(4): 777-810.

[4] Hanson K L, Luciana M, Sullwold K. Reward-related decision-making deficits and elevated impulsivity among MDMA and other drug users[J]. Drug and Alcohol Dependence, 2008, 96(1): 99-110.

[5] García-Rodríguez O, Secades-Villa R, Weidberg S, et al. A systematic assessment of delay discounting in relation to cocaine and nicotine dependence[J]. Behavioural Processes, 2013, 99: 100-105.

[6] Fernie G, Peeters M, Gullo MJ, et al. Multiple behavioural impulsivity tasks predict prospective alcohol involvement in adolescents[J]. Addiction, 2013, 108(11): 1916-1923.

[7] Sheffer CE, Christensen DR, Landes R, et al. Delay discounting rates: A strong prognostic indicator of smoking relapse[J]. Addictive Behaviors, 2014, 39(11): 1682-1689.

[8] Tschernegg M, Pletzer B, Schwartenbeck P, et al. Impulsivity relates to striatal gray matter volumes in humans: evidence from a delay discounting paradigm[J]. Frontiers in Human Neuroscience, 2015, 9: 384-384.

[9] Ersche KD, Clark L, London M, et al. Profile of Executive and Memory Function Associated

with Amphetamine and Opiate Dependence[J]. Neuropsychopharmacology, 2006, 31(5): 1036-1047.

[10] Hanson KL, Thayer RE, Tapert SF. Adolescent marijuana users have elevated risk-taking on the balloon analog risk task[J]. Journal of Psychopharmacology, 2014, 28(11): 1080-1087.

[11] Abay KA, Mannering FL. An empirical analysis of risk-taking in car driving and other aspects of life[J]. Accident Analysis & Prevention, 2016, 97: 57-68.

[12] Gray JA. (1987). Perspectives on anxiety and impulsivity: A commentary[J]. Journal of Research in Personality, 1987, 21(4): 493-509.

[13] Kahneman D, Tversky A. Prospective theory: an analysis of decision under risk[J]. Estudios De Psicología, 1987, 8(29-30): 95-124.

[14] Floden D, Alexander MP, Kubu CS, et al. Impulsivity and risk-taking behavior in focal frontal lobe lesions[J]. Neuropsychologia, 2008, 46: 213-223.

[15] Dinu-Biringer R, Nees F, Falquez R, et al. Different roads to the same destination - the impact of impulsivity on decision-making processes under risk within a rewarding context in a healthy male sample[J]. Psychiatry Res, 2016, 248: 12-22.

[16] Koob GF, Volkow ND. Neurocircuitry of addiction[J]. Neuropsychopharmacology, 2010, 35(1): 217–238.

[17] Torregrossa MM, Corlett PR, Taylor J R. Aberrant learning and memory in addiction[J]. Neurobiology of Learning and Memory, 2011, 96(4): 609-623.

[18] 程九清, 陆燕红, 韩晓东, 等. (2009). 海洛因成瘾者决策障碍及其行为机制的研究——短视行为及冲动、强迫和吸毒史在决策中的作用 [J]. Editorial Board of Neuroscience Bulletin. (eds.) Proceedings of the 8th Biennial Conference of the Chinese Society for Neuroscience (pp.442-443). Science Press, Beijing, China.

[19] Ondo WG, Lai D. Predictors of impulsivity and reward seeking behavior with dopamine agonists[J]. Parkinsonism & Related Disorders, 2008, 14(1): 28-32.

[20] Goudriaan AE, Oosterlaan J, Beurs ED, et al. The role of self-reported impulsivity and reward sensitivity versus neurocognitive measures of disinhibition and decision-making in the prediction of relapse in pathological gamblers[J]. Psychological Medicine, 2008, 38(1): 41-50.

[21] Gomez R, Mclaren S. The effects of reward and punishment on response disinhibition, moods, heart rate and skin conductance level during instrumental learning[J]. Personality & Individual Differences, 1997, 23(2): 305-316.

[22] Khwaja A, Silverman D, Sloan F. Time preference, time discounting, and smoking decisions[J]. Journal of Health Economics, 2007, 26(5): 927-949.

第四节　未来情景想象对海洛因成瘾者跨期决策的影响

一、研究概述

跨期决策缺陷就是海洛因成瘾者决策障碍的一种典型表现。跨期决策是指人们在较小的眼前利益与较大的长远利益之间进行价值估算和比较，然后做出选择的过程[1]。跨期决策可以鉴别个体潜在的成瘾风险，同时药物成瘾者的跨期决策能力与其治疗结果也存在相关性[2]。虽然个体普遍对强化物的长远价值存在延迟折扣（delay discountmg）的现象[3]。但药物成瘾者通常由于冲动性特征导致其具有更高的延迟折扣率[2, 4]。

鉴于跨期决策与药物成瘾行为具有很强的临床相关性，对海洛因成瘾者的跨期决策能力进行靶向干预就显得尤为关键。跨期决策能力的改善有助于海洛因成瘾者在现实生活中做出更多的适应性决策。例如，克制使用毒品带来即时快感的冲动，选择维持长期的戒断和保持身心健康。大量研究表明个体想象并预先体验某件可能在未来发生的与自我相关的情景会显著地改善个体在跨期决策中的表现[5~9]。这种方法也被称为未来情景想象（episodic future thinking, EFT）。例如，研究发现未来情景想象对超重 / 肥胖个体的金钱延迟折扣率及其能量摄入都有显著的改善作用[7~8]。参与未来情景想象的酒精成瘾者其金钱延迟折扣率显著降低，而且其对酒精的需求强度也显著降低[10]。而后续来自吸烟者的研究也进一步支持了上述研究结论[11]。根据解释水平理论（construal-level theory, CLT）的观点[12]，时间距离会通过影响个体对未来事件心理表征的方式改变个体对未来事件的反应。事件的时间距离越远，个体对该事件的表征越容易受到其高级特征（抽象的、结构化的、主要的、目标相关的）的影响。因此，未来情景想象中个体未来定向的启动将会使其在跨期决策中激活高水平的行动识别（action identifications）模式，促使个体在延迟的大额奖赏（更高水平的建构）和即时的小额奖赏（更低水平的建构）之间更加倾向于选择前者[6]。

值得注意的是，也有研究发现某些成瘾群体的未来情景想象能力存在不同程度的损伤[13~15]。例如，研究发现阿片类使用者在未来情景想象中的表现要显著差于酒精使用者[14]。因此，为了进一步验证未来情景想象干预对海洛因成瘾者跨期决策缺陷的适用性，从而为海洛因成瘾者跨期决策缺陷的干预提供新的思路和视角，本研究采用延迟折扣范式及其变式考察了未来情景想象对海洛因成瘾者跨期决策的影响。本研究总共两个实验，实验一旨在考察未来情景想象对海洛因成瘾者金钱跨期决策中的延迟折扣率的影响。此外，鉴于海洛因成瘾者最核心的决策缺陷在于其对使用毒品获得欣快感体验这种"即时奖赏"的偏好。因此，实验二采用更具生态性的跨类别延迟折扣任务（即时的药物 VS 延迟的金钱），考察未来情景想象对海洛因成瘾者跨类别跨期决策的影响。根据情景预期的情绪假说（the emotion of episodic prospection hypothesis），想象未来可以诱发特定的、不需要刻意提取或构建的心理时间旅行体验。这些体验被诱发后会激活情绪回路，而情绪会影响人们对当前决策选项主观价值的感知[16~17]。因此，对未来事件进行想象或心理表征能通过使个体的选择与不受控制的、积极或消极的情绪相关联的方式增加或减少个体决策时的耐心程度[17]。此外，相关研究发现积极的未来情景想象可以显著改善个体在跨期决策中的延迟折扣率[17~19]。因此，本研究假设积极的未来情景想象对海洛因成瘾者的跨期决策具有显著的改善作用。即经过未来情景想象后，海洛因成瘾者在金钱跨期决策和跨类别跨期决策中的延迟折扣率显著降低。

二、实验一：未来情景想象对海洛因成瘾者金钱跨期决策的影响

（一）被试

实验一在甘肃省某强制隔离戒毒所选取了 33 名男性戒断期海洛因成瘾者。海洛因成瘾组的平均年龄为 44.33 ± 8.86 岁，其受教育程度为文盲 / 半文盲 2 人，小学 5 人，初中 20 人，高中 5 人，大专 / 本科 1 人。这些被试均以海洛因为主要使用药物，其海洛因使用的平均年限为 16.00 ± 9.78 年，本次戒断的平均时长为 19.00 ± 5.31 月。此外，招募了 35 名在年龄和受教育程度方面与海洛因成瘾组相匹配的健康成年男性作为对照组。对照组的平均年龄为（45.74 ± 7.78）岁，其受教育程度为小学 3 人，初中 15 人，高中 11 人，大专 / 本科 6 人。两组被试的视力或校正视力正常，且均为右利手。两组被试均排除各种严重的神经或精神类疾病，发展性障碍、以及严重的头部损伤等。独立样本 t 检验结果表明两组被试的年龄没有显著差异，$t(64) = -0.70$，$p > 0.05$。卡方检验结果表明两组被试的受教育程度也不存在显著差异，$\chi^2 = 8.96$，$df = 4$，$p > 0.05$。

（二）实验设计

实验一采用 2（组别：海洛因成瘾组，对照组）× 2（实验条件：前测，后测）的两因素混合实验设计，其中组别为被试间变量，实验条件为被试内变量。因变量为被试在金钱延迟折扣任务中不同实验条件下的延迟折扣率。本研究选用曲线下面积（the areas under the curve, AUC）作为延迟折扣率的指标。相比 k 值，AUC 具有以下优点。首先，AUC 呈正态分布，可以进行参数估计，具有较高的统计力；其次，AUC 不依赖于假设的方程数学模型，避免了模型不一致对数据结果的潜在影响；此外，AUC 运用

了更多的原始数据[20~21]。

（三）实验程序

实验一采用延迟折扣任务考察海洛因成瘾者对金钱的延迟折扣率。该任务每次会同时呈现小额的即时奖赏和延迟的大额奖赏，被试需要在两者之间进行选择。实验一使用的延迟折扣任务中，即时奖赏的操作性定义为被试选择之后立刻获得 500 元、1 000 元、1 500 元、2 000 元、2 500 元、3 000 元、3 500 元、4 000 元、4 500 元；而延迟奖赏的金额设置为 5 000 元，并根据相关研究和海洛因成瘾者的隔离时限将延迟奖赏的时间设置为 2 天、7 天、30 天、60 天、180 天、1 年、2 年[22]。每位被试需要分别完成金钱延迟折扣率的前测和后测。实验程序的具体流程如图 4-7 所示。前测中，每个 trial 开始时首先在屏幕中央呈现 500ms 的注视点"+"，接着在屏幕的左侧和右侧同时呈现即时和延迟奖赏选项。被试需要按"F"键（即时奖赏）或"J"键（延迟奖赏）在选项之间进行选择。被试按键后选项消失，并呈现 500ms 的反馈刺激。反馈刺激为一个三角形（即时选项）和方块（延迟选项），被试的每次选择会使相应的符号变成黄色。接下来被试需要完成金钱延迟折扣率的后测。后测中，首先让被试尽可能详细地想象和描述一件与实验程序中每个延迟时间相对应的积极未来事件，被试在完成想象之后需要对想象事件的重要性、效价、唤醒度、生动性进行主观评定[7]。如果被试想象的某个时间段内的未来积极事件其生动性评分小于 3，则让被试再次想象在相同时间内是否有其他的生动性事件[9]。未来情景想象结束后，被试再次完成改编版的延迟折扣任务[9]。该任务的实验流程与前测时使用的延迟折扣任务基本一致，但该任务

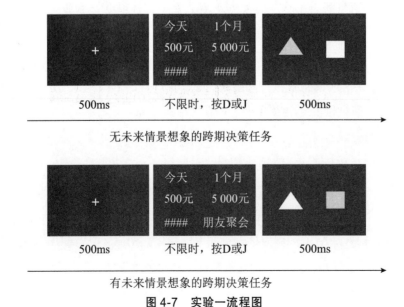

图 4-7　实验一流程图

中延迟选项下面会呈现被试刚才想象过的相应时间段内的积极未来事件。实验结束后，所有被试需要填写常见的人口统计学信息，海洛因成瘾者还需报告本次戒断时间，海洛因使用的年限等信息。

（四）AUC 值的计算方法

首先分别将延迟时间和主观价值的所有数据进行正态化处理，然后基于延迟时间和主观价值绘制曲线。该曲线的横轴为每个延迟时间与最大延迟时间的比值，纵轴为主观价值与延迟奖赏金额的比值。接着利用梯形的公式计算曲线下的面积，将所有梯形面积相加求出总面积。AUC 的取值范围为 0~1，AUC 值越小，折扣率越大[30]。

（五）实验结果

AUC 值的两因素重复测量方差分析结果表明（如图 4-8 所示），组别的主效应不显著，$F(1, 66) = 3.42$，$p > 0.05$。实验条件的主效应显著，$F(1, 66) = 35.41$，$p < 0.001$，$\eta_p^2 = 0.35$，前测延迟折扣任务中的 AUC 值显著小于未来情景想象后延迟折扣任务中的 AUC 值。组别与实验条件的交互作用显著，$F(1, 66) = 4.99$，$p < 0.05$，$\eta_p^2 = 0.07$。简单效应检验结果表明，前测中海洛因成瘾组的 AUC 值显著小于对照组的 AUC 值（$p < 0.01$）；而后测中未来情景想象后海洛因成瘾组与对照组的 AUC 值没有显著差异（$p > 0.05$）。为了进一步考察未来情景想象对两组被试金钱跨期决策的影响是否具有显著差异，对两组被试在两种条件下的 AUC 差值（后测减去前测）进行独立样本 t 检验。结果发现海洛因成瘾组在两种条件下的 AUC 差值显著大于对照组在两种条件下的 AUC 差值，$t(66) = 2.23$，$p < 0.05$。此外，对未来情景事件的重要性、效价、唤醒度、生动性与延迟折扣率进行回归分析，结果发现效价、唤醒度、生动性对未来情景想象后的延迟折扣率有显著的影响（$ps < 0.05$），而未来情景事件的重要性对延迟折扣率没有显著的影响（$p > 0.05$）。

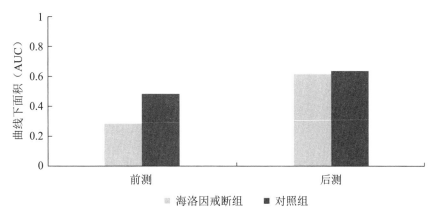

图 4-8　两组被试在不同实验条件下的曲线下面积

注：$**p < 0.01$

三、实验二：药物强化物条件下未来情景想象对海洛因成瘾者跨期决策的影响

（一）被试

实验二在甘肃省某强制隔离戒毒所选取了41名男性戒断期海洛因成瘾者。海洛因成瘾组的平均年龄为47.66±7.25岁，其受教育程度为文盲/半文盲2人，小学6人，初中24人，高中9人。这些被试均以海洛因为主要使用药物，其海洛因使用的平均年限为17.97±8.20年，本次戒断的平均时长为14.30±6.77月。被试的视力或校正视力正常，且均为右利手，均排除各种严重的神经或精神类疾病，发展性障碍、以及严重的头部损伤。

（二）实验设计

实验二采用单因素被试内实验设计。因变量为海洛因成瘾组在不同条件下的AUC值。

（三）实验程序

实验二中使用的延迟折扣任务与实验一基本一致，但该任务中即时奖赏选项为不同数量的海洛因。海洛因的数量设置为0.66~5.94g，不同选项中海洛因数量增减的幅度为0.66g。该任务中延迟奖赏的设置与实验一完全一致。每位被试需要分别完成前测和后测的跨类别延迟折扣任务。实验二的具体流程与实验一相同（如图4-9所示）。实验结束后，所有的海洛因成瘾者需要填写常见的人口统计学信息，以及本次戒断时间，海洛因使用的年限等信息。

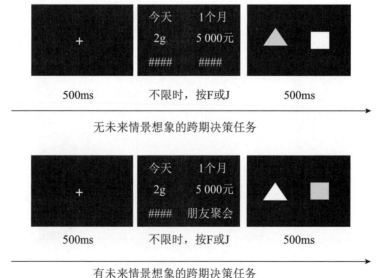

图4-9 实验二流程图

（四）实验结果

对海洛因成瘾者在前测和后测任务中的 AUC 值进行配对样本 t 检验。结果表明海洛因成瘾者在前测中的 AUC 值显著小于其在未来情景想象后的 AUC 值，$t(40) = -5.23$，$p < 0.001$（如图 4-10 所示）。

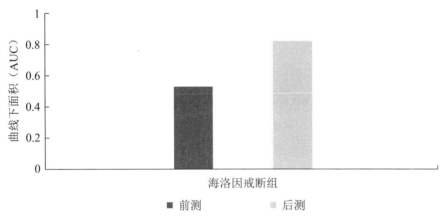

图 4-10　海洛因戒断者在不同条件下的曲线下面积

注：***$p < 0.001$

四、讨论

本研究采用金钱延迟折扣任务和跨类别延迟折扣任务考察了未来情景想象对海洛因成瘾者跨期决策的影响。实验一结果发现未来情景想象可以改善海洛因成瘾者在金钱跨期决策中的延迟折扣率。此外，相比对照组，未来情景想象对海洛因成瘾者金钱跨期决策中延迟折扣率具有更强的改善效果。实验二结果发现未来情景想象对海洛因成瘾者在跨类别跨期决策中的延迟折扣率也具有显著的改善作用。

实验一结果表明海洛因成瘾组在金钱跨期决策中的延迟折扣率显著高于对照组。该结果再次验证了前人研究发现的海洛因成瘾者的跨期决策能力损伤 [23~28]。该实验结果说明海洛因成瘾者在跨期决策中会表现出更高的冲动性，他们更加看重眼前利益，而对强化物的长远价值不敏感。即海洛因成瘾者在跨期决策中存在过度贴现的现象。重要的是，实验一发现经过未来情景想象后，海洛因成瘾者在金钱跨期决策中的延迟折扣率与对照组保持一致水平。这说明未来情景想象干预对海洛因成瘾者的跨期决策缺陷具有一定的适用性。前人研究发现未来情景想象可以降低吸烟者 [11, 29]、饮酒者 [10]、超重 / 肥胖个体 [7~8] 在金钱跨期决策中的延迟折扣率。因此，本实验结果再次验证了利用前瞻性思维生成未来事件可以激活个体的未来定向，并使个体在跨期决策中对强化物的延迟价值有更多的考虑[5]。

值得注意的是，实验一还发现海洛因成瘾组在两种条件下的 AUC 差值显著大于对照组在两种条件下的 AUC 差值。这一结果说明未来情景想象对海洛因成瘾者金钱跨期决策的干预效果要好于对照组。上述结果的出现暗示了这样一种可能性，即未来情景想象可能对那些本身在跨期决策中对强化物的延迟价值不敏感、抑或者其本身的"时间窗口"狭小的个体具有更好的干预效果。更重要的是，上述跨期决策中的异常现象也是成瘾行为的重要特征[2, 30~31]。此外，实验一发现未来事件的效价、唤醒度、生动性都会对被试未来情景想象后的 AUC 值产生影响。即想象事件的效价越积极、唤醒度越高、越生动、被试在未来情景想象之后的 AUC 值就越大。这一实验结果与前人研究结果具有一致性[9, 19, 17, 32~33]。有研究者认为积极的情绪体验可能会通过增加强化物延迟价值的方式降低个体在跨期决策中的延迟折扣率[5, 16]。而更加生动的未来事件会通过增加未来确定性的方式使未来情景想象具有更好的干预效果[34]。

本研究实验二的实验结果表明未来情景想象对海洛因成瘾者跨类别延迟折扣任务中的延迟折扣率也具有显著的降低作用。即经过未来情景想象后，海洛因成瘾者在即时的海洛因和延迟的金钱奖赏中会更倾向于选择后者。该实验结果进一步拓展了未来情景想象干预对海洛因成瘾者跨期决策缺陷的积极作用。即未来情景想象对海洛因成瘾者更具生态性的跨期决策也具有改善作用。海洛因成瘾者在现实生活中经常面临这样的一种考验：选择吸食毒品获得即时的欣快感体验还是选择维持戒断并保持长久的身心健康。因此，该实验结果也提示今后的研究可以进一步考察未来情景想象是否可以改善海洛因成瘾者在现实生活中与使用毒品相关的跨期决策。

综上所述，本研究结果对海洛因成瘾者跨期决策的靶向干预具有重要的启示。今后可以考虑采用系统的未来情景想象对海洛因成瘾者的跨期决策进行干预，从而降低他们复吸的风险。此外，采用虚拟现实技术设计更具生态效度的未来情景想象对海洛因成瘾者的跨期决策能力进行干预也是一种行之有效的方案[35]。最后，在我国禁毒工作的宣传标语设计中也可以利用未来情景想象的原理，在标语中涉及与个体相关的积极未来事件，从而使个体能更多地为自己的长远身心健康考虑，远离毒品的危害。

五、结论

未来情景想象可以显著降低海洛因成瘾者在金钱跨期决策的延迟折扣率，也可以显著降低海洛因成瘾者在跨类别跨期决策中的延迟折扣率。

参考文献

[1] Frederick S, Loewenstein G, O'donoghue T. Time discounting and time preference: A critical review[J]. Journal of Economic Literature, 2002, 40(2): 351-401.

[2] Bickel WK, Koffarnus MN, Moody L, et al. The behavioral- and neuro-economic process of temporal discounting: A candidate behavioral marker of addiction[J]. Neuropharmacology, 2014, 76: 518-527.

[3] Rachlin H, Green L. Commitment, choice and self-control[J]. Journal of the Experimental Analysis of Behavior, 1972, 17(1): 15-22.

[4] Bickel WK, Jarmolowicz DP, Mueller ET, et al. Excessive discounting of delayed reinforcers as a trans-disease process contributing to addiction and other disease-related vulnerabilities: Emerging evidence[J]. Pharmacology & Therapeutics, 2012, 134(3): 287-297.

[5] Benoit RG, Gilbert SJ, Burgess PW. A neural mechanism mediating the impact of episodic prospection on farsighted decisions[J]. The Journal of Neuroscience, 2011, 31(18): 6771-6779.

[6] Cheng YY, Shein PP, Chiou W B. Escaping the impulse to immediate gratification: The prospect concept promotes a future-oriented mindset, prompting an inclination towards delayed gratification[J]. British Journal of Psychology, 2012, 103(1): 129-141.

[7] Daniel TO, Said M, Stanton CM, et al. (2015). Episodic future thinking reduces delay discounting and energy intake in children[J]. Eating Behaviors, 2015, 18: 20-24.

[8] Daniel TO, Stanton CM, Epstein L H. The future is now: Reducing impulsivity and energy intake using episodic future thinking[J]. Psychological Science, 2013, 24(11): 2339-2342.

[9] Peters J, Büchel C. Episodic future thinking reduces reward delay discounting through an enhancement of prefrontal-mediotemporal interactions[J]. Neuron, 2010, 66(1): 138-148.

[10] Bulley A, Gullo MJ. The influence of episodic foresight on delay discounting and demand for alcohol[J]. Addictive Behaviors, 2017, 66: 1-6.

[11] Stein JS, Tegge AN, Turner J K, et al. Episodic future thinking reduces delay discounting and cigarette demand: An investigation of the good-subject effect[J]. Journal of Behavioral Medicine, 2018, 41(2), 269-276.

[12] Trope Y, Liberman N. Temporal construal[J]. Psychological Review, 2003, 110(3): 403-421.

[13] Mercuri K, Terrett G, Henry JD, et al. Episodic foresight deficits in regular, but not recreational, cannabis users[J]. Journal of Psychopharmacology, 2018, 32(8): 876-882.

[14] Moustafa AA, Morris AN, Nandrino J L, et al. Not all drugs are created equal: Impaired future thinking in opiate, but not alcohol, users[J]. Experimental Brain Research, 2018, 236(11): 2971-2981.

[15] Terrett G, Lyons A, Henry JD, et al. Acting with the future in mind is impaired in long-term opiate users[J]. Psychopharmacology, 2017, 234(1): 99-108.

[16] Boyer P. Evolutionary economics of mental time travel[J]? Trends in Cognitive Sciences, 2008, 12(6): 219-224.

[17] Liu L, Feng TY, Chen J, et al. The value of emotion: How does episodic prospection modulate delay discounting[J]? PLoS One, 2013, 8(11): e81717.

[18] Snider SE, LaConte S M, Bickel WK. Episodic future thinking: Expansion of the temporal window in individuals with alcohol dependence[J]. Alcoholism: Clinical & Experimental Research, 2016, 40(7): 1558-1566.

[19] Zhang SM, Peng J, Qin LL, et al. Prospective emotion enables episodic prospection to shift time preference[J]. British Journal of Psychology, 2018, 109(3): 487-499.

[20] 佟月华, 韩颖. 延迟折扣的任务呈现方式、数学模型与测量指标 [J]. 中国临床心理学杂志, 2011, 19(5): 585–588.

[21] Myerson J, Green L, Warusawitharana M. Area under the curve as a measure of discounting[J]. Journal of the Experimental Analysis of Behavior, 2001, 76(2): 235-243.

[22] 窦凯, 聂衍刚, 王玉洁, 等. 自我损耗促进冲动决策: 来自行为和 ERPs 的证据 [J]. 心理学报, 2014, 46(10): 1564-1579.

[23] 张锋, 水仁德, 周艳艳, 等. 海洛因延迟强化物超快速折扣倾向的心理机制 [J]. 心理学报, 2009, 41(8): 763-772.

[24] 张锋, 周艳艳, 李鹏, 等. 海洛因戒除者的行为冲动性: 基于 DDT 和 IGT 任务反应模式的探讨 [J]. 心理学报, 2008, 40(6): 642-653.

[25] Bakhshipour-Rudsari A, Karimpour-Vazifehkhorani A. The role of impulsivity and sensitivity to reward in dropout of addiction treatment in heroin addicts[J]. Addiction & Health, 13(1), 2021, 45-51.

[26] Kirby KN, Petry NM. Heroin and cocaine abusers have higher discount rates for delayed rewards than alcoholics or non-drug-using controls[J]. Addiction, 2004, 99(4): 461-471.

[27] Li XY, Zhang F, Zhou Y, et al. Decision-making deficits are still present in heroin abusers after short- to long-term abstinence[J]. Drug and Alcohol Dependence, 2013, 130(1-3): 61-67.

[28] Scherbaum S, Haber P, Morley K, et al. Biased and less sensitive: A gamified approach to delay discounting in heroin addiction[J]. Journal of Clinical and Experimental Neuropsychology, 2018, 40(2): 139-150.

[29] Stein JS, Wilson AG, Koffarnus MN, et al. Unstuck in time: Episodic future thinking reduces delay discounting and cigarette smoking[J]. Psychopharmacology, 2016, 233(21): 3771-3778.

[30] Fieulaine N, Martinez F. Time under control: Time perspective and desire for control in substance use[J]. Addictive Behaviors, 2010, 35(8): 799-802.

[31] Petry NM, Bickel WK, Arnett M. Shortened time horizons and insensitivity to future consequences in heroin addicts[J]. Addiction, 1998, 93(5): 729-738.

[32] Bromberg U, Wiehler A, Peters J. Episodic future thinking is related to impulsive decision making in healthy adolescents[J]. Child Development, 2015, 86(5): 1458-1468.

[33] Ciaramelli E, Sellitto M, Tosarelli G, et al. Imagining events alternative to the present can attenuate delay discounting[J]. Frontiers in Behavioral Neuroscience, 2019, 13: 269.

[34] Bulley A, Henry J, Suddendorf T. Prospection and the present moment: The role of episodic foresight in intertemporal choices between immediate and delayed rewards[J]. Review of General Psychology, 2016, 20(1): 29-47.

[35] Wang TZ, Mellis AM, Lau N, et al. (2019). Integrating episodic future thinking into virtual reality to mitigate substance use disorders: A theoretical framework[J]. Proceedings of the Human Factors and Ergonomics Society Annual Meeting, 2019, 63(1): 2282-2286.

本章小结

　　药物成瘾者决策功能受损的典型特征是即使面对不利结果仍然不受控制地使用药物，无法依据长期结果做出有利决策。为了全面了解药物成瘾者决策缺陷的特征和机制，本章在第一节对药物成瘾者表现出的冲动性、风险寻求、奖赏失调、躯体内感信号缺失等特征，以及药物滥用导致成瘾者背外侧前额皮层、前扣带回、眶额叶皮层、腹内侧前额皮层、杏仁核、脑岛等脑区受损引发的决策缺陷等进行了相关的综述。并且对药物成瘾者决策缺陷的干预方法也进行了相应的综述，从而使读者能对药物成瘾者决策缺陷的特征、机制及干预进行全面的了解。

　　在第二节考察了海洛因成瘾者与对照被试在奖赏、惩罚两种刺激情境下的冲动性与风险寻求决策行为。结果表明在奖惩情境中海洛因成瘾者的决策模式与对照组被试不同，海洛因成瘾者对奖赏刺激更敏感反应更激烈（渴望积极结果的冲动）；对惩罚刺激敏感度降低，惩罚对行为抑制的能力下降（不顾消极结果的冒险）。在第三节中主要考察了不同幅度金钱奖赏对海洛因成瘾者风险决策的影响以及这种影响是否会受到金钱奖赏类型的调节。研究结果表明，金钱奖赏类型和金钱奖赏幅度会影响被试的风险决策行为。在虚拟奖赏情景下，两组被试的风险偏好水平随着奖赏幅度的增加显著升高，但是海洛因成瘾者的风险偏好水平高于对照组被试；而在真实奖赏情景下，两组被试的风险偏好水平随着奖赏幅度的增加显著降低，同时海洛因成瘾者的风险偏好水平低于对照组被试。在第四节主要考察了未来情景想象对海洛因成瘾者跨期决策的影响。研究结果表明，海洛因成瘾组在前测的跨类别延迟折扣任务中的 AUC 值显著小于其未来情景想象后的 AUC 值，即未来情景想象可以改善海洛因成瘾者的跨期决策表现。

扩展阅读

[1] Bechara A, Martin EM. Impaired decision making related to working memory deficits in individuals with substance addictions[J]. Neuropsychology, 2004, 18(1): 152-162.

[2] Tanabe J, Thompson L, Claus E, et al. Prefrontal cortex activity is reduced in gambling and nongambling substance users during decision - making[J]. Human Brain Mapping, 2007, 28(12): 1276-1286.

[3] Viola TW, Niederauer JPO, Kluwe-Schiavon B, et al. Cocaine use disorder in females is associated with altered social decision-making: a study with the prisoner's dilemma and the ultimatum game[J]. BMC Psychiatry, 2019, 19(1): 1-9.

第五章　海洛因成瘾者奖赏加工异常及其神经机制

章节导读

通过上一章可以知道，在药物成瘾的决策研究中金钱是使用最多的强化物，然而金钱对药物成瘾者决策的影响异于常人，那么药物成瘾者对金钱奖赏加工是否存在异常。因此，本章对该问题进行进一步的探讨。已有研究发现长期的药物滥用会导致药物成瘾者奖赏系统的大脑结构改变，使其奖赏功能异常。表现为药物成瘾者对药物或药物相关奖赏信号的超敏感性和对非药物奖赏（自然奖赏）信号的低敏感性。比如，与非药物奖赏（食物、水、金钱、社会奖赏等）相比，药物成瘾者更偏向于药物奖赏（海洛因等成瘾性药物），即使是药物相关线索（注射器等），药物成瘾者也会表现出比正常人更多的关注。并且，动物研究表明长期的成瘾物质使用会导致大脑的奖赏阈限提高，人类研究表明毒品和药物相关线索会显著增强物质成瘾个体的奖赏脑区激活，这说明毒品对物质成瘾个体具有异常的奖赏效应。以往研究主要围绕药物成瘾者对药物奖赏的加工机制，然而对药物奖赏的加工并不能完全揭示药物成瘾者的奖赏加工机制。虽然已有研究对药物成瘾者的自然奖赏加工进行了相应的研究，但是该领域依然存在很多未解决的问题。因此，本章主要介绍药物成瘾者对自然奖赏（金钱和社会奖赏）的加工机制。

本章第一节系统介绍了物质成瘾人群金钱奖赏加工异常的机制及可恢复性，使读者对于该领域有一个初步的了解。第二节介绍了基于 ERP 技术对男性海洛因成瘾者社会奖赏加工的神经机制的探讨，使读者对男性海洛因成瘾者的社会奖赏加工过程有一个了解。由于金钱奖赏和社会奖赏是日常生活中最常见的奖赏类型，但是这两种奖赏又带有不同的社会属性。因此，第三节将海洛因成瘾者的金钱和社会奖赏敏感性进行了对比研究，以揭示海洛因成瘾者的奖赏功能异常是特异于某一种奖赏还是具有一般性，并对奖赏幅度进行了一定的操纵。

重要术语

社会奖赏　奖赏敏感性　反馈加工

第一节　物质成瘾人群金钱奖赏加工的异常机制及可恢复性

一、研究概述

长期成瘾物质使用会导致个体包括奖赏系统在内的大脑结构和功能的持久改变，这被认为是成瘾的基础[1~3]。这一观点也受到一些重要神经生理学模型的支持[4~10]，这些模型都突出了大脑奖赏系统的变化在成瘾中的核心作用。这种病理性变化反过来会对奖赏系统的调节功能产生不利的影响，引起认知表现和日常功能方面的障碍。例如，动物研究表明长期的成瘾物质使用会导致大脑的奖赏阈限提高[11, 12]，人类研究表明毒品和药物相关线索会显著增强物质成瘾个体的奖赏脑区激活[13]，表明了毒品对物质成瘾个体具有异常奖赏效应。

但是无论是条件性位置偏爱范式和自身给药的动物模型研究，还是毒品和药物相关线索的人类研究，都从毒品奖赏的角度探讨了物质成瘾的机制和药物相关线索的诱因凸显性对成瘾行为的贡献。然而，毒品奖赏具有直接或间接的药理效应，所以毒品奖赏加工并不能代表个体的正常奖赏加工[14]。这也是近年来研究者开始关注物质成瘾者对毒品的异常奖赏效应是否会泛化到非毒品奖赏加工中的原因。非毒品奖赏加工对个体的持续成瘾物质使用[15]和戒断治疗行为[16, 17]有重要作用。因此，理解成瘾人群的非毒品奖赏加工机制也是开发干预策略的关键[16~18]。非毒品奖赏也就是自然奖赏，分为初级奖赏（食物、水和性等）和次级奖赏（如金钱、权力等）。而对物质成瘾者非毒品奖赏加工的研究又以金钱诱因较为多见。这是因为虽然初级奖赏比次级奖赏更有"凸显性"[19]，但是初级奖赏与机体状态关系密切，如饥、渴等，因而不够稳定，相比之下次级奖赏拥有相对更加稳定的价值[20]。并且金钱诱因相比其他诱因有很多优点，金钱作为一种初级奖赏（包括毒品）的二级强化物更具有代表性，而且诱因特性也更容易操纵[21]。随着认知神经科学技术的发展，以金钱为诱因的非毒品奖赏加工方面的研究逐渐增多[22~25]，已成为成瘾研究领域中一个很有价值的视角。

二、金钱奖赏加工的主要研究范式

奖赏加工可以分为两个阶段：预期阶段和满足阶段[26]。精确的预期并通过有效的行为获得奖赏以及对奖赏的敏感性是适应行为和学习的一个基本方面[27]。目前金钱奖赏加工的主要研究范式有金钱诱因延迟任务（monetary incentive delay task, MIDT）、赌博任务和选择任务。下面对这些常见的范式做简要介绍。

最被广泛使用的是 MIDT 范式，最初是由 Knutson 等 [28] 介绍用于功能性核磁共振成像（functional magnetic resonance imaging, fMRI）中研究正常人对奖赏和惩罚的预期和结果反馈相关大脑活动的实验范式。MIDT 范式包括三种奖赏类型：无金钱结果（控制任务）、潜在奖赏（奖赏任务）、潜在惩罚（惩罚任务），三种类型为随机呈现。每种类型包括两种线索：20% 的诱因线索和 80% 的非诱因线索，线索刺激之后会呈现一个靶子刺激，被试需要对靶子刺激做出正确的按键反应，然后根据被试任务表现（反应时）给予一定的金钱获得、损失或者无金钱结果反馈。这一范式允许对不同奖赏条件下奖赏加工不同阶段的测量，如奖赏预期、反应过程和结果反馈过程 [20]。近几年来，MIDT 范式及其变式也被广泛应用于物质成瘾人群奖赏加工的研究中，如可卡因 [23, 25, 29]、大麻 [24, 30~33]、酒精 [22, 34, 35]、尼古丁 [36]。赌博任务和选择任务则形式多样，如石头—纸—剪刀（Rock-paper-scissors）任务 [37]、单一结果赌博任务（Single outcome gambling task, SOG）[38]、卡片猜测任务（Card-guessing task）[39] 等。这类实验任务比较相似：线索预示着即将到来的奖赏获得或损失，被试完全凭猜测反应，然后获得结果反馈。也就是说线索阶段被试并不知道这些任务中的奖赏可能性，因此无法预期奖赏的获得和损失，所以这些任务并不能考察被试奖赏加工的预期阶段。

总之，这些金钱奖赏加工范式存在以下三个方面的特征：首先，任务中线索预示着一个即将到来的金钱获得或损失；其次，奖赏取决于被试的表现（如反应时、按键次数）或者猜测后的随机反馈；第三，主要考察奖赏的效价（获得和损失）和奖赏加工的不同阶段（预期阶段和结果反馈阶段）。另外，Bühler 等人 [40] 在对尼古丁成瘾者奖赏加工的研究中使用了一种工具性动机任务（Instrumental motivation task）。该任务类似于 MIDT，同样由三个阶段组成：线索预示奖赏的期望阶段、反应阶段和结果反馈阶段。不同的是该任务中奖赏是通过按键次数和相应线索的奖赏水平确定的。虽然该任务并没有考察奖赏加工的损失方面，任务也较为复杂，但是该任务通过操纵线索比较不同水平的金钱奖赏和毒品奖赏的加工特点，并且将获得奖赏的动机通过努力按键次数进行操纵，具有较好的外部效度。

三、物质成瘾人群金钱奖赏加工的神经机制

目前大量研究表明物质成瘾人群的金钱奖赏加工存在异常，并表现在大脑奖赏环路上 [22, 23, 25]。人类 fMRI 的研究发现脑内奖赏系统主要有两条通路：从腹侧被盖区（ventral tegmental area, VTA）经内侧前脑束到伏核（nucleus accumbens, NAcc）的边缘通路；连接 VTA 和脑皮层（尤其是额叶）的脑皮层通路 [41]。Haber 和 Knutson [42]

系统综述了人类的奖赏环路：一方面，腹侧纹状体（ventral striatum, VS）受到来自眶额皮层（orbital frontal cortex, OFC）、前扣带皮层（anterior cingulate cortex, ACC）和中脑的多巴胺投射；另一方面，VS 投射到腹侧苍白球（ventral pallidum）和 VTA/黑质体（substantia nigra），反过来又通过中间的丘脑背侧核投射回前额皮层（prefrontal cortex, PFC）。Sescousse 等 [43] 对人类成像研究的元分析发现奖赏加工的主要脑区有：VS、前脑岛、背中部丘脑、杏仁核、腹正中 PFC 扩展到上部 ACC，其中双边 VS 和右前 OFC 是金钱奖赏加工的特异性脑结构。VS（包括 NAcc）不仅是奖赏脑环路的一个关键节点 [42, 44]，还是在金钱奖赏预期阶段激活的特异性脑区 [21]。VS 激活代表了一种实际和预期奖赏的偏差，从而使个体更新对未来奖赏的预期，并且会影响随后的行为 [43]。

一些物质成瘾人群的研究发现 MIDT 范式中在金钱奖赏预期阶段 VS（包括 NAcc）的激活显著低于正常组。例如，对酒精成瘾人群的研究发现，脱毒酗酒者在金钱奖赏预期阶段 VS（包括 NAcc）的活动显著降低 [22, 35]，而 OFC 和丘脑的活动则增强，可能补偿了 VS 的功能失调。此外，脱毒酗酒者在奖赏预期阶段的 VS 活动与酒精渴求感呈负相关，而对于酒精相关线索的 VS 激活则显著增加 [35]。另一项研究 [32] 发现大麻依赖者与非吸烟健康控制组相比在金钱奖赏预期阶段 NAcc、尾状核、左侧壳核、左扣带回和一些额区的活动减弱，颞中回、右楔状叶、右海马旁回的激活则增强；在奖赏结果阶段右侧尾状核和壳核的激活增强。研究者认为这种在奖赏预期阶段奖赏脑区的活动减弱是由于长期大麻使用在分子机制上造成了大脑一些区域的多巴胺传递减弱，这一结果支持了奖赏缺陷综合征假说 [1]。Peters 等人 [36] 的研究发现吸烟青少年（14 岁）在奖赏预期阶段的 VS 和脑干活动显著低于不吸烟青少年，并且这些大脑活动与尼古丁使用频率显著相关，人格特质的新颖性寻求得分也显著高于对照组。然而这些吸烟青少年并没有成瘾，研究者认为虽然不能确定这种在奖赏预期阶段 VS 活动的降低是预先存在的还是吸烟造成的，但是可以表明这种 VS 活动的降低是未来发展为成瘾的一个关键因素。这些研究结果支持了诱因敏感理论的观点，毒品使用会造成大脑奖赏系统的改变，从而导致与非毒品线索相比毒品线索的诱因突显性放大 [9, 10]。NAcc 的激活与奖赏的积极情绪唤醒有关 [21]，所以这种 VS（包括 NAcc）激活的降低表明物质成瘾者对奖赏预期不敏感，可能意味着物质成瘾人群会减少从事一些有利于健康的非物质使用活动，增加了持续使用成瘾物质的可能性。

然而，另外一些研究并没有发现 MIDT 范式中物质成瘾人群在金钱奖赏预期阶段的 VS 激活与正常组存在差异。例如，有研究发现脱毒酒精依赖者只在奖赏结果阶段 NAcc、左前脑岛以及近中 PFC 的活动增强；在损失结果阶段前脑岛和左前脑岛到外侧额叶皮层的活动增强[34]。可卡因依赖者只在奖赏结果阶段双边 VS、右尾状核和右脑岛存在更大的激活[25]。大麻依赖者在损失结果阶段 VS、尾状核的激活更大以及壳核体积更小[33]。还有研究发现可卡因依赖者在损失预期阶段杏仁核、海马旁回、VTA、ACC 的激活更少；在损失期望阶段右脑岛的激活更少；在损失结果阶段可卡因戒断组（戒断至少 6 个月）右海马的激活更少，而与可卡因依赖者相比左 VTA 的激活更大；奖赏预期阶段可卡因成瘾组右海马旁回的激活更少[29]。这些研究虽然没有发现在奖赏预期阶段 VS 的激活异常，但是在结果阶段却发现奖赏脑区的激活异常，表明了物质成瘾者的奖赏功能受损还表现在奖赏结果反馈阶段。此外，Bühler 等人[40]使用工具性动机任务比较了偶尔吸烟者和尼古丁依赖者在香烟奖赏和金钱奖赏期望的中脑皮质边缘（mesocorticolimbic）脑区激活的差异，发现偶尔吸烟者对金钱奖赏的脑激活程度比香烟奖赏更强，而尼古丁依赖者在两种奖赏类型中并没有显著差异；并且偶尔吸烟者对金钱奖赏的脑激活程度比尼古丁依赖者的更强。这种脑激活模式与行为结果表现一致，偶尔吸烟组花更多努力（按键次数）去获取金钱而非香烟，而尼古丁依赖组则没有差异[40]，即表明尼古丁成瘾者的奖赏功能受损。

但是对大麻成瘾的研究却发现在 MIDT 范式中，大麻成瘾者在奖赏预期阶段 VS 的激活显著强于正常组[24, 31]，而这种 VS 激活增强与大麻使用史及使用量呈正相关[31]。此外，大麻成瘾者的左侧棱状回（fusiform gyrus）血氧活动显著降低，并和大麻戒断症状呈负相关；小脑蚓体山坡（right declive of vermis）在预期阶段的活动显著增强，并和大麻使用史呈正相关，这也许表明了慢性大麻使用夸大了小脑对非毒品奖赏预测线索反应的目标指向活动；在损失结果阶段脑岛皮层的活动降低[31]。研究还发现大麻成瘾者对金钱奖赏的加工有更大的 OFC 和扣带回激活，而正常组 OFC 的激活则相反[24]，也表明 PFC 一些脑区的奖赏功能受损。有研究者认为 NAcc 的激活还与投资、赌博等高风险行为有关[21]，所以这些结果表明大麻成瘾者对正性诱因（奖赏）敏感，对消极诱因（损失）不敏感，因此更容易从事高风险行为。另外，在奖赏预期阶段 VS 的激活增强只在大麻成瘾的研究中被发现，这可能是大麻成瘾不同于其他物质成瘾的一个表现。

综上所述，从这些 fMRI 研究结果可以看出物质成瘾人群的奖赏加工脑区受损，包括 VS（包括 NAcc）、PFC 的一些脑区、脑岛、海马、杏仁核等，但是目前仍然无法确定这些脑区的受损是预先存在的还是物质滥用造成的。另外，奖赏加工过程中的脑激活模式存在不一致的结果，尤其是在奖赏预期阶段 VS 的激活。除了可能存在不同物质成瘾人群奖赏加工的特异性之外，主要原因可能有以下几个方面：第一，预先存在的因素，如家庭物质依赖史。父母物质滥用可能会造成子代奖赏加工异常[45]，当以这类群体为被试时可能会影响研究结果的效度。第二，不同的成瘾阶段或物质使用年限。临床上偶尔有限制的毒品使用和缺乏控制的毒品使用以及慢性的强迫性毒品使用是有区别的[2, 6]，处于不同的成瘾阶段或使用年限的个体之间的奖赏脑环路是否存在差异还不清楚。第三，研究方法的差异，脑激活模式的波动主要归结于实验范式的差异[43]，不排除这些不一致的结果是特定实验范式所造成的。另外，还有一些其他可能的原因：人口学变量上的差异，多种物质使用以及遗传和环境因素等。例如，有研究发现实验暂停时允许吸烟相比不允许吸烟的吸烟组，在卡片猜测任务中对金钱获得和损失反馈存在更小的尾状核激活[46]，表明感知到的物质使用机会会影响吸烟者金钱奖赏加工相关的尾状核激活。这些因素可能是不同实验结果存在差异的原因，也是我们以后研究中需要考虑的因素。

四、物质成瘾人群金钱奖赏功能的可恢复性

大量研究证实了物质成瘾人群金钱奖赏加工受损并表现在大脑激活模式异常上[22~25]，这种奖赏功能受损反过来会进一步促进物质使用和复吸风险。那么这种奖赏加工异常与治疗结果存在什么样的关系，经过短期或者长期戒断是否能够恢复？

（一）奖赏相关脑激活与治疗结果的关系

研究者还关注奖赏加工影响戒断治疗的脑机制。例如，对尼古丁依赖者的研究发现，在卡片猜测任务中金钱奖赏加工相关的 VS 活动越弱的个体，在随后的测试中越不愿意为了金钱奖赏而延迟吸烟，其他脑区并没有观察到这种结果[17]，表明这种个体更难戒烟。另一研究对是否自愿接受了持续至少 21 天戒断的大麻依赖者治疗前的脑激活进行了比较，发现在 MIDT 范式中不愿意接受治疗的大麻依赖组在损失结果阶段尾状核（caudate）的激活更大以及壳核体积更小，而自愿接受并完成戒断的大麻依赖组与控制组没有显著差异[33]，表明治疗前个体的纹状体功能的差异与对待戒断治疗的态度相关，这是能否接受持续治疗的关键。可卡因的研究也发现纹状体激活和治疗结果存在相关[47]。有研究发现在 MIDT 范式中可卡因依赖者治疗前的奖赏加工相关脑活动与治疗结果存在相关，在预期阶段左右丘脑、右侧尾状核和嘴峰（culmen）活动与可卡因尿检阴性的百分比存在负相关，而降低的左侧杏仁核和左侧海马旁回活动与较好的治疗保持相关；而在结果阶段右侧丘脑、右侧尾状核以及嘴峰的活动与自我报告的戒断和尿检呈负相关[25]，表明奖赏脑区变化是成瘾人群维持戒断的基础。另外有研究[23]发现在 MIDT 范式中长期戒断（平均 22 个月）可卡因依赖者在奖赏预期阶段，其背侧纹状体激活的增加是与治疗的持续时间相关的；而在结果阶段 VS 的活动和戒断时间存在负相关，这一结果和 Jia 等人[25]的结果是一致的，增强的 VS 活动可能表明了一种对干预抵抗的神

经机制，进一步表明奖赏加工相关纹状体功能和结构与治疗结果存在相关，这也许可以作为一种成瘾恢复的临床指标。上述研究表明金钱奖赏加工相关的纹状体（尤其是VS）激活是维持戒断治疗的关键，可以作为物质成瘾人群良好戒断治疗效果的预测器和临床恢复的指标。未来可以通过纵向追踪研究进一步确定这种关系。

（二）奖赏功能的可恢复性

一些研究者还关注这种奖赏加工异常是否能够通过戒断而得到恢复。例如，对经过短期戒断（平均 5 周）的青少年大麻使用者（15~19 岁）的研究发现，除了在 MIDT 范式中的控制任务下预期阶段的纹状体激活更大之外，并没有发现奖赏和惩罚任务下不同加工阶段存在大脑激活的异常[30]，虽然不能确定这种正常的奖赏加工是否由于戒断造成的，但至少表明戒断青少年大麻使用者金钱奖赏加工并没有受损。另一项研究发现在 MIDT 范式中长期戒断（平均 22 个月）的可卡因成瘾者只在奖赏预期阶段右侧尾状核的活动降低[23]，所以有研究者认为 VS 活动在戒断开始时是增强的，但随着戒断的持续会慢慢变得正常或者降低。另外，有研究使用 MIDT 范式发现在损失预期阶段可卡因戒断组（戒断至少 6 个月）和可卡因依赖组在杏仁核、海马旁回、VTA 的激活程度都小于控制组，而可卡因依赖组 ACC 激活更少，可卡因戒断组海马的激活更少；在损失预期阶段，可卡因依赖组右脑岛激活更少，可卡因戒断组右脑岛、右布罗德曼区 10（Brodmann area 10，BA10）、右海马旁回的激活更少，可卡因戒断组与可卡因依赖组相比在右 BA10 的激活更少；在损失结果阶段可卡因戒断组相比控制组在右海马的激活更少，而与可卡因依赖组相比左 VTA 的激活更大；在奖赏预期阶段可卡因戒断组和依赖组的大脑激活没有差异，并且与控制组相比其右海马旁回的激活更少[29]，研究者认为长期戒断并不能使物质成瘾者大部分奖赏脑区的受损得到恢复。此外，冲动性相关测量发现可卡因依赖组在自我报告的强迫性和奖赏惩罚敏感性得分上显著高于控制组，可卡因戒断组在自我报告的冲动性上得分显著高于可卡因依赖组；冲动性在损失预期阶段与杏仁核的激活呈正相关，和前扣带回的激活呈负相关，但是没有发现组间差异[29]，研究者认为成瘾人群这种冲动性和损失加工的关系和趋势也许是预先存在的。由上述研究可知，物质成瘾人群的奖赏加工异常会随着戒断时间的持续有所恢复，但可能不会完全恢复。现有的相关研究还很少，目前尚不能确定戒断后依然存在部分奖赏脑区的异常是由于物质滥用造成的不可逆的损伤还是预先就存在的异常。因此未来还需考虑被试吸毒持续年限和不同成瘾物质类型[48]等因素，对物质成瘾人群奖赏脑功能异常是否能够恢复进一步研究。

五、总结与展望

本文对近年来物质成瘾人群金钱奖赏加工研究进行了总结和分析，从中可以看到物质成瘾人群金钱奖赏加工的研究逐渐增多，研究方法也逐渐成熟，同时研究视角也得到了扩展。但目前该领域的研究还存在一些有争议或尚待解决的问题，例如，fMRI的结果并没有发现一致的奖赏脑区激活模式，缺乏奖赏加工的脑电研究，是否存在不同物质成瘾人群奖赏加工的特异性也不清楚，而且单一地考察物质成瘾人群的奖赏加工，缺少对与其他认知功能的交互作用机制的研究。这些都需要未来进一步研究。

（一）增加金钱奖赏加工的 ERP 研究

事件相关电位（event related potentials, ERP）直接反映了与一定心理活动（事件）相关联的脑电位变化，具有实时性的优点，还能够弥补 fMRI 技术时间分辨率较差的缺点。对奖赏加工的 ERP 研究发现，P300 波幅对更大的金钱数量敏感[49, 50]；另外，金钱赌博任务中 P300 不仅对金钱数量还对结果效价敏感[51]。目前对物质成瘾人群奖赏加工的 ERP 研究还相对较少。有研究发现在金钱奖赏任务中正常组被试对有无金钱条件的 P300 波幅和反应时都出现显著差异（45¢> 0¢），但是在可卡因依赖者中并没有发现这种差异[52]。这一结果得到了另一研究的证实[53]，研究者使用同样的金钱奖赏任务发现可卡因依赖组对不同的金钱奖赏不存在 P300 的差异，控制组则相反（45¢=1¢>0¢）；另外，尿检阴性的可卡因依赖者与尿检阳性的可卡因依赖者和正常组相比 P300 波幅和正确率最低，表明虽然可卡因使用会造成个体金钱奖赏敏感性降低，但是却能避免或补偿认知或情绪异常。此外，Kamarajan 等人[54]用单一结果赌博（SOG）任务考察了男性酗酒者对奖赏结果加工的脑电位变化，发现在损失条件下降低的结果相关负波（ORN/N2）波幅以及所有金钱结果条件下结果相关正波（ORP/P3）波幅显著低于控制组。以往研究发现该任务中 ORN 波幅对金钱奖赏的不同效价和数量是有差异的[38]。所以研究者认为这种早期负成分 ORN 和晚期正成分 ORP 波幅的降低表明酗酒者对不同奖赏结果的早期检测和随后的奖赏结果效价和数量的敏感性降低[54]，上述研究表明酒精和可卡因成瘾者对金钱奖赏结果的效价和数量不敏感，可能意味着物质成瘾人群存在不顾行为后果的风险。上述 ERP 研究只是考察了物质成瘾人群奖赏加工的结果阶段，目前还没有研究者考察奖赏加工的其他阶段。Broyd 等人[55]首次将经典的 MIDT 范式用于正常人奖赏加工的 ERP 研究中，证实了 MIDT 范式是 ERP 研究的一种有效范式。未来可以进一步将 MIDT 范式运用在不同物质成瘾人群奖赏加工的 ERP 研究中，增加物质成瘾人群奖赏加工的 ERP 研究。

（二）物质成瘾人群奖赏加工的特异性

不同成瘾物质对个体大脑神经系统的作用是不一样的，它们既具有共同特征，又具有各自的特异性。例如，van Hell 等人[32]的研究发现大麻依赖组与吸烟组相比在奖赏预期阶段左颞中回的活动更多，在结果阶段大麻依赖组与吸烟和非吸烟组相比在壳核有显著更大的激活，表明这些脑区的变化仅仅是由于大麻使用造成的；而大麻依赖组和吸烟组与非吸烟组的比较都发现了 NAcc 在奖赏预期阶段的活动减弱，说明这一脑区是不同成瘾物质作用造成损伤的共同脑区。此外，虽然不同奖赏具有共同的脑环路，但是不同奖赏也具有各自的特异性脑结构[43]。因此未来研究可以从以下两方面进一步扩展对物质成瘾人群奖赏加工的研究：一方面，比较不同成瘾人群奖赏加工的特异性脑机制；另一方面，比较同一成瘾人群对不同奖赏加工的特异性脑机制。

（三）家庭物质依赖史个体的奖赏加工研究

物质成瘾人群奖赏加工异常是预先存在的还是物质使用造成的目前还没有定论，但是对有家庭物质依赖史的非物质依赖健康被试的研究可能是一个比较理想的视角，这类被试是指父母双方至少有一个在怀孕前是物质依赖者，而被试并非物质依赖的健康个体。有研究使用 MIDT 范式发现，有酒精家庭依赖史的青少年（12~16 岁）与匹配控制组在 VS 等奖赏脑区的激活没有差异[56]，这一结果也得到最近一项研究结果的支持[57]，该研究对有酒精家庭依赖史的健康青少年（13~15 岁）的研究也没有发现 VS 等奖赏脑区激活的差异。这可能由于青少年奖赏加工脑区还未完全成熟[58]。因此，有研究者使用调整后的 MIDT 范式对成年被试（平均 34 岁）的研究发现，有酒精家庭依赖史的健康被试在预期阶段 VS、尾状核、脑岛、OFC 以及在损失结果阶段杏仁核的激活降低[45]。另一项对有酒精家庭依赖史的成年被试（18~22 岁）的研究也发现在金钱奖赏和损失阶段 VS 的激活降低，并且这种降低是与当前饮酒量、早期（12~14 岁）外化行为问题正相关的[59]。以上研究表明有家族物质依赖史的个体金钱奖赏加工相关脑区激活的异常是遗传造成的结果，这种遗传特征只有在奖赏加工脑区成熟的成年个体上表现出来。因此，酒精成瘾人群奖赏加工异常除了可能来自于酒精滥用外还有可能是遗传造成的。此外，研究还发现冲动性得分上因素 2（自我报告的冲动性和奖赏 / 惩罚敏感性）是与期望阶段 VS 的血氧反应负相关的[45]，表明冲动性和奖赏敏感性是与酒精成瘾易损性相关的。因此对家庭物质依赖史健康个体的研究是未来研究的一个方向，对于揭示成瘾易损性的神经机制有重要的意义。

（四）奖赏与执行功能的交互作用机制

执行功能（executive functions）涉及三个最基本的功能：心理定式或任务转换

（Shifting between tasks or mental sets），工作记忆表征的刷新和监控（updating and monitoring of working memory representations），优势反应抑制（Inhibition of prepotent responses）[60]。双重竞争模型[61]认为情绪和动机与执行控制的交互作用决定了行为结果，情绪和动机会影响感知和执行水平的竞争，其中动机对执行功能的影响是通过两种途径：其一，提升的动机通过影响注意的定向和再定向导致执行功能的增强；其二，为了最大化奖赏，动机能再分配执行功能的加工资源，如奖赏导致 stop-signal 任务中个体的抑制能力降低[62]。成瘾发展的过程涉及奖赏与执行功能等神经环路的变化[2]。奖赏加工与执行功能存在复杂的交互作用，成瘾的反应抑制和凸显性归因受损（impaired response inhibition and salience attribution, I-RISA）模型强调了 PFC 在毒品和非毒品奖赏效应以及高阶执行功能（包括抑制控制）中的重要作用，认为成瘾是一种 PFC 功能受损导致的 I-RISA 综合征，表现为毒品和药物相关线索的突显性增加，非毒品奖赏敏感性和抑制不利行为能力的降低[63, 64]，从而导致毒品寻求行为[65]。有研究对可卡因依赖者使用针对改善执行功能的象棋游戏和针对改变行为动机的动机性访谈相结合的干预方案，发现与无干预戒断组相比一个月的干预戒断显著改善了干预组的工作记忆功能[66]。因此，对物质成瘾人群的奖赏与执行功能交互作用的研究具有重要意义。对可卡因成瘾的研究发现，对不同金钱数量的主观敏感性评价中可卡因依赖组有超过一半被试对 10 美元和 1 000 美元的主观评价是等价的[67]。并且可卡因依赖者对不同数量金钱奖赏加工相关脑区的激活降低，只在左侧小脑发现对有无金钱奖赏敏感，在其他脑区并没有发现不同金钱条件下的激活差异；而正常组左侧 OFC 对不同奖赏条件的激活存在一种金钱梯度趋势差异（45¢ > 1¢ > 0¢），背侧和中间 PFC 的激活只在有无奖赏上有差异（45¢ = 1¢ > 0¢），中脑（mesencephalon）对最高的奖赏敏感（45¢ > 1¢ = 0¢）；此外，PFC 对金钱的敏感性与动机、自我控制特质相关[68]。这表明 PFC 对金钱的不敏感会调节可卡因依赖者报告的降低的自我控制特质。另一项研究考察了可卡因戒断者金钱诱因对反应抑制的影响[69]，结果表明在金钱奖赏 GO/NOGO 任务中可卡因戒断者的抑制失败并不受金钱惩罚的影响，而这种异常反应与错误后 ACC、右脑岛、右 PFC 活动的显著降低相关，而正常组则相反，表明可卡因成瘾人群即使面对负性结果也无法增强抑制控制，而这些 PFC 脑区也是奖赏影响反应抑制的关键脑区。奖赏如何影响物质成瘾人群的执行功能以及它们相互作用的脑机制还不清楚，因此需要进一步的研究。

参考文献

[1] Blum K, Braverman ER, Holder JM, et al. The reward deficiency syndrome: A biogenetic model for the diagnosis and treatment of impulsive, addictive and compulsive behaviors[J]. Journal of Psychoactive Drugs, 2000, 32(Suppl. 1): 1-112.

[2] Koob GF, Volkow ND. Neurocircuitry of addiction[J]. Neuropsychopharmacology, 2010, 35(1): 217-238.

[3] Torregrossa MM, Corlett PR, Taylor JR. Aberrant learning and memory in addiction[J]. Neurobiology of Learning and Memory, 2011, 96(4): 609-623.

[4] Koob GF, Le Moal M. Drug abuse: Hedonic homeostatic dysregulation[J]. Science, 1997, 278(5335): 52-58.

[5] Koob GF, Le Moal M. Plasticity of reward neurocircuitry and the "dark side" of drug addiction[J]. Nature Neuroscience, 2005, 8(11): 1442-1444.

[6] Koob GF, Le Moal M. Addiction and the brain antireward system[J]. Annual Review of Psychology, 2008, 59: 29-53.

[7] Noël X, Brevers D, Bechara A. A neurocognitive approach to understanding the neurobiology of addiction[J]. Current Opinion in Neurobiology, 2013, 23(4): 632-638.

[8] Verdejo-Garcia A, Bechara A. A somatic marker theory of addiction[J]. Neuropharmacology, 2009, 56(1): 48-62.

[9] Robinson TE, Berridge KC. The psychology and neurobiology of addiction: An incentive-sensitization view[J]. Addiction, 2000, 95(8s2): 91-117.

[10] Robinson TE, Berridge KC. Incentive-sensitization and addiction[J]. Addiction, 2001, 96(1): 103-114.

[11] Kenny PJ, Polis I, Koob GF, et al. Low dose cocaine self-administration transiently increases but high dose cocaine persistently decreases brain reward function in rats[J]. European Journal of Neuroscience, 2003, 17(1): 191-195.

[12] Nazzaro JM, Seeger TF, Gardner EL. Morphine differentially affects ventral tegmental and substantia nigra brain reward thresholds[J]. Pharmacology Biochemistry and Behavior, 1981, 14(3): 325-331.

[13] Diekhof EK, Falkai P, Gruber O. Functional neuroimaging of reward processing and decision-making: A review of aberrant motivational and affective processing in addiction and mood disorders[J]. Brain Research Reviews, 2008, 59(1): 164-184.

[14] Berns GS, McClure SM, Pagnoni G, et al. Predictability modulates human brain response to reward[J]. The Journal of Neuroscience, 2001, 21(8): 2793-2798.

[15] Balleine BW, O'Doherty JP. Human and rodent homologies in action control: Corticostriatal determinants of goal-directed and habitual action[J]. Neuropsychopharmacology, 2010, 35(1): 48-69.

[16] Rose EJ, Salmeron BJ, Ross TJ, et al. Temporal difference error prediction signal dysregulation in cocaine dependence[J]. Neuropsychopharmacology, 2014, 39(7): 1732-1742.

[17] Wilson SJ, Delgado MR, McKee SA, et al. Weak ventral striatal responses to monetary outcomes predict an unwillingness to resist cigarette smoking[J]. Cognitive, Affective, &

Behavioral Neuroscience, 2014, 14(4): 1196-1207.

[18] Garavan H, Weierstall K. The neurobiology of reward and cognitive control systems and their role in incentivizing health behavior[J]. Preventive Medicine, 2012, 55: S17-S23.

[19] Metereau E, Dreher JC. Cerebral correlates of salient prediction error for different rewards and punishments[J]. Cerebral Cortex, 2013, 23(2): 477-487.

[20] Lutz K, Widmer M. What can the monetary incentive delay task tell us about the neural processing of reward and punishment?[J]. Neuroscience & Neuroeconomics, 2014, 3(3): 33-45.

[21] Knutson B, Greer SM. Anticipatory affect: Neural correlates and consequences for choice[J]. Philosophical Transactions of the Royal Society B: Biological Sciences, 2008, 363(1511): 3771-3786.

[22] Beck A, Schlagenhauf F, Wüstenberg T, et al. Ventral striatal activation during reward anticipation correlates with impulsivity in alcoholics[J]. Biological Psychiatry, 2009, 66(8): 734-742.

[23] Bustamante JC, Barrós-Loscertales A, Costumero V, et al. Abstinence duration modulates striatal functioning during monetary reward processing in cocaine patients[J]. Addiction Biology, 2014, 19(5): 885-894.

[24] Filbey FM, Dunlop J, Myers US. Neural effects of positive and negative incentives during marijuana withdrawal[J]. PLoS One, 2013, 8(5): e61470.

[25] Jia ZR, Worhunsky PD, Carroll KM, et al. An initial study of neural responses to monetary incentives as related to treatment outcome in cocaine dependence[J]. Biological Psychiatry, 2011, 70(6): 553-560.

[26] Rademacher L, Krach S, Kohls G, et al. Dissociation of neural networks for anticipation and consumption of monetary and social rewards[J]. Neuro Image, 2010, 49(4): 3276-3285.

[27] Lubman DI, Yücel M, Kettle JW, et al. Responsiveness to drug cues and natural rewards in opiate addiction: Associations with later heroin use[J]. Archives of General Psychiatry, 2009, 66(2): 205-212.

[28] Knutson B, Westdorp A, Kaiser E, et al. FMRI visualization of brain activity during a monetary incentive delay task[J]. NeuroImage, 2000, 12(1): 20-27.

[29] Patel KT, Stevens MC, Meda SA, et al. Robust changes in reward circuitry during reward loss in current and former cocaine users during performance of a monetary incentive delay task[J]. Biological Psychiatry, 2013, 74(7): 529-537.

[30] Jager G, Block RI, Luijten M, et al. Tentative evidence for striatal hyperactivity in adolescent cannabis-using boys: A cross-sectional multicenter fMRI study[J]. Journal of Psychoactive Drugs, 2013, 45(2): 156-167.

[31] Nestor L, Hester R, Garavan H. Increased ventral striatal BOLD activity during non-drug reward anticipation in cannabis users[J]. NeuroImage, 2010, 49(1): 1133-1143.

[32] van Hell HH, Vink M, Ossewaarde L, et al. Chronic effects of cannabis use on the human reward system: An fMRI study[J]. European Neuropsychopharmacology, 2010, 20(3): 153-163.

[33] Yip SW, DeVito EE, Kober H, et al. Pretreatment measures of brain structure and reward-

processing brain function in cannabis dependence: An exploratory study of relationships with abstinence during behavioral treatment[J]. Drug and Alcohol Dependence, 2014, 140: 33-41.

[34] Bjork JM, Smith AR, Hommer DW. Striatal sensitivity to reward deliveries and omissions in substance dependent patients[J]. Neuroimage, 2008, 42(4): 1609-1621.

[35] Wrase J, Schlagenhauf F, Kienast T, et al. Dysfunction of reward processing correlates with alcohol craving in detoxified alcoholics[J]. NeuroImage, 2007, 35(2): 787-794.

[36] Peters J, Bromberg U, Schneider S, et al. Lower ventral striatal activation during reward anticipation in adolescent smokers[J]. American Journal of Psychiatry, 2011, 168(5): 540-549.

[37] Toyomaki A, Murohashi H. The ERPs to feedback indicating monetary loss and gain on the game of modified "rock-paper-scissors"[J]. International Congress Series, 2005, 1278: 381-384.

[38] Kamarajan C, Porjesz B, Rangaswamy M, et al. Brain signatures of monetary loss and gain: Outcome-related potentials in a single outcome gambling task[J]. Behavioural Brain Research, 2009, 197(1): 62-76.

[39] Delgado MR, Nystrom LE, Fissell C, et al. Tracking the hemodynamic responses to reward and punishment in the striatum[J]. Journal of Neurophysiology, 2000, 84(6): 3072-3077.

[40] Bühler M, Vollstädt-Klein S, Kobiella A, et al. Nicotine dependence is characterized by disordered reward processing in a network driving motivation[J]. Biological Psychiatry, 2010, 67(8): 745-752.

[41] Chiew KS, Braver TS. Positive affect versus reward: Emotional and motivational influences on cognitive control[J]. Frontiers in Psychology, 2011, 2: 279.

[42] Haber SN, Knutson B. The reward circuit: Linking primate anatomy and human imaging[J]. Neuropsychopharmacology, 2010, 35(1): 4-26.

[43] Sescousse G, Caldú X, Segura B, et al. Processing of primary and secondary rewards: A quantitative meta-analysis and review of human functional neuroimaging studies[J]. Neuroscience & Biobehavioral Reviews, 2013, 37(4): 681-696.

[44] Knutson B, Cooper JC. Functional magnetic resonance imaging of reward prediction[J]. Current Opinion in Neurology, 2005, 18(4): 411-417.

[45] Andrews MM, Meda SA, Thomas AD, et al. Individuals family history positive for alcoholism show functional magnetic resonance imaging differences in reward sensitivity that are related to impulsivity factors[J]. Biological Psychiatry, 2011, 69(7): 675-683.

[46] Wilson SJ, Sayette MA, Delgado MR, et al. Effect of smoking opportunity on responses to monetary gain and loss in the caudate nucleus[J]. Journal of Abnormal Psychology, 2008, 117(2): 428-434.

[47] Brewer JA, Worhunsky PD, Carroll KM, et al. Pretreatment brain activation during stroop task is associated with outcomes in cocaine-dependent patients[J]. Biological Psychiatry, 2008, 64(11): 998-1004.

[48] 杨玲, 张更生, 赵鑫. 海洛因依赖者抑制控制功能的损伤机制及其可逆性 [J]. 心理科学进展, 2014, 22(3): 439-447.

[49] Goldstein RZ, Cottone LA, Jia ZR, et al. The effect of graded monetary reward on cognitive event-related potentials and behavior in young healthy adults[J]. International Journal of

Psychophysiology, 2006, 62(2): 272-279.

[50] Hajcak G, Holroyd CB, Moser JS, et al. Brain potentials associated with expected and unexpected good and bad outcomes[J]. Psychophysiology, 2005, 42(2): 161-170.

[51] Wu Y, Zhou XL. The P300 and reward valence, magnitude, and expectancy in outcome evaluation[J]. Brain Research, 2009, 1286: 114-122.

[52] Goldstein RZ, Parvaz MA, Maloney T, et al. Compromised sensitivity to monetary reward in current cocaine users: An ERP study[J]. Psychophysiology, 2008, 45(5): 705-713.

[53] Parvaz MA, Maloney T, Moeller SJ, et al. Sensitivity to monetary reward is most severely compromised in recently abstaining cocaine addicted individuals: A cross-sectional ERP study[J]. Psychiatry Research: Neuroimaging, 2012, 203(1): 75-82.

[54] Kamarajan C, Rangaswamy M, Tang YQ, et al. Dysfunctional reward processing in male alcoholics: An ERP study during a gambling task[J]. Journal of Psychiatric Research, 2010, 44(9): 576-590.

[55] Broyd SJ, Richards HJ, Helps SK, et al. An electrophysiological monetary incentive delay (e-MID) task: A way to decompose the different components of neural response to positive and negative monetary reinforcement[J]. Journal of Neuroscience Methods, 2012, 209(1): 40-49.

[56] Bjork JM, Knutson B, Hommer DW. Incentive-elicited striatal activation in adolescent children of alcoholics[J]. Addiction, 2008, 103(8): 1308-1319.

[57] Müller KU, Gan G, Banaschewski T, et al. No differences in ventral striatum responsivity between adolescents with a positive family history of alcoholism and controls[J]. Addiction Biology, 2015, 20(3): 534-545.

[58] Geier CF, Terwilliger R, Teslovich T, et al. Immaturities in reward processing and its influence on inhibitory control in adolescence[J]. Cerebral Cortex, 2010, 20(7): 1613-1629.

[59] Yau WYW, Zubieta JK, Weiland BJ, et al. Nucleus accumbens response to incentive stimuli anticipation in children of alcoholics: Relationships with precursive behavioral risk and lifetime alcohol use[J]. The Journal of Neuroscience, 2012, 32(7): 2544-2551.

[60] Miyake A, Friedman NP, Emerson MJ, et al. The unity and diversity of executive functions and their contributions to complex "frontal lobe" tasks: A latent variable analysis[J]. Cognitive Psychology, 2000, 41(1): 49-100.

[61] Pessoa L. How do emotion and motivation direct executive control?[J]. Trends in Cognitive Sciences, 2009, 13(4): 160-166.

[62] Padmala S, Pessoa L. Interactions between cognition and motivation during response inhibition[J]. Neuropsychologia, 2010, 48(2): 558-565.

[63] Goldstein RZ, Volkow ND. Drug addiction and its underlying neurobiological basis: Neuroimaging evidence for the involvement of the frontal cortex[J]. American Journal of Psychiatry, 2002, 159(10): 1642-1652.

[64] Goldstein RZ, Volkow ND. Dysfunction of the prefrontal cortex in addiction: Neuroimaging findings and clinical implications[J]. Nature Reviews Neuroscience, 2011, 12(11): 652-669.

[65] Lubman DI, Yücel M, Pantelis C. Addiction, a condition of compulsive behaviour? Neuroimaging and neuropsychological evidence of inhibitory dysregulation[J]. Addiction,

2004, 99(12): 1491-1502.

[66] Gonçalves PD, Ometto M, Bechara A, et al. Motivational Interviewing combined with chess accelerates improvement in executive functions in cocaine dependent patients: A one-month prospective study[J]. Drug and Alcohol Dependence, 2014, 141: 79-84.

[67] Goldstein RZ, Tomasi D, Alia-Klein N, et al. Subjective sensitivity to monetary gradients is associated with frontolimbic activation to reward in cocaine abusers[J]. Drug and Alcohol Dependence, 2007, 87(2-3): 233-240.

[68] Goldstein RZ, Alia-Klein N, Tomasi D, et al. Is decreased prefrontal cortical sensitivity to monetary reward associated with impaired motivation and self-control in cocaine addiction?[J]. The American Journal of Psychiatry, 2007, 164(1): 43-51.

[69] Hester R, Bell RP, Foxe JJ, et al. The influence of monetary punishment on cognitive control in abstinent cocaine-users[J]. Drug and Alcohol Dependence, 2013, 133(1): 86-93.

第二节　海洛因成瘾者社会奖赏加工的神经机制

一、研究概述

在以往的药物成瘾者的自然奖赏研究中，人们更多的是关注金钱奖赏对药物成瘾者的影响。个体的大脑对金钱奖赏和社会奖赏拥有共享的神经加工机制[1]，可能会产生认知功能拓展造成药物成瘾者对金钱奖赏和社会奖赏都存在加工异常。社会奖赏的异常可能会使药物成瘾者的社会关系恶化[2]，导致吸毒的恶性循环[3]，对戒断治疗产生不利的影响。除此之外，社会奖赏的经验可以作为对抗药物行为的保护性因素[4]。相反，缺失这些社会奖赏会促进个体滥用药物的行为[5]。虽然社会奖赏在人类的日常生活中具有重要的作用，但是目前对药物成瘾者社会奖赏条件下神经反应的调节和失调的了解比其他自然奖赏（如金钱）条件下要少。药物成瘾者金钱奖赏研究涉及海洛因、可卡因、冰毒、大麻等不同药物成瘾群体，同时采用行为实验、ERP 技术、脑成像技术等研究方法。但是，药物成瘾领域的社会奖赏目前仅在可卡因成瘾群体中进行了功能性磁共振的研究，发现可卡因成瘾群体在面对社会奖赏时，相关脑区出现异常的激活[6]。

药物成瘾者的奖赏功能存在一定的损伤，但是对于药物成瘾者社会奖赏的加工机制目前还并不清楚。由于奖赏是一个时间过程，分为奖赏预期和奖赏反馈两个阶段，已有的功能性磁共振研究并不能很好地展示药物成瘾者的社会奖赏加工的时间进程。同时海洛因在中国的毒品中占据很大的比重。吸毒不但会损害身体，同时也会改变吸毒者的社会关系。吸毒人员在沾染上毒品后往往是隐藏式吸毒，一旦被发现就会面临强制隔离戒断，失去工作，甚至妻离子散的结果。即使戒断后重新回归社会往往也不能真正地融入社会。由于社会奖赏对药物成瘾者重新融入社会拥有非常大的意义。那么海洛因成瘾者的社会奖赏是否存在损伤，如果存在损伤，这种损伤是否会随着戒断时间延长而存在恢复的迹象。这对了解海洛因成瘾者社会奖赏功能，以及对本人和社会都具有非常大的意义。基于此，本研究采用社会奖赏延迟（social reward delay, SID）任务结合 ERP 技术，从时间进程的角度探讨海洛因成瘾者社会奖赏预期和奖赏反馈阶段的神经机制，进而探明海洛因成瘾个体对社会奖赏的加工机制。

二、研究方法

（一）被试

从某戒毒所选取 28 名男性戒断期海洛因成瘾者，平均年龄 49.21 岁（$SD = 3.65$ 岁），受教育年限 6.82 年（$SD = 3.51$ 年），本次入所平均戒断时间为 10.54 个月（$SD = 8.02$ 个月），首次吸毒年龄为 26.64 岁（$SD = 6.31$ 岁），吸毒年限为 22.57 年（$SD = 6.33$ 年），当前毒品渴求度 2.25（$SD = 1.73$）（采用 10 点计分，分数越高渴求度越高），戒断前吸烟量为 22.14 支 / 天（$SD = 8.97$ 支 / 天），戒断前饮酒量为 5.20 两 / 周（$SD = 9.49$ 两 / 周）。招募健康男性被试 27 名，平均年龄 51.30 岁（$SD = 7.43$ 岁），受教育年限 8.26 年（$SD = 3.47$ 年）。经统计检验，两组被试在年龄无显著差异，$t(53) = 1.33$，$p > 0.05$，受教育年限无显著差异，$t(53) = 1.53$，$p > 0.05$，饮酒量也没有显著差异，$t(53) = -1.66$，$p > 0.05$。但是两组被试的吸烟量存在显著差异，$t(53) = -3.71$，$p < 0.05$。除此之外，所有被试视力或者矫正视力正常，无色觉问题，无既往精神病史和其他严重疾病。所有被试在实验进行前签署被试知情同意书。

（二）实验程序

在练习阶段，被试将完成练习任务，其中包含 8 个奖赏 trials 和 2 个中性 trials，正确率达到 60% 以上，并在主试通过问答的形式确定被试完全理解实验任务后，方可进入正式实验。

SID 任务的过程为：计算机屏幕上出现 1 000ms 的注视点，然后呈现 400ms 的线索（50 个 trials 的社会奖赏线索和 20 个 trials 的无奖赏线索，两种线索随机呈现，分别代表后面刺激反应正确是否会得到奖赏），接着出现 2 000~2 500ms 的注视点，随后呈现 300ms 的白色方块刺激（刺激出现时被试需要又快又准地按 J 键反应，反应正确下一个 trial 的刺激呈现减少 10ms，反应错误增加 10ms，电脑判断被试反应正确与否的标准与刺激呈现时间一致，使被试整体正确率保持在 50% 左右），接着呈现 1 300ms

的注视点，最后是 2 000ms 的反馈（反馈是根据线索和被试的反应正误呈现对应的反馈，其中在无奖赏条件下被试无论反应正确与否都是一个黄色的圆，表示自己的行为表现不会得到评价，社会奖赏条件下被试反应正确是大拇指向上的反馈，表示得到他人对自己的积极的社会评价，反应错误是大拇指朝下的反馈，表示得到他人对自己的消极的社会评价）。实验流程图如图 5-1 所示。

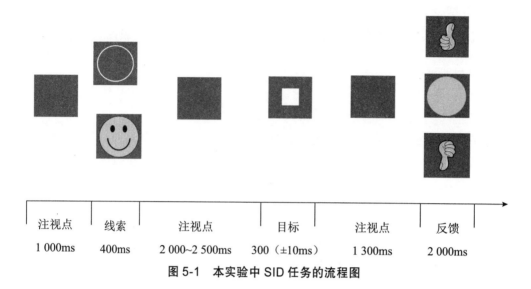

注视点	线索	注视点	目标	注视点	反馈
1 000ms	400ms	2 000~2 500ms	300（±10ms）	1 300ms	2 000ms

图 5-1　本实验中 SID 任务的流程图

（三）EEG 记录和分析

脑电数据采用 ANT 脑电设备收集，采用国际 10-20 系统扩展的 64 导电极帽收集脑电信号，以 CPz 为在线参考电极。各电极阻抗值均低于 5kΩ，信号采样率为 500Hz，滤波带通为 0.01~100Hz。采用 Matlab 中的 Letswave 对脑电数据进行离线分析[7~8]。首先，将参考电极转为双侧乳突参考，进行 0.1~30Hz 的滤波，分段时程分别以线索刺激呈现的 –200ms~1 000ms 和以反馈刺激呈现的 –200ms~1 000ms，其中 –200ms~0ms 作为基线，采用独立成分分析去除眼电伪迹，然后对相同刺激条件下的数据进行平均和基线矫正得出每个被试在不同刺激条件下的平均脑电波形。本研究考察奖赏预期和奖赏反馈两个阶段，因此分析的 ERP 成分包括预期阶段的 P3 和反馈阶段的 FRN 和 P3。根据以往研究（Ait Oumeziane et al., 2017）及本研究整体脑电波形图确定线索 P3 选取的时间窗口为 350~500ms，反馈 FRN 选取的时间窗口为 250~300ms，反馈 P3 选取的时间窗口为 350~450ms。

（四）数据分析

两组被试在 SID 任务中反应时和准确率的描述性统计结果见表 5-1 和表 5-2。通过

SPSS 22.0对被试正确反应的反应时和正确率采用2（被试类型：对照组、海洛因成瘾组）×2（奖赏条件：无奖赏、社会奖赏）两因素重复测量方差分析。三种脑电成分分析的电极点均为Fz，Cz，FCz（Goldstein et al., 2008; Hajcak et al., 2006）；数据分析采用SPSS 22.0软件对线索P3的峰值进行2（被试类型：对照组，海洛因成瘾组）×2（奖赏线索：无奖赏，有奖赏）×3（电极：Fz，Cz，FCz）重复测量方差分析；对FRN的峰值进行2（被试类型：对照组，海洛因成瘾组）×2（结果反馈：奖赏线索下的正确反馈，奖赏线索下的错误反馈）×3（电极：Fz，Cz，FCz）重复测量方差分析；对反馈P3的峰值进行2（被试类型：对照组，海洛因成瘾组）×3（结果反馈：奖赏线索下的正确反馈，奖赏线索下的错误反馈，无奖赏线索下的反馈）×3（电极：Fz，Cz，FCz）重复测量方差分析。方差分析不满足球形假设时使用Greenhouse-Geisser方法矫正，采用Bonfeeroni方法进行事后检验。

三、结果

（一）反应时

表 5-1　两组被试在 SID 任务中反应时的平均值与标准差（$M \pm SD$）

线索	对照组（$n = 27$）	海洛因成瘾组（$n = 28$）
有奖赏	238.06 ± 46.04	216.14 ± 42.87
无奖赏	241.95 ± 50.63	219.80 ± 43.52

对反应时采用2（被试类型：对照组，海洛因成瘾组）× 2（奖赏线索：无奖赏，有奖赏）两因素重复测量方差分析。结果表明，被试类型主效应不显著，$F_{(1, 53)} = 3.28$，$p > 0.05$；奖赏线索主效应不显著，$F_{(1, 53)} = 3.06$，$p > 0.05$；被试类型与奖赏线索的交互作用不显著，$F_{(1, 53)} = 0.003$，$p > 0.05$。

（二）正确率

表 5-2　两组被试在 SID 任务中正确率的平均值与标准差（$M \pm SD$）

线索	对照组（$n = 27$）	海洛因成瘾组（$n = 28$）
有奖赏	0.56 ± 0.07	0.56 ± 0.06
无奖赏	0.47 ± 0.14	0.51 ± 0.16

对正确率采用2（被试类型：对照组，海洛因成瘾组）× 2（奖赏线索：无奖赏，有奖赏）两因素重复测量方差分析。结果表明，被试类型主效应不显著，$F_{(1, 53)} = 1.21$，

$p > 0.05$；奖赏线索主效应显著，$F(1, 53) = 6.72$，$p < 0.05$，$\eta_p^2 = 0.113$，事后检验表明，有奖赏线索的正确率显著高于无奖赏线索的正确率（$p < 0.05$）；被试类型与奖赏线索的交互作用不显著，$F(1, 53) = 0.44$，$p > 0.05$。

（三）ERP 结果

对线索 P3 的峰值进行 2（被试类型：对照组，海洛因成瘾者）×2（奖赏线索：无奖赏，有奖赏）×3（电极：Fz，Cz，FCz）三因素重复测量方差分析。结果表明，被试类型主效应不显著，$F(1, 53) = 0.11$，$p > 0.05$；电极主效应显著，$F(2, 106) = 4.05$，$p < 0.05$，$\eta_p^2 = 0.071$，事后检验表明，Fz 电极上的幅值与 Cz 电极上的幅值不存在显著性（$p > 0.05$），FCz 电极上的幅值与 Cz 电极上的幅值存在边缘显著（$p = 0.061$），Fz 电极上的幅值与 FCz 电极上的幅值不存在显著性差异（$p > 0.05$）；奖赏线索主效应显著，$F(1, 53) = 4.80$，$p < 0.05$，$\eta_p^2 = 0.083$，事后检验表明，有奖赏线索诱发的 P3 波幅显著大于无奖赏线索诱发的 P3 波幅（$p < 0.05$）；被试类型，奖赏线索与电极的交互作用不显著，$F(2, 106) = 0.02$，$p > 0.05$。被试类型与电极的交互作用不显著，$F(2, 106) = 1.18$，$p > 0.05$。被试类型与奖赏线索的交互作用不显著，$F(1, 53) = 0.05$，$p > 0.05$。奖赏线索与电极的交互作用不显著，$F(2, 106) = 0.67$，$p > 0.05$。

对 FRN 采用 2（被试类型：对照组，海洛因成瘾者）× 2（结果反馈：奖赏线索下的正确反馈，奖赏线索下的错误反馈）× 3（电极：Fz，Cz，FCz）三因素重复测量方差分析。结果表明，被试类型主效应不显著，$F(1, 53) = 0.70$，$p > 0.05$。电极主效应不显著，$F(2, 106) = 0.59$，$p > 0.05$。结果反馈主效应显著，$F(1, 53) = 7.53$，$p < 0.01$，$\eta_p^2 = 0.124$。事后检验表明，奖赏线索下的正确反馈诱发的 FRN 波幅显著小于奖赏线索下的错误反馈诱发的 FRN 波幅（$p < 0.01$）。被试类型，结果反馈与电极的交互作用不显著，$F(2, 106) = 0.04$，$p > 0.05$。被试类型与电极的交互作用不显著，$F(2, 106) = 0.22$，$p > 0.05$。被试类型与结果反馈的交互作用显著，$F(1, 53) = 6.02$，$p < 0.05$，$\eta_p^2 = 0.102$。进一步简单效应分析发现：在对照组，奖赏线索下的正确反馈诱发的 FRN 波幅显著小于奖赏线索下的错误反馈诱发的 FRN 波幅（$p < 0.01$）；在海洛因成瘾组，奖赏线索下的正确反馈和奖赏线索下的错误反馈诱发的 FRN 波幅不存在显著性差异（$p > 0.05$）（图5-2）。结果反馈与电极的交互作用显著，$F(2, 106) = 5.07$，$p < 0.05$，$\eta_p^2 = 0.087$，简单效应分析发现，在 Fz 电极上，奖赏线索下的正确反馈诱发的 FRN 波幅与奖赏线索下的错误反馈诱发的 FRN 波幅不存在显著性差异（$p > 0.05$），在 Cz 电极上，奖赏线索下的正确反馈诱发的 FRN 波幅显著小于奖赏线索下的错误反馈诱发的 FRN 波幅（$p < 0.01$），在 FCz 电极上，奖赏线索下的正确反馈诱发的 FRN 波幅显著小于

奖赏线索下的错误反馈诱发的 FRN 波幅（$p < 0.05$）。

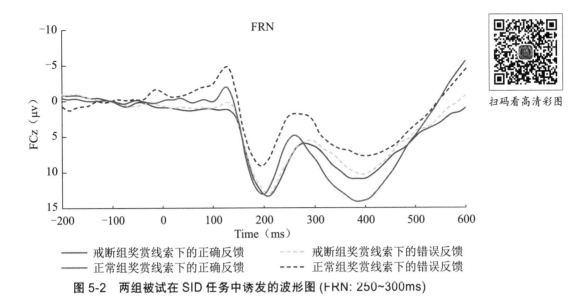

图 5-2　两组被试在 SID 任务中诱发的波形图 (FRN: 250~300ms)

对反馈 P3 的峰值进行 2（被试类型：对照组，海洛因成瘾组）× 3（结果反馈：奖赏线索下的正确反馈，奖赏线索下的错误反馈，无奖赏线索下的反馈）× 3（电极：Fz，Cz，FCz）三因素重复测量方差分析。结果表明，被试类型主效应不显著，$F_{(1, 53)} = 0.15$，$p > 0.05$。电极主效应显著，$F_{(2, 106)} = 7.72$，$p < 0.01$，$\eta_p^2 = 0.127$。事后检验表明，Fz 电极上的幅值显著大于 Cz 电极上的幅值（$p < 0.01$），FCz 电极上的幅值显著大于 Cz 电极上的幅值（$p < 0.01$），Fz 电极上的幅值与 FCz 电极上的幅值不存在显著性差异（$p > 0.05$）。结果反馈主效应显著，$F_{(2, 106)} = 19.79$，$p < 0.001$，$\eta_p^2 = 0.272$。事后检验表明，奖赏线索下的正确反馈诱发的 P3 波幅显著大于奖赏线索下的错误反馈诱发的 P3 波幅（$p < 0.01$），奖赏线索下的正确反馈诱发的 P3 波幅显著大于无奖赏线索下的反馈诱发的 P3 波幅（$p < 0.001$），奖赏线索下的错误反馈诱发的 P3 波幅显著大于无奖赏线索下的反馈诱发的 P3 波幅（$p < 0.05$）。被试类型、结果反馈与电极的交互作用不显著，$F_{(4, 212)} = 0.36$，$p > 0.05$。被试类型与电极的交互作用不显著，$F_{(2, 106)} = 0.76$，$p > 0.05$。被试类型与结果反馈的交互作用显著，$F_{(2, 106)} = 4.68$，$p < 0.05$，$\eta_p^2 = 0.081$。进一步简单效应分析发现，在对照组，奖赏线索下的正确反馈诱发的 P3 波幅显著大于奖赏线索下的错误反馈诱发的 P3 波幅（$p < 0.01$），奖赏线索下的正确反馈诱发的 P3 波幅显著大于无奖赏线索下的反馈诱发的 P3 波幅（$p < 0.001$），奖赏线索下的错误反馈诱发的 P3 波幅显著大于无奖赏线索下的反馈诱发的 P3 波幅（$p < 0.05$）；在海洛因成瘾组，奖赏线索下的正确反馈诱发的 P3 波幅与奖赏线索下

的错误反馈诱发的 P3 波幅不存在显著性差异（$p > 0.05$），奖赏线索下的正确反馈诱发的 P3 波幅与无奖赏线索下的反馈诱发的 P3 波幅不存在显著性差异（$p > 0.05$），奖赏线索下的错误反馈诱发的 P3 波幅与无奖赏线索下的反馈诱发的 P3 波幅不存在显著性差异（$p > 0.05$）（图 5-3）。结果反馈与电极的交互作用不显著，$F(4, 212) = 1.16$，$p > 0.05$。

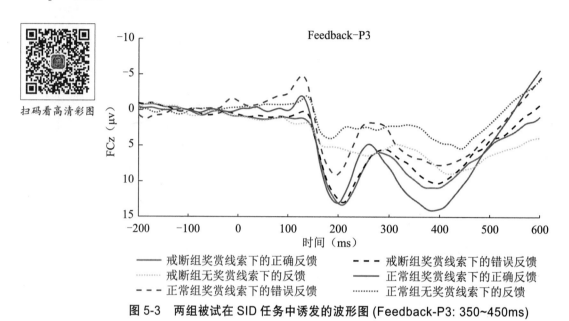

图 5-3　两组被试在 SID 任务中诱发的波形图 (Feedback-P3: 350~450ms)

四、讨论

本研究采用 SID 任务结合 ERP 技术全面考察了男性海洛因成瘾者社会奖赏加工的神经机制。发现男性海洛因成瘾者社会奖赏反馈加工异常。奖赏缺陷综合征理论认为成瘾的原因是由于药物损害了中脑边缘多巴胺系统，导致奖赏级联无法完成，造成成瘾者无法通过自然奖赏来满足自己的愉悦感，需要通过药物来刺激自己的奖赏中枢，从而达到自我状态良好的感觉[9]。因此海洛因成瘾者社会奖赏反馈功能异常可能是由于毒品损害了腹侧纹状体（ventral striatum, VS）、内侧前额叶皮层（medial prefrontal cortex, mPFC）等奖赏相关脑区的多巴胺正常传递造成的。

在金钱赌博任务的 fMRI 和 ERP 的对比研究中发现，与损失相比，在获得收益条件下的中皮质边缘多巴胺系统，包括 VS、尾状核、杏仁核、mPFC 和 OFC 被激活，FRN 收益反馈比损失反馈诱发更正的 FRN 波幅，并且 VS、caudate、amygdala、mPFC/ACC、OFC 的激活和 FRN 波幅之间存在正相关。溯源分析发现，纹状体和

mPFC 的激活都可能参与了 FRN 的诱发[10]。后期又有来自 EEG 和 fMRI 同时记录的研究发现，FRN 与奖赏相关脑区的激活具有密切的联系，比如 VS 和 mPFC，包含扣带区（cingulate areas），表现为这些区域的激活与 FRN 幅值呈正相关[11]。本研究发现海洛因成瘾者在面对积极和消极的评价时诱发的 FRN 波幅，并没有像正常人诱发的 FRN 波幅一样表现出显著性的差异。以往研究发现相比积极的评价，当个体获得他人对自己消极的评价时会诱发更大的 FRN 波幅，外部社会的认可或不认可会影响我们对自身表现的评价，大脑会将与社会认可相关的错误处理为更明显的动机性错误，表明需要额外的认知资源来防止随后的失败[12]。同样，在以往研究中也发现，与对照组相比，可卡因组在处理令人愉悦的图片时，其背侧和腹侧纹状体（包括伏隔核）、丘脑、顶叶皮层和背内侧前额叶皮层的活动明显减弱[13]，反映出可卡因依赖者通过自然强化来体验愉悦的能力降低。在奖赏任务中，VS 的激活水平与个体的奖赏敏感性呈正相关[14]。由于 FRN 的诱发与 VS 和 mPFC 的激活相关。因此，海洛因成瘾者的 VS 和 PFC 脑区的异常激活，可能直接导致其对积极和消极的评价结果诱发的 FRN 不存在显著性的差异。腹侧纹状体活动可能代表了一个预测错误信号（预期奖励和获得奖励之间的差异）[15]，而 FRN 也反映了个体的预测错误信号[16]。这样的信号对于奖赏处理和学习是至关重要的，它增加了导致比预期结果更好的行为被重复的可能性。综上可知，FRN 波幅与奖赏的评价有关，也与奖赏系统有关。因此，海洛因成瘾者在不同奖赏反馈下诱发的 FRN 波幅异于常人可能是由于 VS、mPFC 等奖赏相关脑区异常加工造成的，奖赏相关脑区在面对奖赏时的弱激活可能导致海洛因成瘾者面对带有奖赏性质的社会评价上表现出快感缺失。这种异常也可能导致海洛因成瘾者不能利用社会奖赏反馈很好地指导自己的行为。

　　反馈 P3 上的结果也是对 FRN 结果的进一步佐证。反馈 P3 主要考察个体对奖赏大小的敏感性[17]。本研究发现海洛因成瘾者在面对积极，消极和无评价三种结果时诱发的 P3 波幅不存在显著性差异，而正常被试在积极和消极评价下诱发的 P3 波幅显著大于无评价下诱发的 P3 波幅。同时，fb-P3 对与结果相关的显著信息进行注意力驱动的分类，然后整合工作记忆的内容，以实现未来奖励的最大化，同时也反映了对结果的情感指标[18]，由此可见海洛因成瘾者可能并不能根据反馈结果来调整自己后期的行为表现。本研究的结果与以往 fMRI 研究的结果也相互佐证，在日常生活中得到专家对自己意见的肯定往往是明确的社会奖赏。然而，与正常人相比，可卡因成瘾者面对他人对自己意见的肯定时往往并不能体验到这种奖赏快感，其 vmPFC 的激活程度显著低于对照组[19]。

参考文献

[1] Lin A, Adolphs R, Rangel A. Social and monetary reward learning engage overlapping neural substrates[J]. Social Cognitive and Affective Neuroscience, 2012, 7(3): 274-281.

[2] Volkow ND, Baler RD, Goldstein R Z. Addiction: pulling at the neural threads of social behaviors[J]. Neuron, 2011, 69(4): 599-602.

[3] Homer BD, Solomon T M, Moeller R W, et al. Methamphetamine abuse and impairment of social functioning: a review of the underlying neurophysiological causes and behavioral implications[J]. Psychological Bulletin, 2008, 134(2): 301.

[4] Adams E, Klug J, Quast M, et al. Effects of environmental enrichment on nicotine-induced sensitization and cross-sensitization to d-amphetamine in rats[J]. Drug and Alcohol Dependence, 2013, 129(3): 247-253.

[5] Pitchers KK, Vialou V, Nestler EJ, et al. Natural and drug rewards act on common neural plasticity mechanisms with ΔFosB as a key mediator[J]. Journal of Neuroscience, 2013, 33(8): 3434-3442.

[6] Tobler PN, Preller KH, Campbell-Meiklejohn DK, et al. Shared neural basis of social and non-social reward deficits in chronic cocaine users[J]. Social Cognitive and Affective Neuroscience, 2016, 11(6): 1017-1025.

[7] Mouraux A, Iannetti GD. Across-trial averaging of event-related EEG responses and beyond[J]. Magnetic Resonance Imaging, 2008, 26(7): 1041-1054.

[8] Schriever VA, Góis-Eanes M, Schuster B, et al. Olfactory event-related potentials in infants[J]. The Journal of Pediatrics, 2014, 165(2): 372-375. e2.

[9] Blum K, Braverman ER, Holder JM, et al. The reward deficiency syndrome: A biogenetic model for the diagnosis and treatment of impulsive, addictive and compulsive behaviors[J]. Journal of Psychoactive Drugs, 2000, 32(sup1): 1-112.

[10] Carlson JM, Foti D, Mujica-Parodi LR, et al. Ventral striatal and medial prefrontal BOLD activation is correlated with reward-related electrocortical activity: a combined ERP and fMRI study[J]. Neuroimage, 2011, 57(4): 1608-1616.

[11] Becker MPI, Nitsch AM, Miltner WHR, et al. A single-trial estimation of the feedback-related negativity and its relation to BOLD responses in a time-estimation task[J]. Journal of Neuroscience, 2014, 34(8): 3005-3012.

[12] Boksem MAS, Ruys KI, Aarts H. Facing disapproval: Performance monitoring in a social context[J]. Social Neuroscience, 2011, 6(4): 360-368.

[13] Asensio S, Romero MJ, Palau C, et al. Altered neural response of the appetitive emotional system in cocaine addiction: an fMRI Study[J]. Addiction Biology, 2010, 15(4): 504-516.

[14] Van Hulst BM, de Zeeuw P, Lupas K, et al. Reward anticipation in ventral striatum and individual sensitivity to reward: a pilot study of a child-friendly fMRI task[J]. PLoS One, 2015, 10(11): e0142413.

[15] Oldham S, Murawski C, Fornito A, et al. The anticipation and outcome phases of reward and loss processing: A neuroimaging meta-analysis of the monetary incentive delay task[J]. Human Brain Mapping, 2018, 39(8): 3398-3418.

[16] Sambrook TD, Goslin J. A neural reward prediction error revealed by a meta-analysis of ERPs using great grand averages[J]. Psychological Bulletin, 2015, 141(1): 213.

[17] Yeung N, Sanfey AG. Independent coding of reward magnitude and valence in the human brain[J]. Journal of Neuroscience, 2004, 24(28): 6258-6264.

[18] Polich J. Updating P300: an integrative theory of P3a and P3b[J]. Clinical Neurophysiology, 2007, 118(10): 2128-2148.

[19] Tobler PN, Preller KH, Campbell-Meiklejohn DK, et al. Shared neural basis of social and non-social reward deficits in chronic cocaine users[J]. Social Cognitive and Affective Neuroscience, 2016, 11(6): 1017-1025.

第三节　海洛因成瘾者对金钱和社会奖赏的敏感性

一、研究概述

我们在前面已经提到，药物成瘾者的一个显著特征是奖赏功能异常[1]。并且已经有大量的研究表明，与正常对照组相比，成瘾者在金钱和社会奖赏方面都表现出异常。比如，可卡因成瘾者在行为和脑神经两方面都表现出对金钱奖赏的敏感性降低[2]。具体来说就是可卡因成瘾组和正常对照组的纹状体（striatum）区域在奖赏线索和避免损失线索处理过程中都被激活，而与正常对照组相比，可卡因成瘾组在奖赏反应预期时其右尾状核（right caudate）的激活较少，这可能与可卡因成瘾者对金钱相关线索的动机价值较低有关[3]。此外，在可卡因成瘾群体中也进行了社会奖赏研究，结果表明与正常对照组相比，可卡因成瘾者在社交凝视任务（social gaze task）中其内侧眶额叶皮质（medial orbitofrontal cortex, mOFC）的激活程度明显降低，而mOFC在奖赏引导行为和情感处理中起着关键作用，这可能表明了可卡因成瘾者社会奖赏处理的异常改变，而这种改变可能是其社会奖赏缺陷的基础[4]。除此之外，在社会交往中得到专业人士对自己意见的肯定往往是一种明确的社会奖赏。但是可卡因成瘾者在与音乐专家达成一致意见时，其腹内侧前额叶皮质（ventromedial prefrontal cortex, vmPFC）的激活程度与正常对照组相比明显降低[5]，从而表明可卡因成瘾者在社会交往中得到的社会奖赏并不能提高他们的愉悦感。

然而，以往对可卡因成瘾群体的金钱和社会奖赏缺陷的研究都是单独进行的，我们无法确定成瘾人群的奖赏功能异常是特异性的，即只存在一种奖赏反应缺陷，还是一般性的，即成瘾群体的社会和金钱奖赏都存在反应缺陷。而有研究在其他奖赏功能障碍的群体中发现了对金钱和社会奖赏加工的不一致现象。如与正常对照组相比，自闭症（autism spectrum disorder, ASD）群体对金钱和社会奖赏的加工都存在异常，而社交焦虑症（social anxiety disorder, SAD）群体仅对社会奖赏加工存在异常[6]。

基于此，本研究将要探索成瘾者的奖赏缺陷是特异性的还是一般性的。鉴于我国海洛因成瘾群体占据着较大比例，对其成瘾机制的研究对于海洛因成瘾的干预工作具有重要意义。因此，本研究选取戒断期海洛因成瘾群体作为本实验的被试，要求其先后完成社会和金钱奖赏任务，以探讨该群体在金钱和社会奖赏任务中的奖赏功能是否都存在异常，还是存在差异。此外，本研究还进一步探讨了奖赏幅度在其中的作用。

二、研究方法

（一）被试

样本量的估算使用 G*Power 3.1 软件进行计算，在效应量 f 为 0.25，检验水平 α 为 0.05，统计检验力 Power 为 0.95，η_p^2 为 0.06 时，至少，需要 28 例被试，实际共选取 61 例被试。

戒断期海洛因成瘾组筛选标准：（1）年龄 30~60 岁；（2）非文盲；（3）由戒毒所专业医师评定其符合精神疾病诊断与统计手册第四版（the diagnostic and statistical manual of mental disorders IV, DSM-IV）阿片类药物诊断标准，为海洛因单一药物依赖者；（4）视力或者矫正视力正常，无色觉问题，无既往精神病史和其他严重疾病。基于此标准，通过查阅档案的方法从甘肃省某强制隔离戒毒所选取男性戒断期海洛因成瘾组 32 例，年龄 35~58 岁，平均年龄（46±5）岁，受教育年限（8±2）年，首次吸毒年龄（23±8 岁），平均成瘾年限（20±9 年）。平均焦虑得分（11±8）分，平均抑郁得分（20±8）分，本次入所平均戒断时间为（5±2）个月。对照组筛选标准：（1）30~60 周岁；（2）非文盲；（3）视力或者矫正视力正常，无色觉问题，无既往精神病史和其他严重疾病。基于此标准，招募正常男性被试 29 例，年龄 31～56 岁，平均年龄（47±6）岁，受教育年限（7±2）年。两组被试的年龄无显著差异，$t(59) = 0.15$，$p > 0.05$，受教育年限无显著差异，$t(59) = -1.38$，$p > 0.05$。焦虑得分差异显著 $t(59) = 2.95$，$p < 0.01$，抑郁得分也具有显著差异，$t(59) = 6.18$，$p < 0.001$。本研究获得西北师范大学心理学院伦理委员会的批准，实验前被试签署了知情同意书。

（二）实验材料与实验程序

1.被试人口学资料调查表

人口学资料包括年龄，受教育年限。对戒断期海洛因成瘾者还收集了其首次吸毒年龄，成瘾年限，本次入所戒断时间。此外，被试还填写了贝克焦虑量表（beck anxiety inventory, BAI）[7]、贝克抑郁量表（beck depression inventory, BDI）[8]。

2.金钱奖赏延迟和社会奖赏延迟任务

采用 E-Prime 2.0 软件编制 MID 和 SID 任务[9]，每个实验任务下共有 2 个区组，每个区组下有 90 个试次，每个实验任务共有 180 个试次，其中无奖赏、低奖赏、高奖赏三种奖赏幅度各占三分之一，三种奖赏幅度在实验中随机呈现。被试首先会进行一组练习实验任务，其正确率需达到 60% 以上，方可进入正式实验。在实验程序开始时，首先电脑屏幕会呈现指导语告诉被试任务操作以及该任务的奖赏类型，当被试完全理解任务后按 Q 键开始，电脑屏幕上首先会呈现 500ms 的注视点，然后呈现 1 000ms 的线索（空圆代表无奖赏，空圆里面有一横杠代表低奖赏，空圆里面有两横杠代表高奖赏），接着呈现 600~1 000ms 的注视点，随后呈现 500ms 的刺激（刺激为正方形或三角形中的任何一个，被试被要求在三角形或正方形出现时要又快又准地按对应的 F 键或 J 键），接着呈现 1 400~1 800ms 的注视点，最后是 500ms 的图片反馈和 500ms 的点数反馈。无奖赏幅度的试次，被试在 MID 和 SID 任务中反应正确呈现"√"的反馈，反应错误呈现"×"的反馈，同时两种反馈下电脑均自动记录加 0 点；低奖赏幅度的试次，MID 任务反应正确呈现一个 5 角硬币的反馈，代表被试得到金钱奖赏，SID 任务反应正确呈现一个卡通笑脸的反馈，代表被试获得他人对自己的赞赏，同时电脑自动记录加 1 点，如果反应错误呈现"×"的反馈，同时电脑自动记录加 0 点；高奖赏幅度的试次，MID 任务反应正确呈现两个 5 角硬币的反馈，代表被试得到较高的金钱奖赏，SID 任务反应正确呈现两个卡通笑脸的反馈，代表被试获得他人对自己较高的赞赏，同时电脑自动记录加 2 点，如果反应错误呈现"×"的反馈，同时电脑自动记录加 0 点。在正式实验前，被试被告知获得的点数越多得到的金钱奖赏就越多，实验结束后根据被试获得的总点数按一定比例换算成相应的报酬。在正式实验中，对 MID 和 SID 任务进行的先后顺序以及刺激反应对应的按键均做了顺序平衡。实验结束后被试填写对这两种实验任务的感兴趣程度，从 1~7 表示非常不感兴趣到非常感兴趣。实验流程图如图 5-4 所示。

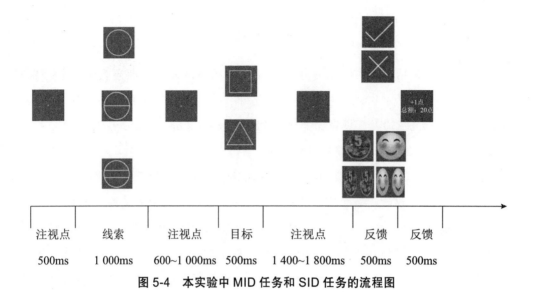

注视点	线索	注视点	目标	注视点	反馈	反馈
500ms	1 000ms	600~1 000ms	500ms	1 400~1 800ms	500ms	500ms

图 5-4　本实验中 MID 任务和 SID 任务的流程图

（三）数据分析

使用 SPSS 22.0 统计分析软件进行数据分析。符合正态分布的计量资料采用（平均值 ± 标准差）表示，组间比较采用 t 检验。两组被试在焦虑和抑郁水平上存在统计学意义，为了排除其对结果的影响，因此在统计分析中以焦虑和抑郁分数为协变量，对反应时和正确率采用 2（被试类型：对照组，海洛因成瘾组）× 2（任务类型：金钱奖赏，社会奖赏）× 3（奖赏幅度：无奖赏，低奖赏，高奖赏）三因素重复测量方差分析，对感兴趣程度采用 2（被试类型：对照组，海洛因成瘾组）× 2（任务类型：金钱奖赏，社会奖赏）两因素重复测量方差分析。当主效应显著时，采用 Bonfeeroni 对其进行事后检验，当交互作用显著时，对其进行简单效应分析，以 $p < 0.05$ 为显著水平。

三、结果

表 5-3　两组被试在 MID 和 SID 任务中的反应时和正确率（$M \pm SD$）

任务类型	奖赏幅度	反应时 /ms		正确率 /%	
		海洛因成瘾组（$n = 32$）	对照组（$n = 29$）	海洛因成瘾组（$n = 32$）	对照组（$n = 29$）
金钱奖赏	无奖赏	539.7 ± 71.9	542.1 ± 79.2	95.2 ± 7.5	93.3 ± 5.1
	低奖赏	531.4 ± 65.2	494.5 ± 72.9	95.4 ± 5.1	94.8 ± 5.0
	高奖赏	527.2 ± 64.1	477.0 ± 64.3	95.8 ± 5.1	94.7 ± 5.0

任务类型	奖赏幅度	反应时 /ms		正确率 /%	
		海洛因成瘾组 ($n = 32$)	对照组 ($n = 29$)	海洛因成瘾组 ($n = 32$)	对照组 ($n = 29$)
社会奖赏	无奖赏	540.0 ± 61.7	522.4 ± 70.4	95.9 ± 5.0	94.5 ± 3.8
	低奖赏	538.0 ± 64.6	484.4 ± 66.6	96.0 ± 4.9	95.5 ± 4.1
	高奖赏	529.1 ± 65.4	467.3 ± 64.7	95.4 ± 5.9	93.9 ± 4.9

（一）两组被试在不同任务类型中的反应时和正确率

反应时和正确率的描述性统计结果见表 5-3。反应时结果表明，任务类型的主效应不显著，$F(1, 57) = 0.24$，$p > 0.05$；被试类型的主效应不显著，$F(1, 57) = 1.01$，$p > 0.05$；奖赏幅度的主效应显著，$F(2, 114) = 6.96$，$p < 0.01$，$\eta_p^2 = 0.109$。事后检验表明，无奖赏幅度的反应时显著长于低奖赏幅度和高奖赏幅度的反应时（$ps < 0.001$），低奖赏幅度的反应时显著长于高奖赏幅度的反应时（$p < 0.001$）。任务类型、奖赏幅度和被试类型的交互作用不显著，$F(2, 114) = 1.12$，$p > 0.05$。被试类型与奖赏幅度的交互作用显著，$F(2, 114) = 11.32$，$p < 0.001$，$\eta_p^2 = 0.166$，进一步简单效应分析表明，对照组在无奖赏幅度上的反应时显著长于低奖赏和高奖赏幅度上的反应时（$ps < 0.001$），对照组在低奖赏幅度上的反应时显著长于高奖赏幅度上的反应时（$p < 0.001$），海洛因成瘾组在三种奖赏幅度上的反应时之间的差异均不显著（$ps > 0.05$）。任务类型与被试类型的交互作用不显著，$F(1, 57) = 2.24$，$p > 0.05$。任务类型与奖赏幅度的交互作用不显著，$F(2, 114) = 1.19$，$p > 0.05$。

正确率结果表明，任务类型的主效应不显著，$F(1, 57) = 1.03$，$p > 0.05$；奖赏幅度的主效应不显著，$F(2, 114) = 1.19$，$p > 0.05$；被试类型的主效应不显著，$F(1, 57) = 0.04$，$p > 0.05$。任务类型、奖赏幅度和被试类型的交互作用不显著，$F(2, 114) = 0.71$，$p > 0.05$。任务类型和被试类型的交互作用不显著，$F(1, 57) = 0.24$，$p > 0.05$；奖赏幅度和被试类型的交互作用不显著，$F(2, 114) = 1.35$，$p > 0.05$；任务类型和奖赏幅度的交互作用不显著，$F(2, 114) = 2.16$，$p > 0.05$。

（二）两组被试对不同任务类型的感兴趣程度

表 5-4　两组被试对 MID 和 SID 任务的感兴趣程度（$M \pm SD$）

任务类型	海洛因成瘾组（$n = 32$）	对照组（$n = 29$）
金钱奖赏	4.7 ± 1.5	5.8 ± 0.8
社会奖赏	4.5 ± 1.5	5.8 ± 0.9

感兴趣程度的描述性统计结果见表 5-4，结果表明，任务类型的主效应不显著，$F(1, 57) = 0.001$，$p > 0.05$；被试类型的主效应显著，$F(1, 57) = 13.42$，$p < 0.01$，$\eta_p^2 = 0.191$。事后检验表明，海洛因成瘾组对任务的感兴趣程度低于对照组（$p < 0.01$）；任务类型和被试类型的交互作用不显著，$F(1, 57) = 0.20$，$p > 0.05$。

四、讨论

本研究采用 MID 和 SID 任务，探讨了海洛因成瘾者在金钱奖赏和社会奖赏上的异常表现，发现海洛因成瘾者对奖赏幅度的敏感性降低，而海洛因成瘾者奖赏幅度敏感性降低可能普遍存在于金钱奖赏和社会奖赏中。

海洛因成瘾者对奖赏幅度的敏感性降低，可能是因为海洛因滥用对海洛因成瘾者大脑的奖赏系统造成了损伤而导致的。该结果也支持了奖赏缺陷综合征（reward deficiency syndrome, RDS）理论，该理论认为药物成瘾的原因是药物损害了成瘾者的中脑边缘多巴胺系统，造成成瘾者无法通过自然奖赏来满足自己的愉悦感，需要通过药物来刺激自己的奖赏中枢，从而达到自我状态良好的感觉[10]。由于药物使用使大脑产生功能紊乱，导致多巴胺功能减退，继而造成了药物的消耗和其他成瘾行为的增加[11]，药物诱导的神经适应不仅导致明显的药物相关线索的增强，而且还增加了与药物无关的环境刺激的可塑性阈值[12]，导致其对自然奖赏幅度的敏感性降低。如短期和中期药物戒断者在 0 分、1 分和 45 分的金钱奖赏幅度下诱发的 P3 波幅的差异不显著，而对照组在 45 分奖赏幅度下诱发的 P3 波幅显著大于 0 分奖赏幅度下诱发的 P3 波幅，同时在 Pz 点上出现了 0 分、1 分和 45 分奖赏幅度上的差异显著[13]。海洛因成瘾者对自然奖赏幅度的敏感性降低可能会导致自然奖赏不能满足其快感需求，使其寻求毒品来满足自己的快感需求。

需要注意的是，本研究也发现海洛因成瘾者奖赏幅度敏感性降低可能普遍存在于金钱奖赏和社会奖赏中，这可能是由于大脑对这两种奖赏的加工存在共享的神经机制。如腹内侧前额叶皮质（ventromedial prefrontal cortex, vmPFC）和纹状体（striatum）

对金钱奖赏和社会奖赏都进行了奖赏价值信号的编码 [14, 15]。纹状体在奖赏相关学习和成瘾行为中起着关键的作用，由于纹状体是多巴胺传递的主要集中区域，反复接触药物后造成多巴胺递质在纹状体等相关脑区异常大量释放，从而导致其对自然奖赏的敏感性降低 [16]。在可卡因成瘾群体中，其 vmPFC 对社会和非社会奖赏激活反应与正常人相比都比较弱，表明药物成瘾者在处理自然奖赏时并不特定于社会或非社会奖赏，而是一种非特异性的缺陷 [5]。因此海洛因成瘾者金钱和社会奖赏的异常加工可能使其无法正常体验到金钱和社会交往带来的快感，从而去追求药物带来的快感。

本研究也存在以下不足。首先，海洛因成瘾组的焦虑和抑郁水平高于正常组，虽然在以往研究中也被证实 [17]，但是也有研究发现有抑郁症状的个体对愉快刺激的情绪反应减弱，而有焦虑症状的个体并没有出现相似的情况 [18]，因此本研究不排除焦虑和抑郁对结果的影响。但是为了尽可能减少该影响，本研究在统计分析中以焦虑和抑郁分数作为协变量进行了统计处理来减少其影响，但在以后的研究中应使被试之间在该方面进行匹配。此外，考虑到行为学研究方法本身的局限性，以后可借助事件相关电位（event related potential, ERP）和功能性磁共振成像（functional magnetic resonance imaging, fMRI）等技术进一步考察海洛因成瘾者在金钱奖赏和社会奖赏加工方面的神经机制。

参考文献

[1] Morie KP, Sanctis PD, Garavan H, et al. Executive dysfunction and reward dysregulation: A high-density electrical mapping study in cocaine abusers [J]. Neuropharmacology, 2014, 85(10): 397-407.

[2] Goldstein RZ, Parvaz MA, Maloney T, et al. Compromised sensitivity to monetary reward in current cocaine users: An ERP study [J]. Psychophysiology, 2008, 45(5): 705-713.

[3] Bustamante JC, Barrosloscertales A, Costumero V, et al. Abstinence duration modulates striatal functioning during monetary reward processing in cocaine patients [J]. Addiction Biology, 2014, 19(5): 885-894.

[4] Preller KH, Herdener M, Schilbach L, et al. Functional changes of the reward system underlie blunted response to social gaze in cocaine users [J]. Proceedings of the National Academy of Sciences of the United States of America, 2014, 111(7): 2842-2847.

[5] Richey JA, Rittenberg A, Hughes L, et al. Common and distinct neural features of social and non-social reward processing in autism and social anxiety disorder [J]. Social Cognitive and Affective Neuroscience, 2014, 9(3): 367-377.

[6] Richey JA, Rittenberg A, Hughes L, et al. Common and distinct neural features of social and non-social reward processing in autism and social anxiety disorder [J]. Social Cognitive and Affective Neuroscience, 2014, 9(3): 367-377.

[7] 郑建荣，黄炽荣，黄洁晶，等．贝克焦虑量表的心理测量学特性、常模分数及因子结构的研究 [J]. 中国临床心理学杂志，2002, 10(1): 4-6.

[8] 王振，苑成梅，黄佳，等．贝克抑郁量表第 2 版中文版在抑郁症患者中的信效度 [J]. 中国心理卫生杂志，2011, 25(6): 476-480.

[9] Wang D, Liu T, Shi J. Development of monetary and social reward processes [J]. Scientific Reports, 2017, 7(1): 1-10.

[10] Blum K, Febo M, Fried L, et al. Pro-dopamine regulator–(KB220) to balance brain reward circuitry in reward deficiency syndrome (RDS)[J]. Journal of Reward Reficiency Syndrome and Addiction Science, 2017, 3(1): 3-13.

[11] Willuhn I, Burgeno LM, Groblewski PA, et al. Excessive cocaine use results from decreased phasic dopamine signaling in the striatum [J]. Nature Neuroscience, 2014, 17(5): 704-709.

[12] Neuhofer D, Kalivas P. Metaplasticity at the addicted tetrapartite synapse: A common denominator of drug induced adaptations and potential treatment target for addiction[J]. Neurobiology of Learning and Memory, 2018, 154: 97-111.

[13] 周平艳，刘丹玮，周仁来，等．不同戒断期毒品戒断者对金钱奖赏敏感性的 ERP 研究 [J]. 中国临床心理学杂志，2014, 22(4): 571-576.

[14] Wake SJ, Izuma K. A common neural code for social and monetary rewards in the human striatum[J]. Social Cognitive and Affective Neuroscience, 2017, 12(10): 1558-1564.

[15] Lin A, Adolphs R, Rangel A. Social and monetary reward learning engage overlapping neural substrates [J]. Social Cognitive and Affective Neuroscience, 2012, 7(3): 274-281.

[16] Kim HJ, Lee JH, Yun K, et al. Alterations in striatal circuits underlying addiction-like behaviors[J]. Molecules and Cells, 2017, 40(6): 379-385.

[17] Yang L, Zhang JX, Zong MJ, et al. Attenuation of response to drug-related cues in male heroin abstainers is modulated by cognitive control mechanisms[J]. Substance Use & Misuse, 2019, 54(13): 2127-2133.

[18] Larson CL, Nitschke JB, Davidson RJ. Common and distinct patterns of affective response in dimensions of anxiety and depression[J]. Emotion, 2007, 7(1): 182-191.

本章小结

　　成瘾的诱因－易感化理论认为长期的药物使用会改变伏隔核的功能，这种改变会使药物成瘾者对药物变得越来越敏感。这种神经敏化过程会导致药物成瘾者以诱因突显的形式表征药物，并引起药物成瘾者对使用药物的病理性欲望。而且药物成瘾者的这种神经适应性改变会使他们对非药物的自然强化物越来越不敏感。

　　本章第一节详尽综述了物质成瘾者金钱奖赏加工的相关研究。结果发现物质成瘾人群的金钱奖赏加工相关的腹侧纹状体及其他奖赏脑区激活存在异常，奖赏加工相关的纹状体激活模式可以作为预测成瘾者脱毒治疗效果的指标。此外，这种奖赏加工异常会随着戒断有所恢复。第二节我们采用 SID 任务结合 ERP 技术考察了海洛因成瘾者社会奖赏加工的神经机制。结果发现海洛因成瘾者社会奖赏反馈加工异常。这种异常主要表现为海洛因成瘾者对社会奖赏反馈的电生理反应存在钝化特征。第三节我们采用 MID 和 SID 任务进一步探讨了海洛因成瘾者在金钱奖赏和社会奖赏上的异常表现，发现海洛因成瘾者对奖赏幅度的敏感性降低，而且海洛因成瘾者对奖赏幅度的敏感性降低可能普遍存在于金钱奖赏和社会奖赏中。

扩展阅读

[1] Goldstein RZ, Parvaz MA, Maloney T, et al. Compromised sensitivity to monetary reward in current cocaine users: an ERP study[J]. Psychophysiology, 2008, 45(5): 705-713.

[2] Johnson MW, Bruner NR, Johnson PS. Cocaine dependent individuals discount future rewards more than future losses for both cocaine and monetary outcomes[J]. Addictive Behaviors, 2015, 40: 132-136.

[3] Tobler PN, Preller KH, Campbell-Meiklejohn DK, et al. Shared neural basis of social and non-social reward deficits in chronic cocaine users[J]. Social Cognitive and Affective Neuroscience, 2016, 11(6): 1017-1025.

第六章　海洛因成瘾者其他认知功能的加工异常

章节导读

　　前面的章节中，我们重点关注了海洛因成瘾者在情绪、注意、执行功能、奖赏等成瘾相关认知功能的异常机制及神经机制，而对于海洛因成瘾者还有一些其他的认知功能也得到了关注，例如，反转学习和工作记忆。反转学习（reversal learning）是指个体根据环境的变化适应性地更新刺激—结果的联结。反转学习反映了个体的认知（行为）灵活性。近年来，研究者发现海洛因成瘾与反转学习损伤有关。成瘾者往往在习得某个刺激与某一结果（如奖赏）的联结后，当这一刺激与其他结果（如惩罚）相联系时，他们便很难建立新的联结。先前动物成瘾的反转学习研究为理解药物成瘾者的反转学习损伤提供了大量信息。研究发现，长期暴露于成瘾物质会损害动物的反转学习。这可能说明，由成瘾物质引起的神经适应使相关脑区放大了对已经建立的、与物质相关的刺激—奖赏联结的神经反应而干扰了对新的、奖赏相关反应的学习。同时，工作记忆是一种在一段时间内保持和操纵信息的能力，它是高级认知功能的核心组成部分。此外，工作记忆损伤也是海洛因成瘾者的核心特征。随着对成瘾人员工作记忆损伤研究的深入，目前对工作记忆损伤的可恢复性问题也引起了研究者的关注。研究发现，药物成瘾人员的工作记忆通过药物治疗能够得到改善。青少年吸食大麻者的较差语言学习和言语工作记忆，在戒断三周后有所改善。然而有的研究发现与对照组相比，可卡因依赖组在早期戒断时认知能力、注意力、言语记忆和学习任务均表现出明显的缺陷，大部分的认知障碍在戒断四周后仍然存在，表明通过戒断其注意和工作记忆等认知能力没有恢复。

　　本章主要聚焦于海洛因成瘾者的反转学习和工作记忆两种认知加工。第一节梳理了成瘾与反转学习的关系及成瘾者反转学习的神经机制；第二节采用行为研究的方式考察了海洛因成瘾者的反转学习特征；第三节采用 N-back 任务考察了海洛因成瘾者的工作记忆受损及其可恢复性问题。

重要术语

　　反转学习　认知（行为）灵活性　工作记忆　记忆负荷

第一节　药物成瘾及其戒除：基于反转学习的视角

一、研究概述

反转学习（reversal learning）是指个体根据环境的变化适应性地更新刺激—结果的联结[1]，它反映了个体的认知（行为）灵活性。经典的反转学习任务是同时给被试呈现两个视觉刺激，其中一个有奖赏，另一个有惩罚，被试通过试误学习学会选择能带来奖赏的刺激。一段时间后，刺激的结果发生颠倒（通常不告知被试），即选择先前被奖赏的刺激带来惩罚，而选择先前被惩罚的刺激带来奖赏。这时被试需要打破先前的学习规则重新建立"刺激—结果"的联结。因此，反转学习任务包括两个阶段：获得/辨别阶段（acquisition/discrimination phase）和反转阶段（reversal phase）。获得阶段主要是基于反馈结果初次建立不同的"刺激—结果"的联结[2]，被试达到学习标准（如，连续八个正确反应）后才能进入反转阶段。在反转阶段，被试重新建立刺激—结果的联结并达到学习标准。获得阶段和反转阶段的学习标准相同，而学习标准的建立有赖于具体的任务设计。

近年来，研究者发现药物成瘾与反转学习损伤有关。成瘾者往往在习得某个刺激与某一结果（如奖赏）的联结后，这一刺激很难与其他结果（如惩罚）建立新的联结[3-4]。以往动物成瘾的反转学习研究为理解药物成瘾者的反转学习损伤提供了大量信息。研究发现，长期暴露于成瘾物质会损害动物的反转学习[5]。这可能说明，由成瘾物质引起的神经适应使得相关脑区放大了对已经建立的、与物质相关的"刺激—奖赏"联结的神经反应而干扰了对新的、奖赏相关反应的学习。随着成瘾物质的持续使用，这种主动干扰增强，对已建立联结的病理性过度学习最终导致成瘾者不顾后果的物质使用行为。由此可知，在成瘾物质与其消极刺激之间建立习得性联结，对成瘾行为具有矫正的作用。因此，以反转学习视角探讨药物成瘾，有助于深入理解成瘾机制，对成瘾的治疗和预防具有重要意义。以往主要以动物研究为主，近年来人类研究逐渐增多，这说明以反转学习视角探讨成瘾机制已经成为成瘾领域中一个很有价值的研究方向。

二、成瘾行为与反转学习

（一）成瘾者的反转学习

诸多研究表明，药物成瘾者的反转学习受损，而初始的获得学习正常。例如，Patzelt 等人发现，相比正常人，可卡因使用者的反转错误更多[6]。这与 Daamen 等人对大麻滥用者的反转学习研究结果一致[7]，并且这些发现得到了动物研究结果的支持[8]。Jokisch 等人[9] 和 Trick 等人[4] 对酒精戒断者的研究也发现，相比正常人，酒精戒断者的反转错误更多。但酒精对动物反转学习的影响则有赖于给药途径。例如，腹膜和灌胃给药损害了动物的反转学习[10]，口服不影响动物的反转学习[11]，而暴露于酒精蒸汽则提高了动物的反转学习[12]。这可能是因为不同给药方式会影响动物暴露于酒精的程度，从而对其反转学习产生了不同的作用[10]。此外，以往研究表明，成瘾者的反转学习损伤有两种表现：频繁的反应转换和过多的反应定势。例如，Patzelt 等人[6] 和 Daamen 等人[7] 的研究表明，相比正常人，可卡因使用者和大麻滥用者表现出更频繁的反应转换。而 Banca 等人[13] 发现，相比正常人，酒精戒断者的反应定势更多。个体在反转学习中的反应转换（跳转于几个选项之间）和反应定势（条件变化后仍选择某刺激）能够分别反映其冲动性和强迫性[14]，这说明成瘾者受损的反转学习与其高水平的冲动性和强迫性有关。

一些 fmRI 研究为成瘾者的反转学习损伤，以及成瘾者的冲动性和强迫性对其反转学习的调节提供了进一步证据。例如，Camchong 等人[15] 研究了可卡因使用者的前扣带皮层（Anteriorcingulatecortex, ACC）的功能性连接，发现可卡因使用者的膝部前扣带（perigenual ACC）与背外侧前额叶皮层（DLPFC）的功能性连接比正常人更强，而这种异常与可卡因使用者的反转次数呈显著正相关。证据表明，当认知要求较低时，DLPFC 的参与就足以激活抑制性神经元来抑制干扰信号并提取相关信号；当认知要求较高时，DLPFC 需要协同 ACC（激活抑制性神经元）来抑制高水平的干扰信号并提取相关信号[16]。这说明，Camchong 等人[15] 研究中的任务对于可卡因使用者来说具有较高的认知要求，只有增强 ACC 和 DLPFC 的协作可卡因使用者才能抑制干扰信息实现行为调节。Moreno-Lopez 等人[17] 发现，相比正常人，可卡因使用严重程度与可卡因依赖者的反转错误数显著正相关，左侧小脑灰质体积的减少能显著预测可卡因依赖者更多的反转错误。此外，可卡因依赖者更多的反应定势与可卡因使用年限显著正相关，右脑岛 / 额下回灰质体积减少能显著预测更多的定势反应。小脑参与刺激—结果的表征和反转，额下回 / 脑岛区域追踪和预期与反应相关的结果[18~19]，而可卡因可能影响了这些脑区的功能。

另外，Verdejo-Garcia 等人[20] 发现了可卡因戒断者多于正常人的反应定势，及腹外侧前额叶皮层（VLPFC）和背外侧前额叶皮层（DLPFC）激活减弱。VLPFC 和 DLPFC 是行为转换相关的脑区，前者对行为进行自我控制[21]，后者参与对刺激—结果的更新[22]。可卡因使用可能影响了这些脑区对行为的控制和调节。然而，Ruiter 等人[23]

研究表明，相比正常人，男性吸烟者的腹外侧前额皮层激活减弱，而右侧脑岛和额叶岛盖激活增强。这可能表明了尼古丁成瘾者不同于其他药物成瘾者的反转学习脑机制。此外，Ersche 等人[24] 的研究表明，相比正常人，兴奋剂依赖者更多的反应定势与其右侧尾状核激活减弱有关。尾状核对奖赏变化比较敏感[25]，而兴奋剂使用可能影响了该脑区对刺激—结果效价的加工。尽管该研究发现兴奋剂依赖者的反应转换也多于正常人，但由于旨在考察兴奋剂依赖者的强迫性，因此未对其反应转换作进一步说明。

综上，药物成瘾者的反转学习存在损伤和一些脑区激活异常，这些损伤和异常与其冲动性和强迫性有关。但由于研究目的不同，成瘾者反转学习脑机制的研究结果也有所不同。另外，关于成瘾者反转学习损伤的不同表现，首先可能有赖于物质使用年限。例如，研究表明，可卡因使用 / 戒断者的定势反应与可卡因使用年限正相关[26]。其次，可能与研究者目的有关[24]。最后，笔者认为，一些研究者会在任务开始前告诉被试，接下来的刺激可能会发生变化，这可能会使被试存在过多预期而表现出频繁的反应转换。总之，未来应进一步考察成瘾者的反转学习脑机制及成瘾者的冲动性和强迫性对其反转学习的调节。

还有一些研究考察了物质相关线索对成瘾者反转学习的影响并获得了不一致的结果。例如，Jokisch 等人[9] 发现，相比正常人，酒精戒断者存在一般性而非特定于酒精相关线索的反转学习损伤。然而，Levy-Gigi 等人[27] 发现，相比阿片戒断者，美沙酮维持治疗者表现出特定于物质相关线索的、对积极联结的反转学习损伤。研究表明，物质相关线索会明显增加纹状体多巴胺的释放[28]，这可能使得美沙酮维持治疗者很难去反转物质相关线索下的积极联结。而对于物质相关线索对反转学习的不同影响，一方面可能是因为确定性反转学习任务太简单，未能有效地检测出美沙酮维持治疗者在中性线索下的反转学习损伤[27]。另一方面，可能与这两项研究中对照组不同有关。值得一提的是，Jokisch 等人[9] 的研究发现酒精戒断者的获得学习相比正常人也存在损伤，这不同于以往的研究结果，可能有赖于具体的研究设计。例如，大多研究要求被试学习刺激—结果的联结，而 Jokisch 等人[9] 的研究要求被试建立"刺激—刺激—结果"的联结，这使得酒精戒断者表现出获得学习损伤。但证据表明，个体的获得学习不影响其随后的反转表现[14]。

除此之外，一些研究没有发现药物成瘾者的反转学习损伤。例如，Vanes 等人[29] 发现，酒精戒断者和正常人在行为层面上的反转学习表现不存在差异。但回归分析表明，酒精戒断者的学习速度更慢，学习效率更低。这说明酒精戒断者可能需要更多的努力来反转先前已习得的联结，而行为数据上缺乏组间差异可能是因为采用了确定性反转学习任务[29]。另外，Ersche 等人[30]发现，相比正常人，安非他命使用者和阿片使用者的反转学习不存在差异。这与动物研究不一致，即长期暴露于安非他命会损害动物的反转学习[31]，而长期暴露于海洛因提高了动物的反转学习[32]。对于这些不一致结果，可能存在以下原因：首先，反转学习不仅受多巴胺调节，还受 5-HT 的调节[22]，而安非他命对 5-HT 的影响有赖于其剂量[33]。其次，海洛因提高了动物的反转学习可能反映出海洛因对反转学习的影响仅有赖于多巴胺系统，并且不排除特定实验范式的影响[32]。此外，笔者认为，Ersche 等人[30]研究中的阿片使用者，同时包括美沙酮维持治疗者和海洛因使用者，这种组内异质性也可能会混淆研究结果。因此，未来研究需要对这些可能性进行验证。

（二）反转学习能力对成瘾行为的预测

一项研究对比了美沙酮维持治疗者和阿片戒断者的反转学习，发现阿片戒断者的反转学习明显好于美沙酮维持治疗者。研究者认为，反转学习好的成瘾者更有可能维持长期戒断[27]。Smith 等人[34]研究表明，尽管可卡因使用者和可卡因戒断者的反转学习表现差于正常人，但可卡因戒断者的反转学习明显好于可卡因使用者。这一结果可部分解释为戒断治疗改善了可卡因使用者反转学习的损伤，同时可能说明反转学习损伤小的可卡因使用者更可能维持戒断[34]。尽管 Gullo 等人[35]考察了大学生的冲动性、反转学习和危险性饮酒的关系，发现反转学习不能预测个体的危险性饮酒行为。但研究者认为，这主要是由于大学生样本中反转学习差到面临物质使用风险的个体比较少。此外，最近的证据表明，个体在使用物质之前，预先存在的反转学习差异能预测个体的成瘾倾向。例如，有一项研究对大鼠进行可卡因自身给药（14 天）前后的反转学习进行了评估，发现自身给药之前大鼠在对积极结果敏感性上的差异能预测随后的自身给药行为，即对积极结果更敏感的大鼠自我给药更频繁。随着自身给药的进行，大鼠的反转学习受损，对消极结果敏感性降低[36]。奖赏敏感性是冲动性的一个组成部分，这表明个体在使用物质前的反转学习能力对其成瘾倾向的预测，主要是通过冲动性对个体初始的物质滥用倾向的预测得以实现[37]。然而，目前有关个体反转学习能力对其成瘾行为的预测研究还很少，需要今后研究的进一步验证。

三、总结与展望

本文对近年来药物成瘾者的反转学习研究进行了较全面的分析和总结，发现该领域研究逐渐增多，研究方法趋于成熟。但是，目前大多考察的是可卡因成瘾者的反转学习，对其他药物成瘾者（如大麻，海洛因，安非他命等）的研究还很少，并存在一些问题亟待解决。第一、尽管安非他命和可卡因同为兴奋剂，但两者对 5-HT 系统的作用不同[33]，因而对反转学习的影响可能也不同。同样，美沙酮和海洛因都为阿片类药物，但美沙酮维持治疗者和海洛因使用者的反转学习是否一样，及阿片类药物是否会影响 5-HT 系统，目前尚不清楚。因此，今后应加强对这方面的研究。第二、情境提示是引发药物成瘾者使用药物和复吸的重要因素[38-39]。例如，药物成瘾者注射或使用药物的场所、工具等。研究表明，物质相关线索会进一步加剧成瘾者的认知损伤[40]。然而，目前有关物质相关线索对成瘾者反转学习影响的研究很少，且研究结果不一致。因此，未来应进一步考察物质相关线索对成瘾者反转学习的影响。第三、关于成瘾者反转学习损伤的不同表现，未来应主要考察成瘾者的反转损伤表现与物质使用年限之间的关系，探讨成瘾者的冲动性和强迫性对其反转学习的调节机制。第四、未来应进一步验证个体反转学习能力对其成瘾行为的预测，主要是个体反转学习能力对其成瘾倾向的预测，及成瘾者的反转学习能力对其戒断的预测。这对药物成瘾的预防和治疗具有重要意义。最后，基于以往研究，尽管概率性反转学习任务比确定性反转学习任务更适合评估个体的反转学习，但当任务中有三个以上刺激时，概率性任务可能会大大增加个体的记忆负荷。这时研究者只能用确定性反转学习任务，并且要面临其对研究结果带来的潜在影响。希望这一问题能在未来研究中得以解决。

参考文献

[1] Rolls E T. The functions of the orbitofrontal cortex[J]. Brain and Cognition, 2004, 55(1): 11-29.

[2] Swainson R, Rogers R D, Sahakian B J, et al. Probabilistic learning and reversal deficits in patients with Parkinson's disease or frontal or temporal lobe lesions: possible adverse effects of dopaminergic medication[J]. Neuropsychologia, 2000, 38(5): 596-612.

[3] Moreno-López L, Catena A, Fernández-Serrano M J, et al. Trait impulsivity and prefrontal gray matter reductions in cocaine dependent individuals[J]. Drug and Alcohol Dependence, 2012, 125(3): 208-214.

[4] Trick L, Kempton M J, Williams S C R, et al. Impaired fear recognition and attentional set-shifting is associated with brain structural changes in alcoholic patients[J]. Addiction Biology, 2014, 19(6): 1041-1054.

[5] Pope D A, Boomhower S R, Hutsell B A, et al. Chronic cocaine exposure in adolescence: Effects on spatial discrimination reversal, delay discounting, and performance on fixed-ratio schedules in mice[J]. Neurobiology of Learning and Memory, 2016, 130: 93-104.

[6] Patzelt E H, Kurth-Nelson Z, Lim K O, et al. Excessive state switching underlies reversal learning deficits in cocaine users[J]. Drug and Alcohol Dependence, 2014, 134: 211-217.

[7] Daamen M, Scheef L, Bludau J, et al. Reward learning in cannabis users-Preliminary data

from an fMRI study[J]. Klinische Neurophysiologie, 2008, 39(01): A83.

[8] Wright Jr M J, Vandewater S A, Parsons L H, et al. Δ9Tetrahydrocannabinol impairs reversal learning but not extra-dimensional shifts in rhesus macaques[J]. Neuroscience, 2013, 235: 51-58.

[9] Jokisch D, Roser P, Juckel G, et al. Impairments in Learning by Monetary Rewards and Alcohol - Associated Rewards in Detoxified Alcoholic Patients[J]. Alcoholism: Clinical and Experimental Research, 2014, 38(7): 1947-1954.

[10] Badanich K A, Fakih M E, Gurina T S, et al. Reversal learning and experimenter-administered chronic intermittent ethanol exposure in male rats[J]. Psychopharmacology, 2016, 233(19): 3615-3626.

[11] McMurray M S, Amodeo L R, Roitman J D. Effects of voluntary alcohol intake on risk preference and behavioral flexibility during rat adolescence[J]. PloS one, 2014, 9(7): e100697.

[12] DePoy L, Daut R, Brigman J L, et al. Chronic alcohol produces neuroadaptations to prime dorsal striatal learning[J]. Proceedings of the National Academy of Sciences, 2013, 110(36): 14783-14788.

[13] Banca P, Morris L S, Mitchell S, et al. Novelty, conditioning and attentional bias to sexual rewards[J]. Journal of psychiatric research, 2016, 72: 91-101.

[14] Izquierdo A, Jentsch J D. Reversal learning as a measure of impulsive and compulsive behavior in addictions[J]. Psychopharmacology, 2012, 219(2): 607-620.

[15] Camchong J, MacDonald III A W, Nelson B, et al. Frontal hyper connectivity related to discounting and reversal learning in cocaine subjects[J]. Biologicalpsychiatry, 2011, 69(11): 1117-1123.

[16] Medalla M, Barbas H. Synapses with inhibitory neurons differentiate anterior cingulate from dorsolateral prefrontal pathways associated with cognitive control[J]. Neuron, 2009, 61(4): 609-620.

[17] Moreno - López L, Perales J C, van Son D, et al. Cocaine use severity and cerebellar gray matter are associated with reversal learning deficits in cocaine-dependent individuals[J]. Addiction biology, 2015, 20(3): 546-556.

[18] Carbo - Gas M, Vazquez - Sanroman D, Aguirre - Manzo L, et al. Involving the cerebellum in cocaine - induced memory: pattern of c F os expression in mice trained to acquire conditioned preference for cocaine[J]. Addictionbiology, 2014, 19(1): 61-76.

[19] Ghahremani D G, Monterosso J, Jentsch J D, et al. Neural components underlying behavioral flexibility in human reversal learning[J]. Cerebral cortex, 2010, 20(8): 1843-1852.

[20] Verdejo-Garcia A, Clark L, Verdejo-Roman J, et al. Neural substrates of cognitive flexibility in cocaine and gambling addictions[J]. The British Journal of Psychiatry, 2015, 207(2): 158-164.

[21] Tabibnia G, Monterosso J R, Baicy K, et al. Different forms of self-control share a neurocognitive substrate[J]. Journal of Neuroscience, 2011, 31(13): 4805-4810.

[22] Clarke H F, Walker S C, Crofts H S, et al. Prefrontal serotonin depletion affects reversal learning but not attentional set shifting[J]. Journal of Neuroscience, 2005, 25(2): 532-538.

[23] De Ruiter M B, Veltman D J, Goudriaan A E, et al. Response perseveration and ventral

prefrontal sensitivity to reward and punishment in male problem gamblers and smokers[J]. Neuropsychopharmacology, 2009, 34(4): 1027-1038.

[24] Ersche K D, Roiser J P, Abbott S, et al. Response perseveration in stimulant dependence is associated with striatal dysfunction and can be ameliorated by a D2/3 receptor agonist[J]. Biologicalpsychiatry, 2011, 70(8): 754-762.

[25] Bellebaum C, Koch B, Schwarz M, et al. Focal basal ganglia lesions are associated with impairments in reward-based reversal learning[J]. Brain, 2008, 131(3): 829-841.

[26] Fernández-Serrano M J, Perales J C, Moreno-López L, et al. Neuropsychological profiling of impulsivity and compulsivity in cocaine dependent individuals[J]. Psychopharmacology, 2012, 219(2): 673-683.

[27] Levy-Gigi E, Kéri S, Shapiro A R, et al. Methadone maintenance patients show a selective deficit to reverse positive outcomes in drug-related conditions compared to medication free prolonged opiate abstinence[J]. Drug and Alcohol Dependence, 2014, 144: 111-118.

[28] Everitt B J, Robbins T W. From the ventral to the dorsal striatum: devolving views of their roles in drug addiction[J]. Neuroscience & Biobehavioral Reviews, 2013, 37(9): 1946-1954.

[29] Vanes L D, van Holst R J, Jansen J M, et al. Contingency learning in alcohol dependence and pathological gambling: learning and unlearning reward contingencies[J]. Alcoholism: Clinical and Experimental Research, 2014, 38(6): 1602-1610.

[30] Ersche K D, Roiser J P, Robbins T W, et al. Chronic cocaine but not chronic amphetamine use is associated with perseverative responding in humans[J]. Psychopharmacology, 2008, 197(3): 421-431.

[31] Cox B M, Cope Z A, Parsegian A, et al. Chronic methamphetamine self-administration alters cognitive flexibility in male rats[J]. Psychopharmacology, 2016, 233(12): 2319-2327.

[32] Morrison J, Thornton V, Ranaldi R. Chronic intermittent heroin produces locomotor sensitization and long-lasting enhancement of conditioned reinforcement[J]. Pharmacology Biochemistry and Behavior, 2011, 99(3): 475-479.

[33] White F J, Kalivas P W. Neuroadaptations involved in amphetamine and cocaine addiction[J]. Drug and Alcohol Dependence, 1998.

[34] Smith P, Benzina N, Vorspan F, et al. Compulsivity and probabilistic reversal learning in OCD and cocaine addiction[J]. European Psychiatry, 2015, 30(S2): S110-S111.

[35] Gullo M J, Jackson C J, Dawe S. Impulsivity and reversal learning in hazardous alcohol use[J]. Personality and Individual Differences, 2010, 48(2): 123-127.

[36] Groman S M, Smith N, Chen L, et al. Reversal learning is predictive of and affected by cocaine self-administration: Dissecting decision-making processes with computational models[J]. Drug and Alcohol Dependence, 2015, 100(156): e84.

[37] Dawe S, Loxton N J. The role of impulsivity in the development of substance use and eating disorders[J]. Neuroscience & Biobehavioral Reviews, 2004, 28(3): 343-351.

[38] Chase H W, Swainson R, Durham L, et al. Feedback-related negativity codes prediction error but not behavioral adjustment during probabilistic reversal learning[J]. Journal of Cognitive Neuroscience, 2011, 23(4): 936-946.

[39] Engelmann J M, Versace F, Robinson J D, et al. Neural substrates of smoking cue reactivity: a

meta-analysis of fMRI studies[J]. Neuroimage, 2012, 60(1): 252-262.

[40] Wang G B, Zhang X L, Zhao L Y, et al. Drug-related cues exacerbate decision making and increase craving in heroin addicts at different abstinence times[J]. Psychopharmacology, 2012, 221(4): 701-708.

第二节 海洛因成瘾者的反转学习特征

一、研究概述

近年来，越来越多的研究者认为，海洛因成瘾与受损的反转学习存在密切关联[1-2]。反转学习是指个体基于奖赏可能性的变化对刺激与结果之间的联结进行更新，是一种关于社会和情感行为的能力[3]，对人类的适应性生存具有重要意义。经典的反转学习任务通常是给被试同时呈现两个不同的视觉刺激，其中一个刺激有奖赏，另一个刺激有惩罚，被试需要通过试误学习学会选择能带来奖赏的刺激。一段时间后，这两个刺激的结果发生互换（通常被试不被告知），即选择之前有奖赏的刺激会带来惩罚，而选择之前有惩罚的刺激反而会带来奖赏。这时就需要被试形成新的学习规则并重新建立刺激—结果的联结。因此，反转学习任务包括：获得（辨别）阶段（acquisition/discrimination phase）和反转阶段（reversal phase），获得阶段考察被试一般的联想学习能力，需要被试通过对反馈结果的学习来建立各个刺激与结果之间的联结[4]，并要求达到一定的学习标准（如八个连续正确的反应）后方可进入反转阶段，反转阶段则考察被试的反转学习能力，在该阶段，刺激的结果发生互换，被试需要重新建立刺激与新结果之间的联结且达到一定的学习标准。获得和反转两阶段的学习标准一般相同，且都与具体的任务设计有关。由此可知，反转学习反映了个体的认知（行为）灵活性。由于反转学习需要个体良好地适应变化的环境（奖赏偶然性），这就涉及了对反应的抑制和激活。然而，反转学习并非是对反应进行简单的抑制控制，它更多地反映了动态的奖赏学习过程，包括对奖赏经验进行概括和对奖赏变化的可能性进行预期，从而驱动个体最终的行为[5]。

以往研究发现，海洛因成瘾者的反转学习能力较差。成瘾者往往在习得某一刺激与特定结果（如奖赏）的联结后，该刺激很难建立该刺激与新结果之间的联结[6-7]。当环境条件发生变化时，成瘾者由于反转学习受损导致无法建立新的联结（成瘾—消极后果），故依然倾向于将积极结果归于某些刺激[8]。这也许能够解释，虽然使用成瘾物质会给成瘾者带来许多消极后果（如戒断症状、失业、家庭破碎等），但却无法改变他们的行为。对成瘾动物的反转学习研究发现，长期暴露于安非他命会损害大鼠的反转学习[9]，而且这种反转学习损伤在其它成瘾物质（如可卡因）的动物研究中也得以发现[10]。而在药物成瘾者上也发现了相同的情况，例如，有研究者发现，可卡因使用者在反转阶段的错误数明显比对照组更多[11]，这和对大麻滥用者、酒精戒断者的反转学习的研究结果相一致[12~13]。Camchong 等人[8] 在可卡因使用者中考察了其前扣带皮层（Anterior cingulate cortex, ACC）的功能性连接，结果发现，相比正常人，可卡因使用者的背外侧前额叶皮层（dorsolateral prefrontal cortex, dLPFC）与膝部前扣带（perigenual anterior cingulate cortex, pACC）的功能性连接更强，并且这些异常与可卡因使用者在反转阶段的反转次数呈正相关。另外一项基于反转的注意定势转换任务中也发现，海洛因成瘾者的表现相比正常被试明显更差[14]，由于该任务包含了反转的成分，在某种程度上能够反映出被试的反应反转的能力，并且表明海洛因成瘾者的反转学习相比正常人存在损伤。这些研究结果可能表明，长期的物质使用会引起反转学习相关脑区的神经适应，使得这些脑区放大对先前所建立的物质相关刺激与奖赏之间的联结的神经反应，并对成瘾者新的奖赏相关学习产生干扰。同时，这种干扰作用会随成瘾物质的使用而增强，进而引发成瘾者对先前所建立的联结的病理化过度学习，最终难以控制自身的行为。

然而，值得注意的是，大多数研究考察了可卡因、酒精等成瘾者的反转学习，对阿片成瘾者的反转学习研究结果有点不一致。在 Ornstein 等人[14] 的研究中尽管该任务涉及了反应的反转，但与反转学习范式不同的是，前者主要考察被试的注意，而后者主要考察被试的学习。而且 Ersche 等人[15] 对阿片成瘾者的反转学习的研究中并没发现成瘾者的反转表现与正常人存在差异，这可能是因为在此研究中，阿片成瘾者还在使用其他药物，如美沙酮，苯二氮等，这可能对实验结果造成影响，本研究将对此可能性进行验证。

以往成瘾领域中的反转学习研究主要对象是动物，近些年对人的研究开始增多，表明在成瘾领域，反转学习已然成为探讨成瘾机制的一个颇有价值的研究方向。因此，阿片成瘾者的反转学习是否同其他药物成瘾者一样存在损伤，亟待进一步考察。基于此，本实验以海洛因成瘾者为被试，通过对比海洛因成瘾者和正常被试在反转刺激‐结果联结时所需的 trials 来探讨海洛因成瘾者的反转学习是否存在损伤。我们推测：与正常控制组相比，海洛因成瘾组的反转学习存在损伤，即在反转阶段，海洛因成瘾组比正常控制组需要更多的 trials 来反转刺激—结果的联结。

二、研究方法

（一）被试

本次实验共招募了共 62 名被试，其中，包括选自甘肃省某戒毒机构的男性戒断期海洛因成瘾者 32 名和通过口头和广告招募的 30 名男性正常被试。男性戒断期海洛因成瘾者以吸食海洛因为主（戒毒机构依据 DSM-IV 精神疾病诊断标准进行核定和确认），智力正常，平均吸毒年限为（12.28±9.60）年，最近一次的平均戒毒时长为（13.00±6.60）个月，第一次使用毒品的平均年龄为（29.84±8.89）岁。男性正常被试均为无海洛因等非法毒品滥用史的社会人士。所有被试经过筛选，无神经或精神病史、心血管疾病、智力障碍、学习障碍，较严重的头部创伤经历以及强迫症。此外，正常被试中有严重酗酒和吸烟倾向者排除。所有的被试为右利手，视力（矫正至）正常，并且色觉正常。实验前 24 小时无使用酒精、香烟和非法毒品等，精神状态良好。实验开始前，所有被试会被告知本实验的目的，自愿参与本实验的被试在实验前签定知情同意书。本研究获得了西北师范大学研究伦理委员会的批准。

（二）实验设计

实验采用了 2（被试类型：海洛因成瘾组、正常控制组）×2（学习阶段：获得阶段、反转阶段）的混合实验设计。其中，被试类型为被试间因素，学习阶段为被试内因素。因变量为被试通过获得阶段和反转阶段所需的 trials。

（三）实验程序

被试在 E-prime 上完成双选择的概率性反转学习任务（PRLT），即在电脑屏幕中央同时呈现两个刺激，其中一个刺激是"正确的"，另一个是"错误的"，让被试选择出他认为正确的那个刺激。每个 trial 开始，白色屏幕中央先呈现 500ms 的黑色"+"注视点，接着呈现两个刺激，被试需要在 3 500ms 内通过相应的按键做出反应。反应结束后，屏幕上立刻会出现 500ms 的"笑脸"或"哭脸"反馈，"笑脸"代表反应正确，"哭脸"代表反应错误。500ms 之后呈现下一个 trial。另外，对每个刺激随机呈现 20% 的误导性反馈（即对正确的反应给予消极反馈），以调节被试对反馈结果的预期。

该任务共有两个 blocks，每个 block 包括两个阶段：获得阶段和反转阶段，每个阶段各有 60 个 trials。任务开始，被试先进入获得阶段，连续做出 8 个正确反应方可进入反转阶段，否则在 60 个 trials 后自动退出任务，而通过获得阶段的被试在无任何提示或延迟的情况下进入反转阶段。在反转阶段，两个刺激的结果发生互换（例如，先前"正确"的刺激变成"错误"的刺激，反之亦然），这时需要被试根据反馈结果重新选择出"正确"的刺激。刺激的结果和相对位置在被试间进行平衡。反转阶段的学习标准与获得阶段相同，若未达到学习标准，则实验在 60 个 trials 后结束。记录被试在获得阶段和反转阶段达到学习标准所需的 trials（具体流程见图 6-1）。正式实验开始前，被试需要先完成一个 20 个 trials 的练习 block，练习 block 的刺激不用于正式试验，且该部分无反转。练习正确率达到 90% 以上的被试可以进入正式实验。整个实验约 6 分钟。

在实验前告知被试实验目的，获得知情同意。所有被试需要填写如下的问卷：（1）自编的人口学基本信息及物质使用状况表，包括两部分内容：前一部分用于收集被试的基本信息，如年龄，文化程度等，所有被试均需要填写；后一部分评估被试的物质使用状况，如吸毒年限，戒毒年限等，该部分只需海洛因成瘾者进行填写。（2）贝克抑郁量表（BDI-II）[16] 和贝克焦虑量表[17]（BAI），主要用于排除被试近期的情绪状态对实验结果的影响。

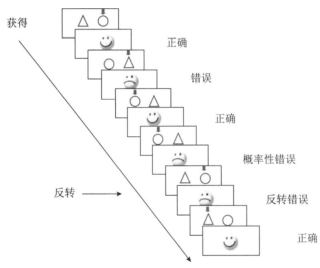

图 6-1　概率性反转学习任务流程图

三、结果

（一）被试基本信息统计结果

采用 χ^2 检验对海洛因成瘾组与正常控制组的受教育程度进行组间差异检验，结果表明，两类被试在受教育程度上不存在显著差异（$\chi^2(3) = 3.40$，$p > 0.05$）；采用独立样本 t 检验对海洛因成瘾组和正常控制组的年龄，贝克抑郁量表和贝克焦虑量表的得分进行差异检验，统计结果显示，两组被试的年龄不存在显著差异（$t(60) = -1.62$，$p > 0.05$），贝克抑郁量表的得分不存在显著差异（$t(60) = -0.54$，$p > 0.05$）。然而，两类被试在贝克焦虑量表上的得分差异显著（$t(60) = -2.67$，$p < 0.05$），海洛因成

瘾者在贝克焦虑量表上的得分明显高于正常被试（结果详见表6-1）。

表 6-1　两组被试基本信息情况表

	海洛因成瘾组（n =32）	控制组（n =30）
年龄	46.16（7.55）	42.97（7.94）
文化程度		
文盲、半文盲	3	0
小学	7	8
初中	13	15
高中	9	7
BDI	18.56（11.81）	16.93（11.87）
BAI	33.13（12.31）	26.40（7.00）

（二）行为实验结果

采用重复测量方差分析对 2（学习阶段：获得阶段、反转阶段）×2（被试类型：海洛因成瘾组、正常控制组）进行统计分析。其中，焦虑得分作为协变量。结果显示，学习阶段的主效应显著，F（1,60）=14.94，$p < 0.001$，$\eta_p^2 =0.20$；被试类型的主效应显著，F（1,60）=9.66，$p < 0.05$，$\eta_p^2 = 0.14$；学习阶段与被试类型的交互作用显著，F（1,60）=6.29，$p < 0.05$，$\eta_p^2 =0.10$，事后检验分析表明，在获得阶段，海洛因成瘾者和正常被试所需的 trials 不存在显著差异，但在反转阶段存在显著差异，即相比正常控制组，海洛因成瘾组明显需要更多 trials 去反转刺激—结果的联结（见图6-2）。

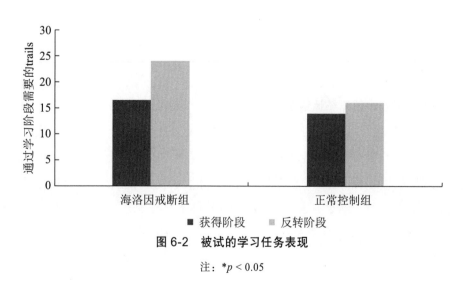

图 6-2　被试的学习任务表现

注：*$p < 0.05$

四、讨论

本研究采用双选择的概率性反转学习任务考察了海洛因成瘾者一般性的反转学习能力。结果表明，海洛因成瘾者的反转学习存在一般性损伤，表现为相比对照组，海洛因成瘾者在反转阶段明显需要更多 trials 来反转刺激—结果的联结。这一结果验证了我们的假设，说明海洛因成瘾者一旦习得某一刺激与特定结果之间的联结，当这一刺激与其他结果相联系时，他们需要更多的努力才能反转先前已习得的联结。这种不灵活的反应模式可能使他们尽管面临药物成瘾带来的巨大伤害，也依然无法控制和改变自己的物质使用行为。

在反转学习任务中，获得阶段的学习反映的是个体的一般联想学习，即初步建立刺激-结果的联结；反转阶段的学习反映的是个体的反转学习，即对刺激-结果的联结发生改变后的反应灵活性。有研究表明，受损的反应反转与社会不当行为[18]和冲动性行为有关[19]。持续使用成瘾物质可能会使成瘾者根据环境变化调节行为的能力受到损害，从而表现出冲动性和适应性不良的行为，并最终陷入反复的物质使用的行为模式。本研究发现海洛因成瘾者和正常被试在获得阶段均能习得刺激-结果的联结，但在反转阶段，海洛因成瘾者明显需要更多的 trials 来反转刺激-结果的联结，这些结果与前人对可卡因成瘾者的反转学习研究发现一致[8][20]。但与 Ersche 等人[15]的研究结果不一致，在这项研究中，相比控制组，安非他命使用组和阿片使用组的反转学习完好。这可能存在以下原因：首先，在该研究的安非他命使用组中，被试滥用的是 d-安非他命，而安非他命结构上的差异可能是一个潜在的影响因素。有证据表明，meth-安非他命比 d-安非他命在帮助释放 5-HT 上更有优势[21]，高剂量的 meth-安非他命会引起 5-HT 水平的长时损耗，而 d-安非他命没有出现这种效应[22]。人类影像学研究也支持了这一观点，在 meth-安非他命使用者的包括眶额叶皮层在内的许多脑区，都发现 5-HT 转运体的密度明显降低[23]。其次，在阿片使用组中，一些阿片使用者此时在接受美沙酮维持治疗，而另一些阿片使用者在使用海洛因，并且有的被试还在服用苯二氮、度琉平等抗抑郁药物，而有研究表明，抗抑郁药物（如苯二氮等）能改善个体受损的反转学习[24]，这种组内异质可能影响了实验结果，或者说研究者未能有效的评估阿片使用者的反转学习能力。而 Vanes 等人[25]对酒精戒断者的反转学习发现，酒精戒断者和正常人在行为层面上的反转学习表现没有显著差异，但回归分析表明，酒精戒断者的学习速度更慢，学习效率更低。研究者认为，在行为数据上缺乏组间差异可能是因为采用了确定性反转学习任务。不管如何，这些结果都说明，药物成瘾者的反转学习损伤可能是由于其物质使用所导致的。

长期使用成瘾物质会导致大脑结构和功能的持久性损伤[26]。药物成瘾者往往不能反转先前受到奖赏的反应，这可能是由于反转学习相关脑区的神经适应导致的。个体的反转学习与其额叶－纹状体环路的功能完整性有关[27]，其中，腹内侧前额叶（vPFC）编码"行为－结果"的可能性和行为价值[28]，腹外侧前额叶（vLPFC）对于行为的抑制具有重要作用[29]，眶额皮层（Orbital frontal cortex, OFC）能够表征个体对刺激的预期结果，并通过与杏仁核、背内侧丘脑等脑区的功能性连接来接收奖赏相关信息以指导或影响行为[30]，杏仁核对预测结果的刺激和奖赏历史等信息进行动态编码[31]，从基底杏仁核（BLA）到伏隔核（NAc）和背侧纹状体（DSM）的投射影响着对动机性行为和奖惩行为的选择，BLA-OFC的连接对预期结果价值的表征具有重要意义[32]，而背内侧丘脑与眶额叶的连接促进了反转学习过程的准确执行[33]。除额叶－纹状体环路外，神经影像研究发现了个体在反转学习时小脑的激活，以及小脑损伤病人的反转学习缺陷[34]。

以往对药物成瘾者反转学习的脑研究发现，药物成瘾者的反转学习相关脑区的损伤。例如，相比正常人，可卡因依赖者左侧小脑灰质体积减少[35]以及可卡因戒断者的腹外侧前额叶皮层（vLPFC）和背外侧前额叶皮层（dLPFC）激活减弱[36]。这也许能够很好地解释药物成瘾者的成瘾行为：最初使用成瘾物质会给使用者带来暂时的积极体验，由此药物成瘾者便建立了成瘾物质与积极体验之间的联结。但随着成瘾物质的持续使用，相比成瘾物质所带来的积极体验，更多出现地是一些不良后果，如身心健康的损害、家庭关系的破裂等，但由于药物滥用所引起的反转学习相关脑区的变化，药物成瘾者尽管面临诸多不良后果，却仍然无法反转成瘾物质与积极体验之间的联结，而重新建立成瘾物质与不良后果之间的联结。因此，不灵活的反转反应是导致药物成瘾者不受控制的物质使用行为的重要因素。

五、结论

海洛因成瘾者的反转学习存在一般性损伤。

参考文献

[1] McCracken C B, Grace A A. Persistent cocaine-induced reversal learning deficits are associated with altered limbic cortico-striatal local field potential synchronization[J]. Journal of Neuroscience, 2013, 33(44): 17469-17482.

[2] Smith P, Benzina N, Vorspan F, et al. Compulsivity and probabilistic reversal learning in OCD and cocaine addiction[J]. European Psychiatry, 2015, 30(S2): S110-S111.

[3] Rolls E T. The functions of the orbitofrontal cortex[J]. Brain and Cognition, 2004, 55(1): 11-29.

[4] Swainson R, Rogers R D, Sahakian B J, et al. Probabilistic learning and reversal deficits in patients with Parkinson's disease or frontal or temporal lobe lesions: possible adverse effects of dopaminergic medication[J]. Neuropsychologia, 2000, 38(5): 596-612.

[5] Izquierdo A, Brigman J L, Radke A K, et al. The neural basis of reversal learning: an updated perspective[J]. Neuroscience, 2017, 345: 12-26.

[6] Fernández-Serrano M J, Perales J C, Moreno-López L, et al. Neuropsychological profiling of impulsivity and compulsivity in cocaine dependent individuals[J]. Psychopharmacology, 2012, 219(2): 673-683.

[7] Trick L, Kempton M J, Williams S C R, et al. Impaired fear recognition and attentional set - shifting is associated with brain structural changes in alcoholic patients[J]. Addiction Biology, 2014, 19(6): 1041-1054.

[8] Camchong J, MacDonald III A W, Nelson B, et al. Frontal hyperconnectivity related to discounting and reversal learning in cocaine subjects[J]. Biological Psychiatry, 2011, 69(11): 1117-1123.

[9] Izquierdo A, Belcher A M, Scott L, et al. Reversal-specific learning impairments after a binge regimen of methamphetamine in rats: possible involvement of striatal dopamine[J]. Neuropsychopharmacology, 2010, 35(2): 505-514.

[10] Pope D A, Boomhower S R, Hutsell B A, et al. Chronic cocaine exposure in adolescence: Effects on spatial discrimination reversal, delay discounting, and performance on fixed-ratio schedules in mice[J]. Neurobiology of Learning and Memory, 2016, 130: 93-104.

[11] Patzelt E H, Kurth-Nelson Z, Lim K O, et al. Excessive state switching underlies reversal learning deficits in cocaine users[J]. Drug and Alcohol Dependence, 2014, 134: 211-217.

[12] Daamen M, Scheef L, Bludau J, et al. Reward learning in cannabis users–Preliminary data from an fMRI study[J]. Klinische Neurophysiologie, 2008, 39(01): A83.

[13] Jokisch D, Roser P, Juckel G, et al. Impairments in Learning by Monetary Rewards and Alcohol - Associated Rewards in Detoxified Alcoholic Patients[J]. Alcoholism: Clinical and Experimental Research, 2014, 38(7): 1947-1954.

[14] Ornstein T J, Iddon J L, Baldacchino A M, et al. Profiles of cognitive dysfunction in chronic amphetamine and heroin abusers[J]. Neuropsychopharmacology, 2000, 23(2): 113-126.

[15] Ersche K D, Roiser J P, Robbins T W, et al. Chronic cocaine but not chronic amphetamine use is associated with perseverative responding in humans[J]. Psychopharmacology, 2008, 197(3): 421-431.

[16] Beck A T, Steer R A, Brown G. Beck depression inventory–II[J]. Psychological Assessment, 1996.

[17] Beck A T, Epstein N, Brown G, et al. An inventory for measuring clinical anxiety: psychometric properties[J]. Journal of Consulting and Clinical Psychology, 1988, 56(6): 893.

[18] Rolls E T, Hornak J, Wade D, et al. Emotion-related learning in patients with social and emotional changes associated with frontal lobe damage[J]. Journal of Neurology, Neurosurgery & Psychiatry, 1994, 57(12): 1518-1524.

[19] Jentsch J D, Taylor J R, Elsworth J D, et al. Altered frontal cortical dopaminergic transmission in monkeys after subchronic phencyclidine exposure: involvement in frontostriatal cognitive deficits[J]. Neuroscience, 1999, 90(3): 823-832.

[20] Fillmore M T, Rush C R. Polydrug abusers display impaired discrimination-reversal learning in a model of behavioural control[J]. Journal of Psychopharmacology, 2006, 20(1): 24-32.

[21] Kuczenski R, Segal D S, Cho A K, et al. Hippocampus norepinephrine, caudate dopamine and serotonin, and behavioral responses to the stereoisomers of amphetamine and methamphetamine[J]. Journal of Neuroscience, 1995, 15(2): 1308-1317.

[22] Ricaurte G A, Seiden L S, Schuster C R. Increased dopamine metabolism in the rat neostriatum after toxic doses of d-methylamphetamine[J]. Neuropharmacology, 1983, 22(12): 1383-1388.

[23] Sekine Y, Ouchi Y, Takei N, et al. Brain serotonin transporter density and aggression in abstinent methamphetamine abusers[J]. Archives of General Psychiatry, 2006, 63(1): 90-100.

[24] Danet M, Lapiz-Bluhm S, Morilak D A. A cognitive deficit induced in rats by chronic intermittent cold stress is reversed by chronic antidepressant treatment[J]. International Journal of Neuropsychopharmacology, 2010, 13(8): 997-1009.

[25] Vanes L D, van Holst R J, Jansen J M, et al. Contingency learning in alcohol dependence and pathological gambling: learning and unlearning reward contingencies[J]. Alcoholism: Clinical and Experimental Research, 2014, 38(6): 1602-1610.

[26] Koob G F, Le Moal M. Plasticity of reward neurocircuitry and the'dark side'of drug addiction[J]. Nature Neuroscience, 2005, 8(11): 1442-1444.

[27] Zhang Z, Manson K F, Schiller D, et al. Impaired associative learning with food rewards in obese women[J]. Current Biology, 2014, 24(15): 1731-1736.

[28] Wunderlich K, Dayan P, Dolan R J. Mapping value based planning and extensively trained choice in the human brain[J]. Nature Neuroscience, 2012, 15(5): 786-791.

[29] Garavan H, Ross T J, Stein E A. Right hemispheric dominance of inhibitory control: an event-related functional MRI study[J]. Proceedings of the National Academy of Sciences, 1999, 96(14): 8301-8306.

[30] Stalnaker T A, Cooch N K, Schoenbaum G. What the orbitofrontal cortex does not do[J]. Nature Neuroscience, 2015, 18(5): 620-627.

[31] Morrison S E, Salzman C D. Re-valuing the amygdala[J]. Current opinion in neurobiology, 2010, 20(2): 221-230.

[32] Wassum K M, Izquierdo A. The basolateral amygdala in reward learning and addiction[J]. Neuroscience & Biobehavioral Reviews, 2015, 57: 271-283.

[33] Parnaudeau S, Taylor K, Bolkan S S, et al. Mediodorsal thalamus hypofunction impairs flexible goal-directed behavior[J]. Biological Psychiatry, 2015, 77(5): 445-453.

[34] Thoma P, Bellebaum C, Koch B, et al. The cerebellum is involved in reward-based reversal learning[J]. The Cerebellum, 2008, 7(3): 433-443.

[35] Moreno - López L, Perales J C, van Son D, et al. Cocaine use severity and cerebellar gray matter are associated with reversal learning deficits in cocaine-dependent individuals[J]. Addiction Biology, 2015, 20(3): 546-556.

[36] Verdejo-Garcia A, Clark L, Verdejo-Roman J, et al. Neural substrates of cognitive flexibility in cocaine and gambling addictions[J]. The British Journal of Psychiatry, 2015, 207(2): 158-164.

第三节　海洛因成瘾者工作记忆的可恢复性

一、研究概述

工作记忆是一种在一段时间内保持和操纵信息的能力，它是高级认知功能的核心组成部分[1]，同时，工作记忆损伤也是药物成瘾者的核心特征[2]。在已有研究中发现，香烟[3~4]、酒精[5~6]、可卡因[5]、大麻[7]，阿片类药物[8]等成瘾群体在工作记忆任务中都表现出工作记忆受损的现象，具体表现为成瘾者在完成 n-back 任务时，反应时更长，正确率更低。这可能与长期的成瘾物质滥用导致成瘾者与工作记忆相关的脑区受损有关，如前额叶皮层（prefrontal cortex, PFC）、海马（hippocampus, HIPPO）和杏仁核基底外侧区（basolateral amygdala, BLA）[9]。同时，工作记忆容量对药物使用行为具有一定的预测作用，工作记忆容量较低的个体，其药物过度依赖的可能性会更大[10]，而具有较高的工作记忆能力的个体可以抑制与药物有关的记忆联想反应，并应用一种或多种认知处理策略来成功地解决相互冲突的目标，从而减少药物使用的风险[11]。个体在工作记忆能力上的差异能够调节认知动机过程与（未来）物质使用之间的关系。比如，工作记忆容量较低的学生，其内隐的积极唤醒认知能预测一个月后更强的酒精使用行为，工作记忆容量较高的学生，其外显的积极唤醒认知则会预测一个月后更强的酒精使用行为[12]。

随着对成瘾人员工作记忆损伤研究的深入，目前对工作记忆损伤的可恢复性问题也引起了研究者的关注。研究发现，药物成瘾人员的工作记忆通过药物治疗能够得到改善。比如，通过服用莫达非尼（modafinil）[13]或者利凡斯的明（rivastigmine）[14]，可卡因依赖者的工作记忆是可以得到改善的；青少年吸食大麻者较差的语言学习和言语工作记忆，在戒断三周后有所改善[15]。然而有的研究却发现与对照组相比，可卡因依赖组在早期戒断时认知能力、注意力、言语记忆和学习任务均表现出明显的缺陷，大部分的认知障碍在戒断四周后仍然存在，表明通过戒断其注意和工作记忆等认知能力没有恢复[16]。

由于当前对于药物成瘾个体工作记忆的研究主要集中在可卡因[11][14][16]，大麻[15]等，而海洛因作为我国一种较为普遍的成瘾药物，目前尚缺乏其对个体工作记忆的系统研究，了解海洛因成瘾者短期的戒断恢复情况对后期的治疗方案的确定具有重要的现实意义。因此，为了探讨短期戒断时间的海洛因成瘾者的工作记忆损伤以及其恢复情况，本研究采用 n-back 任务，以正确反应的反应时和正确率为指标，考察海洛因依赖短期戒断者工作记忆刷新能力是否会有所改善。有研究发现经过 3 个月左右的戒断时间，药物成瘾者的注意控制能力依旧存在损伤[17]，经过 6 个月左右的戒断其在"威斯康辛卡片分类测验"中的表现依然不能达到正常人水平[18]。经过两年的戒断时间的海洛因成瘾组在反应时上能够较好地解决冲突，但是在脑电成分上依旧存在损伤，经过四年的戒断时间，药物成瘾者的注意控制能力基本恢复至正常水平[17][19]。因此，我们认为对于短期戒断的海洛因成瘾者，其执行功能依然存在损伤，并不能得到显著的恢复。综上所述，本研究假设：（1）在三种负荷条件下，三个月戒断组和六个月戒断组在反应时上显著长于对照组，在准确率上显著低于对照组的准确率；（2）在三种负荷条件下，三个月戒断组和六个月戒断组在反应时和正确率上没有显著性差异。

二、研究方法

（一）被试

从甘肃省兰州市某强制戒毒所选取 67 名男性戒断期海洛因成瘾者，其中戒断时间在三个月的戒断者 34 名（进入戒毒所之前需要经过两个月的生理脱毒，因此第三个月是他们正式开始戒毒所戒毒生活），平均年龄 41.56 岁（SD =8.69 岁），受教育年限 7.91 年（SD =3.5 年）；戒断时间在六个月的戒断者 33 名（在以往研究中一般把六个月之前称为短期戒断（周平艳等，2014）），平均年龄 44.79 岁（SD =7.76 岁）受教育年限 7.83 年（SD =3.67 年）。所有海洛因成瘾者都符合 DSM-IV 阿片类药物诊断标准，确定其都是海洛因单一药物依赖者。视力或者矫正视力正常，无色觉问题，无既往精神病史和其他严重疾病，均为右利手。正常被试 32 名，平均年龄 42.16 岁（SD =7.78 岁），受教育年限 8.53 年（SD =2.65 年），三组被试在年龄 $F(2, 96) = 1.49$，$p > 0.05$，教育年限 $F(2, 96) = 0.24$，$p > 0.05$ 方面无显著性差异。所有对照组被试无精神疾病，没有药物滥用史以及其他重大疾病，均为右利手。

（二）实验设计与程序

采用 3（被试类型：正常被试、三个月海洛因戒断者、六个月海洛因戒断者）× 3（记忆负荷量：0-back、1-back、2-back）的混合实验设计，其中被试类型为组间变量，记忆负荷量为组内变量。因变量为被试在实验中正确反应的反应时和正确率。

实验采用n-back范式，通过E-Prime 2.0软件编制实验程序，共分为0-back，1-back和2-back三个部分，被试依次完成0-back，1-back，2-back。被试与屏幕中心的距离为60cm左右。在正式实验前，被试会在每种条件下进行一组练习实验，正确率达到60%后方可进入正式实验。正式实验中，每种条件下共有两个blocks，每一个block下会有40个trials，每种条件下共有80个trials，总共240个trials。任务刺激采用1~9的阿拉伯数字，数字一致和不一致的比例为1∶1，要求被试在实验中又快又准地进行按键反应。

当被试明白实验任务之后，开始进行正式实验。首先，电脑屏幕会出现一个500ms的白色注视点，实验中采用黑色背景，接下来屏幕呈现500-800ms的黑屏，之后出现500 ms的刺激，紧接着会出现1 000ms的黑屏，然后500ms的刺激和1 000ms的黑屏循环出现。被试被要求，在0-back任务中，如果看到数字"1"则按"F"键，反之则按"J"键；在1-back任务中，被试需要判断当前出现的数字与倒数第一个数字是否相同，相同按"F"，反之则按"J"；在2-back任务中，被试需要判断当前出现的数字与倒数第二个数字是否相同，相同按"F"，反之则按"J"。实验流程图如图6-3所示。

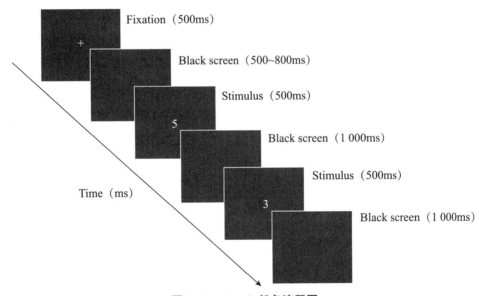

图6-3　n-back任务流程图

（三）实验数据采集和处理

实验数据由E-Prime 2.0软件自动记录，通过SPSS 22.0对被试正确反应的反应时和正确率采用3（被试类型：对照组、三个月戒断组、六个月戒断组）×3（记忆负荷量：0-back、1-back、2-back）两因素重复测量方差分析。

三、结果

（一）不同类型的被试在不同记忆负荷下正确反应的反应时

表 6-2　不同类型的被试在不同记忆负荷下正确反应的反应时 ($M \pm SD$)

	0-back	1-back	2-back
对照组	457.33±62.65	521.31±117.24	649.16±193.81
三个月戒断组	512.58±73.17	632.04±120.54	716.04±135.55
六个月戒断组	477.75±54.28	594.70±116.71	635.51±158.31

对不同类型的被试在不同记忆负荷下正确反应的反应时采用 3（被试类型：正常被试、三个月海洛因戒断者、六个月海洛因戒断者）×3（记忆负荷量：0-back、1-back、2-back）两因素重复测量方差分析（结果详见表 6-2）。

结果表明，被试类型主效应显著，$F(2, 96) = 5.06$，$p < 0.01$，$\eta_p^2 = 0.10$；工作记忆负荷量的主效应显著，$F(2, 192) = 118.00$，$p < 0.001$，$\eta_p^2 = 0.55$；被试类型与工作记忆负荷量的交互作用显著，$F(4, 192) = 2.62$，$p < 0.05$，$\eta_p^2 = 0.05$。简单效应发现在 0-back 条件下，三个月戒断组的反应时显著长于对照组的反应时（$p < 0.01$），三个月戒断组的反应时与六个月戒断组的反应时不存在显著性差异（$p > 0.05$），六个月戒断组的反应时与对照组反应时不存在显著性差异（$p > 0.05$）；在 1-back 条件下，三个月戒断组的反应时显著长于对照组的反应时（$p < 0.01$），六个月戒断组的反应时显著长于对照组的反应时（$p < 0.05$），三个月戒断组和六个月戒断组的反应时之间不存在显著性差异（$p > 0.05$）；在 2-back 条件下，三个月戒断组，六个月戒断组和对照组的反应时之间都不存在显著性差异（$p > 0.05$）。

（二）不同类型的被试在不同记忆负荷下的正确率

表 6-3　不同类型的被试在不同记忆负荷下的正确率（$M \pm SD$）

	0-back	1-back	2-back
对照组	0.97 ± 0.05	0.93 ± 0.07	0.86 ± 0.11
三个月戒断组	0.95 ± 0.05	0.84 ± 0.16	0.67 ± 0.14
六个月戒断组	0.94 ± 0.14	0.83 ± 0.14	0.71 ± 0.13

对不同类型的被试在不同记忆负荷下的正确率采用 3（被试类型：正常被试，三个月海洛因戒断者，六个月海洛因戒断者）×3（记忆负荷量：0-back，1-back，2-back）

两因素重复测量方差分析（结果详见 6-3）。

结果表明，被试类型主效应显著，$F(2, 96) = 14.57$，$p < 0.001$，$\eta_{\mathrm{p}}^2 = 0.23$；工作记忆负荷量的主效应显著，$F(2, 192) = 100.29$，$p < 0.001$，$\eta_{\mathrm{p}}^2 = 0.51$；被试类型与工作记忆负荷量的交互作用显著，$F(4, 192) = 6.26$，$p < 0.001$，$\eta_{\mathrm{p}}^2 = 0.12$。进行简单效应分析，在 0-back 条件下，三个月戒断组、六个月戒断组和对照组在正确率上不存在显著性差异（$p > 0.05$）；在 1-back 条件下，三个月戒断组的正确率显著低于对照组的正确率（$p < 0.05$），六个月戒断组的正确率显著低于对照组的正确率（$p < 0.05$），三个月戒断组和六个月戒断组的正确率之间不存在显著性差异（$p > 0.05$）；在 2-back 条件下，三个月戒断组的正确率显著低于对照组的正确率（$p < 0.001$），六个月戒断组的正确率显著低于对照组的正确率（$p < 0.001$），而三个月戒断组和六个月戒断组在正确率上不存在显著性差异（$p > 0.05$）。

四、讨论

本研究采用 n-back 范式，探讨了海洛因对成瘾者工作记忆的影响以及经过短期戒断其工作记忆能力是否存在可恢复性。研究结果发现，在 0-back 条件下，虽然三组被试在正确率上没有显著性差异，但是在反应时上发现三个月戒断组的反应时显著长于对照组，六个月戒断组与对照组不存在显著性差异；在 1-back 条件下，无论在反应时还是正确率上，两组戒断组的表现都显著差于对照组，且两组戒断被试之间没有显著性差异；在 2-back 条件下，虽然三组被试在反应时上没有显著性差异，但是在正确率上两组戒断组的表现都显著差于对照组，且两组戒断被试之间没有显著性差异。本研究的实验结果部分支持了研究假设，总体说明长期的药物滥用会使海洛因成瘾者的工作记忆受损；经过短期的戒断，海洛因成瘾者的工作记忆并没有得到显著性的恢复。

海洛因成瘾者工作记忆存在损伤这一现象与以前的研究一致[20]，同时在其他成瘾物质依赖者的研究中也得到了印证。比如：在大麻和阿片类依赖者中发现其工作记忆存在损伤[8]，从而说明滥用药物能引起工作记忆的损伤。这种损伤可能是由于药物滥用导致与工作记忆相关脑区的异常。研究发现，在空间工作记忆中，大麻和酒精共用的个体与对照组相比，表现出更多的背侧前额叶（dorsolateral prefrontal, DLPFC）激活和前扣带回（anterior cingulate cortex, ACC）激活低，以及右侧额下回（inferior frontal gyrus, IFG）和颞上回（superior temporal gyrus, STG）反应明显减少[21]。工作记忆存在损伤，既会导致成瘾个体的控制系统减弱，使其不能有效地抑制药物成瘾个体由情绪自动化系统被药物或药物相关线索过度激活导致的冲动性觅药行为，也会导致对危险决策的评估不足，无法很好地预测其带来的负面后果，从而导致海洛因成瘾者对海洛因的觅药行为的产生，形成吸食海洛因损伤工作记忆，工作记忆损伤加剧海洛因的寻求行为的恶性循环[22~23]。与此同时，本研究发现经过短期戒断海洛因成瘾者的工作记忆并没有显著性的恢复。在执行功能的其他方面的研究也佐证了这个发现，有研究发现，即使经过短期的戒断，海洛因成瘾者受损的抑制控制功能很难恢复[24]，这可能是由于戒断时间较短执行功能相关脑区的损伤还没有得到恢复。同时，经过较长时间的戒断，成瘾个体的执行功能会有所恢复。比如，经过一年的戒断，海洛因成瘾者在字母 Flanker 任务中能更好地调用自己的认知资源和策略去处理冲突问题[25]，经过四年的戒断时间，药物成瘾者的注意控制能力基本恢复至正常水平[18]。

需要注意的是，我们也发现，在正确率上，0-back 条件下不符合假设，三组被试在 0-back 上的正确率不存在显著性差异，从理论上来讲 0-back 任务并不是工作记忆任务，而是选择性注意任务[26]，不完全属于工作记忆刷新指标，因此它的属性降低了它对工作记忆解释力度，而且实验任务简单可能引起了正确率的天花板效应。在反应时上，三组被试在 2-back 上并不存在显著性差异，这并不符合预期，可能是任务过于困难，造成了地板效应。虽然反应时由于地板效应导致没有显著性差异，但是在正确率上两组戒断组都显著低于对照组，综合下来两组戒断被试在 2-back 的表现仍然是差于对照组的。

五、结论

长期的药物滥用会使海洛因成瘾者的工作记忆受损；经过短期的戒断，海洛因成瘾者的工作记忆并没有得到显著性的恢复。

参考文献

[1] Constantinidis C, Klingberg T. The neuroscience of working memory capacity and training[J]. Nature Reviews Neuroscience, 2016, 17(7): 438-449.

[2] Fernández-Serrano M J, Pérez-García M, Verdejo-García A. What are the specific vs. generalized effects of drugs of abuse on neuropsychological performance?[J]. Neuroscience & Biobehavioral Reviews, 2011, 35(3): 377-406.

[3] Ashare R L, Falcone M, Lerman C. Cognitive function during nicotine withdrawal: Implications for nicotine dependence treatment[J]. Neuropharmacology, 2014, 76: 581-591.

[4] McClernon F J, Froeliger B, Rose J E, et al. The effects of nicotine and non-nicotine smoking factors on working memory and associated brain function[J]. Addiction Biology, 2016, 21(4): 954-961.

[5] Bechara A, Martin E M. Impaired decision making related to working memory deficits in individuals with substance addictions[J]. Neuropsychology, 2004, 18(1): 152.

[6] Deshpande S. Differential effects of alcohol consumption behaviours on working memory processes[J]. Journal of European Psychology Students, 2015, 6(3).

[7] Smith M J, Cobia D J, Wang L, et al. Cannabis-related working memory deficits and associated subcortical morphological differences in healthy individuals and schizophrenia subjects[J]. Schizophrenia Bulletin, 2014, 40(2): 287-299.

[8] Vo H T, Schacht R, Mintzer M, et al. Working memory impairment in cannabis-and opioid-dependent adolescents[J]. Substance Abuse, 2014, 35(4): 387-390.

[9] Porter J N, Olsen A S, Gurnsey K, et al. Chronic cocaine self-administration in rhesus monkeys: impact on associative learning, cognitive control, and working memory[J]. Journal of Neuroscience, 2011, 31(13): 4926-4934.

[10] Grenard J L, Ames S L, Wiers R W, et al. Working memory capacity moderates the predictive effects of drug-related associations on substance use[J]. Psychology of Addictive Behaviors, 2008, 22(3): 426.

[11] Barrett L F, Tugade M M, Engle R W. Individual differences in working memory capacity and dual-process theories of the mind[J]. Psychological Bulletin, 2004, 130(4): 553.

[12] Thush C, Wiers R W, Ames S L, et al. Interactions between implicit and explicit cognition and working memory capacity in the prediction of alcohol use in at-risk adolescents[J]. Drug and Alcohol Dependence, 2008, 94(1-3): 116-124.

[13] Kalechstein A D, Mahoney III J J, Yoon J H, et al. Modafinil, but not escitalopram, improves working memory and sustained attention in long-term, high-dose cocaine users[J]. Neuropharmacology, 2013, 64: 472-478.

[14] Mahoney III J J, Kalechstein A D, Verrico C D, et al. Preliminary findings of the effects of rivastigmine, an acetylcholinesterase inhibitor, on working memory in cocaine-dependent volunteers[J]. Progress in Neuro-Psychopharmacology and Biological Psychiatry, 2014, 50: 137-142.

[15] Hanson K L, Winward J L, Schweinsburg A D, et al. Longitudinal study of cognition among adolescent marijuana users over three weeks of abstinence[J]. Addictive Behaviors, 2010, 35(11): 970-976.

[16] Almeida P P, de Araujo Filho G M, Malta S M, et al. Attention and memory deficits in crack-cocaine users persist over four weeks of abstinence[J]. Journal of Substance Abuse Treatment, 2017, 81: 73-78.

[17] 周平艳, 张红霞, 范文勇, 等. 不同戒断期药物成瘾者注意控制能力的 ERP 研究 [J]. 中国临床心理学杂志, 2017, 25(1): 6-11.

[18] Kim S J, Lyoo I K, Hwang J, et al. Prefrontal grey-matter changes in short-term and long-term abstinent methamphetamine abusers[J]. International Journal of Neuropsychopharmacology, 2006, 9(2): 221-228.

[19] 周艳艳, 任殿强, 张海波. 长期海洛因戒断者的冲突适应能力——来自 ERPs 的证据 [J]. 中国临床心理学杂志, 2017, 25(5): 814-819.

[20] Yan W S, Li Y H, Xiao L, et al. Working memory and affective decision-making in addiction: a neurocognitive comparison between heroin addicts, pathological gamblers and healthy controls[J]. Drug and Alcohol Dependence, 2014, 134: 194-200.

[21] Schweinsburg A D, Schweinsburg B C, Cheung E H, et al. fMRI response to spatial working memory in adolescents with comorbid marijuana and alcohol use disorders[J]. Drug and Alcohol Dependence, 2005, 79(2): 201-210.

[22] Wiers R W, Bartholow B D, van den Wildenberg E, et al. Automatic and controlled processes and the development of addictive behaviors in adolescents: a review and a model[J]. Pharmacology Biochemistry and Behavior, 2007, 86(2): 263-283.

[23] Brand M, Roth-Bauer M, Driessen M, et al. Executive functions and risky decision-making in patients with opiate dependence[J]. Drug and Alcohol Dependence, 2008, 97(1-2): 64-72.

[24] Preller K H, Wagner M, Sulzbach C, et al. Sustained incentive value of heroin-related cues in short-and long-term abstinent heroin users[J]. European Neuropsychopharmacology, 2013, 23(10): 1270-1279.

[25] 杨玲, 周艳艳, 苏波波, 等. 男性海洛因吸食者不同戒断时相对认知功能的影响 [J]. 中国临床心理学杂志, 2015.

[26] Griebe M, Amann M, Hirsch J G, et al. Reduced functional reserve in patients with age-related white matter changes: a preliminary FMRI study of working memory[J]. PLoS One, 2014, 9(8): e103359.

本章小结

本章重点为大家揭示了毒品成瘾者反转学习以及工作记忆的加工的神经机制。药物成瘾与反转学习损伤密切相关，成瘾者往往不能灵活地适应变化的刺激—结果的联结，这可能进一步加剧成瘾者的药物使用。反转学习要求个体对变化的环境作出适应性反应。对药物成瘾者的研究发现，成瘾者的反转学习相比正常人存在一般性损伤。而且个体的反转学习能力对其成瘾行为具有一定预测性。通过研究我们发现（1）与正常被试相比，海洛因成瘾者在反转刺激—结果的联结时明显需要更多 trials。（2）与正常被试相比，海洛因成瘾者在药物相关线索下反转刺激—结果的联结时所需的 trials 明显多于中性线索。我们的研究结果表明，海洛因成瘾者无法灵活地对刺激—结果联结的变化作出适应性反应，尤其是在药物相关线索下反转先前已习得的刺激—结果的联结时存在困难，这可能是导致海洛因成瘾者在戒断后发生复吸的高风险因素。对于工作记忆的研究表明，长期的药物滥用会使海洛因成瘾者的工作记忆受损；经过短期的戒断，海洛因成瘾者的工作记忆并没有得到显著性的恢复。未来研究可以选择纵向追踪研究来探讨戒断时间更长的海洛因成瘾者其工作记忆的可恢复性问题。

拓展阅读

[1] Camchong J, MacDonald III A W, Nelson B, et al. Frontal hyperconnectivity related to discounting and reversal learning in cocaine subjects[J]. Biological Psychiatry, 2011, 69(11): 1117-1123.

[2] Chase H W, Swainson R, Durham L, et al. Feedback-related negativity codes prediction error but not behavioral adjustment during probabilistic reversal learning[J]. Journal of Cognitive Neuroscience, 2011, 23(4): 936-946.

[3] Thush C, Wiers R W, Ames S L, et al. Interactions between implicit and explicit cognition and working memory capacity in the prediction of alcohol use in at-risk adolescents[J]. Drug and Alcohol Dependence, 2008, 94(1-3): 116-124.

第七章 情绪对海洛因成瘾者反应抑制和跨期决策的影响

章节导读

前文章节已经介绍了海洛因成瘾者的情绪、执行功能、决策异常，但是对这些功能异常的揭示，是单独进行的研究。而成瘾行为的双重加工模型 (Dual-process Models of Addictive Behaviors) 提示了内隐自动化冲动和反思系统之间的交互作用影响成瘾行为——自动冲动系统基于情绪和动机意义自动评估刺激，反思系统基于执行功能来控制冲动行为。这就提示了成瘾行为可能是由情绪系统与执行功能或决策系统交互作用产生的，从而有必要探讨海洛因成瘾者的情绪与执行功能或决策之间的关系。

因此本章第一节、第二节考察了在特定的情绪情境中的海洛因成瘾者抑制控制能力的动态变化过程。第一节的研究从负性情绪的角度出发，实验 1 采用经典色词 Stroop 范式考察了海洛因成瘾者的冲突抑制功能；实验 2 采用经典色词 Stroop 范式和高、低唤醒度负性情绪图片及中性图片，考察了不同情绪线索刺激对海洛因成瘾者冲突抑制能力的影响。发现海洛因成瘾者的冲突抑制功能受损；负性情绪刺激会干扰个体的冲突抑制能力；相比于对照组，海洛因成瘾者对负性情绪具有易感性；海洛因成瘾者的负性情绪加工能力异于对照组。但是该研究考察了在情绪与执行控制的交互作用研究中有意识地处理与情绪相关的信息，这可能会导致"防御反应"，掩盖真实的潜在心理过程。因此第二节的研究旨在探讨自动情绪加工对海洛因成瘾者反应抑制的影响。通过情绪启动范式与 Go\No-go 任务结合，发现海洛因成瘾者情绪启动对反应抑制的影响主要表现在阈下情绪自动加工阶段，积极情绪启动对反应抑制有较好的促进作用。本章第三节基于以往对情绪与跨期决策的研究，系统地考察情绪和情绪调节策略对药物成瘾者跨期决策的影响。实验 1 发现，海洛因成瘾者的延迟折扣较高，并且负性情绪可以增加个体的延迟折扣程度。实验 2 发现，认知重评策略可以调节负性情绪，进而对海洛因成瘾者的跨期决策产生积极影响。上述结果提示，可以采用情绪调节策略来改善负性情绪体验进而改善海洛因成瘾者在冲动性决策中的表现。

重要术语

情绪 反应抑制 跨期决策

第一节　情绪启动对海洛因成瘾者反应抑制的影响

一、研究概述

药物成瘾者无法控制的用药行为与其反应抑制功能的受损有关[1]，如可卡因、美沙酮、阿片类物质滥用等药物依赖者的反应抑制能力都有所降低[2, 3, 4]。因此，探讨毒品依赖者的反应抑制功能损伤的机制能够更加深对成瘾行为的理解，从而为其戒断提供实证依据。

双重加工模型、双重竞争模型提示了在毒品成瘾行为中情绪对执行功能的作用[5, 6]。长期的毒品滥用，不仅执行功能异常，情绪加工能力也会出现异常[7, 8, 9]。并且在戒断后，仍然会存在情绪损伤[10, 11]。近年来研究者开始关注情绪与执行功能对毒品成瘾的交互作用，周艳艳通过 Stop-signal 任务对海洛因成瘾者研究发现，相对于中性线索条件，消极情绪线索虽不影响海洛因成瘾者抑制优势反应的准确性，但延迟了其对优势反应的抑制潜伏期，说明消极情绪线索启动削弱了戒断者反应抑制功能的发挥效力[12]。Morie 等[13]研究者进一步通过更具时间分辨率的 ERP 技术一发现，与正常个体相比，海洛因成瘾者在情绪 Go/No-go 任务中所引发的刺激波幅仍然存在差异。然而，最近有研究指出明确而直接地测量对情感材料的反应会引发"防御性反应"，从而掩盖真正潜在的心理过程，而自动化情绪加工就不存在"防御"困扰[14]。但是已有的关于海洛因成瘾者的情绪对反应抑制的研究，从此角度进行的考虑尚不充分。而情绪启动作为研究情绪自动化系统的常用方法，能够避免明确而直接地测量个体对情绪材料的反应所引起的"防御性反应"，从而考察真正潜在的心理过程[14]。情绪启动分为阈上情绪启动和阈下情绪启动，研究发现，对威胁性刺激，在阈上和阈下呈现条件下，被试都会产生条件性的皮肤电反应，而对没有威胁性的刺激，只会在阈上呈现条件下产生皮肤电反应[15]。通过 fMRI 和 PET 技术，对情绪启动的脑功能成像进行研究，发现阈上、阈下情绪刺激条件下，是具有不同的脑活动模式的，主要表现在情绪启动加工中脑活动的不对称性。这些研究表明阈下情绪刺激条件下，主要激活区域集中在右侧脑半球，而阈上情绪刺激条件下，主要激活区域集中在左侧脑半球。此外，阈下呈现的情绪刺激反映了个体更纯粹的生物性，会引发个体更为本能的反应[16, 17]；而相比于阈下启动加工，在阈上启动加工过程中会表现出更强的记忆痕迹[18]。可见，阈上、阈下情绪具有不同的加工机制及加工意义。以大学生为被试的情绪启动对反应抑制功能影响的研究中发现阈上启动时，消极情绪启动下的 Go 试次的反应时显著长于积极和中性启动；

阈下启动时，消极情绪启动下的 Go 试次反应时仍然更长。说明在大学生群体中，不论是阈上情绪启动还是阈下情绪启动，消极情绪启动均会增长 Go 试次的反应时[19]。对抑郁症患者的研究发现，其对消极启动情绪的抑制控制能力较弱[20]。而关于海洛因成瘾者，目前很少进行情绪启动对其反应抑制影响的研究。因此，本研究将从阈上、阈下情绪启动的角度，来探讨海洛因成瘾者的情绪启动特点及情绪启动对反应抑制的影响，从而更深入地理解海洛因成瘾者的情绪与反应抑制的交互作用。

海洛因成瘾者认知资源理论提出，个体的认知资源是有限的，而根据双重竞争模型，情绪加工与反应抑制加工是互相竞争的，那么情绪启动阶段占据的认知资源的多少，必然会影响到随后的反应抑制任务的表现。研究表明，积极情绪能够增加认知灵活性[21]，使积极情绪下个体消耗较少的注意资源便能更轻松有效地监控到冲突的出现，从而使情绪加工之后的对优势反应的抑制会表现更好。而海洛因成瘾者对消极情绪的偏向，及其存在的高冲动性，会加快其对优势反应的执行。基于上述内容，提出以下假设：（1）阈下积极情绪启动的 No-go 虚报率低于消极情绪启动；（2）海洛因成瘾组阈下消极情绪启动 Go 反应时快于积极情绪启动；（3）海洛因成瘾组的 Go 反应时长于对照组。

二、研究方法

（一）研究对象

实验 1（阈下情绪启动对海洛因成瘾者反应抑制的影响）中，选取男性戒断期海洛因成瘾者 30 名作为戒断组被试，年龄均值为 45.63 ± 6.43 岁，入所前主要吸食海洛因，平均吸食 115.59 ± 116.91 个月，此次戒断平均 10.71 ± 3.96 个月。从社会招募 30 名男性被试为控制组，年龄平均为 39.96 ± 13.62 岁。戒断组和对照组参与者在年龄上无显著差异，$t(58) = 1.93$，$p > 0.05$、两组之间民族无显著差异，$\chi^2(1) = 0.83$，$p > 0.05$、两组之间文化程度无显著差异，$\chi^2(5) = 9.15$，$p > 0.05$，两组被试的婚姻状况无显著差异，$\chi^2(3) = 4.84$，$p > 0.05$，家庭所在地差异显著，$\chi^2(2) = 6.05$，$p < 0.05$，控制组农村被试显著多于戒断组农村被试。除了注意参与者无既往精神病史及脑损伤，无色盲、色弱之外，还注意了被试皆为右利手。

实验 2（阈上情绪启动对海洛因成瘾者反应抑制的影响）选取男性戒断期海洛因成瘾者 30 名作为戒断组被试，年龄均值为 43.93 ± 7.09 岁，入所前主要吸食海洛因，平均吸食 120.03 ± 115.58 个月，此次戒断平均 12.63 ± 6.63 个月。从社会招募 30 名男性被试为控制组，年龄平均为 39.48 ± 12.49 岁。戒断组和对照组参与者在年龄上无显著差异，$t(58) = 1.68$，$p > 0.05$、两组之间民族存在显著差异，$\chi^2(1) = 7.80$，$p < 0.05$，

戒断组中的其他民族显著多于汉族、两组之间文化程度无显著差异，$\chi^2(5) = 9.15$，$p > 0.05$，两组被试的婚姻状况无显著差异，$\chi^2(3) = 4.84$，$p > 0.05$，家庭所在地差异显著，$\chi^2(2) = 6.05$，$p < 0.05$，控制组农村被试显著多于戒断组农村被试。除了注意参与者无既往精神病史及脑损伤，无色盲、色弱之外，还注意了被试皆为右利手。

（二）实验设计

采用 2（组别：海洛因成瘾组；对照组）× 3（启动图片类型：积极、消极、中性）的混合实验设计，其中，组别为组间设计，启动图片为被试内设计，以组别和启动图片为自变量，以 Go 试次反应时、正确率和 No-go 试次虚报率为因变量。区别在于实验 1 和实验 2 中启动图片的呈现方式不同。

（三）材料

本研究从国际情绪图片库（The International Affective Picture System IAPS）[22] 筛选出积极、消极、中性图片各 60 张。三种情绪图片的效价差异达到显著水平，$F(2,179) = 3236.91$，$p < 0.001$，积极图片显著高于中性和消极图片（$p < 0.001$），中性图片的愉悦度也显著高于消极图片（$p < 0.001$）。三种情绪图片的唤醒度差异显著，$F(2,179) = 63.74$，$p < 0.001$。积极/消极图片的唤醒度显著高于中性图片（$p < 0.001$），但积极、消极图片之间的差异不显著（$p > 0.05$）。三种情绪图片的效价和唤醒度如表 7-1。

表 7-1　三种情绪图片的效价和唤醒度

统计量	积极	中性	消极
效价 ($M \pm SD$)	7.50 ± 0.30	4.81 ± 0.37	2.43 ± 0.35
唤醒度 ($M \pm SD$)	4.70 ± 0.95	3.74 ± 1.05	5.62 ± 0.69

（四）实验流程

实验程序包括练习和正式实验两个部分。练习部分有 6 个试次；正式实验部分 360 个试次，2 个 block，每个 block180 个试次，其中 Go 试次进行 135 次（即出现 Go 试次的概率为 75%），No-go 试次进行 45 次（即出现 No-go 试次的概率为 25%），对 Go 试次的反应会成为优势反应。Go 刺激对应的积极、消极、中性情绪启动各 45 次，No-go 刺激对应的积极、消极、中性情绪启动各 15 次。试次顺序在本实验程序中伪随机呈现，但是保证了在每个 No-go 试次之前呈现了一个以上的 Go 试次。

实验 1 流程图如图 7-1 所示，每个试次开始前呈现 1 000ms 的空屏，接着呈现开始信号，即屏幕中央出现的 "+"，呈现时间 500ms；随后呈现一个时间为 50ms 的启动刺激，之后再用 60ms 的掩蔽图片对启动刺激进行掩蔽，最后呈现 1 500ms 的目标图片。

当目标图片呈现时，被试用右手的食指对目标词在键盘上进行按键反应，如果出现罗马数字"Ⅲ"，则按空格键，如果出现"V、X、M"，均不需进行按键反应。实验结束后，给参与者展示了掩蔽图片，并询问了被试"是否觉察到掩蔽图片之前出现了图片？"

实验 2 流程图如图 7-2 所示，每个试次开始前呈现 1 000ms 的空屏，接着呈现开始信号，即屏幕中央出现的"+"，呈现时间 500ms；随后呈现一个时间为 200ms 的启动刺激，最后呈现 1 500ms 的目标图片，同实验 1 被试对目标图片做出反应。

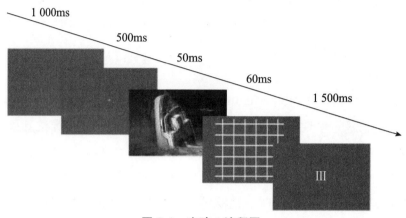

图 7-1　实验 1 流程图

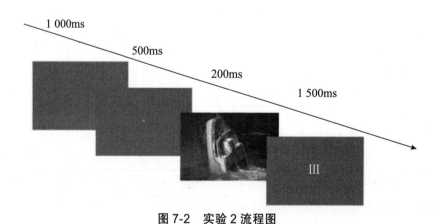

图 7-2　实验 2 流程图

三、结果

（一）实验 1

对阈下启动的 No-go 试次虚报率、Go 试次反应时和 Go 试次击中率进行 2（组别：海洛因成瘾组、对照组）× 3（启动图片类型：积极、消极、中性）的重复测量方差分析。

结果表明：在 No-go 试次虚报率上，启动图片类型主效应显著，$F_{(2, 58)} = 36.33$，$p < 0.05$，$\eta_p^2 = 0.56$，积极情绪启动条件下的虚报率显著低于中性情绪启动（$p < 0.05$）和消极情绪启动（$p < 0.05$），消极情绪启动条件下的虚报率显著低于中性情绪启动（$p < 0.05$），组别主效应不显著，$F_{(1, 58)} = 1.99$，$p > 0.05$，组别和图片类型之间的交互作用不显著，$F_{(2, 58)} = 0.80$，$p > 0.05$。

在 Go 试次反应时上，启动类型的主效应显著，$F_{(2, 58)} = 10.07$，$p < 0.05$，$\eta_p^2 = 0.15$，消极情绪启动条件下的反应时显著快于积极启动和中性启动条件（$p < 0.05$），中性情绪启动与积极情绪启动条件下的差异不显著（$p > 0.05$）；组别主效应显著，$F_{(1, 58)} = 5.84$，$p < 0.05$，$\eta_p^2 = 0.09$，成瘾组反应时显著长于对照组（$p < 0.05$）；组别和图片类型之间的交互作用不显著，$F_{(2, 58)} = 0.07$，$p > 0.05$。

在 Go 试次击中率上，启动类型的主效应不显著，$F_{(2, 58)} = 1.15$，$p > 0.05$，$\eta_p^2 = 0.02$，组别主效应不显著，$F_{(1, 58)} = 3.77$，$p > 0.05$，$\eta_p^2 = 0.06$，组别和图片类型之间的交互作用不显著，$F_{(2, 58)} = 0.53$，$p > 0.05$。

（二）实验 2

对阈上启动的 No-go 试次虚报率、Go 试次反应时和 Go 试次击中率进行 2（组别：海洛因成瘾组、对照组）× 3（启动图片类型：积极、消极、中性）的重复测量方差分析。结果表明：在 No-go 试次虚报率上，图片类型的主效应显著，$F_{(2, 58)} = 18.78$，$p < 0.05$，$\eta_p^2 = 0.25$，积极情绪启动条件下的虚报率显著低于中性情绪启动（$p < 0.05$）和消极情绪启动（$p < 0.05$），消极情绪启动条件下的虚报率显著低于中性情绪启动（$p < 0.05$），组别主效应不显著，$F_{(1, 58)} = 0.13$，$p > 0.05$，组别和图片类型之间的交互作用不显著，$F_{(2, 58)} = 0.12$，$p > 0.05$。

在 Go 试次反应时上，启动类型的主效应不显著，$F_{(2, 58)} = 2.82$，$p > 0.05$，组别主效应不显著，$F_{(1, 58)} = 0.13$，$p > 0.05$，组别和启动类型之间的交互作用显著，$F_{(2, 57)} = 4.96$，$p < 0.05$，$\eta_p^2 = 0.15$，进一步简单效应分析表明，在成瘾组中，积极情绪启动的反应时显著长于消极情绪启动的反应时（$p < 0.05$），而在对照组中积极启动和消极启动的反应时差异不显著（$p > 0.05$）。

在 Go 试次击中率上，启动类型的主效应不显著，$F_{(2, 58)} = 1.97$，$p > 0.05$，组别主效应不显著，$F_{(1, 58)} = 0.67$，$p > 0.05$，组别和图片类型之间的交互作用显著，$F_{(2, 57)} = 4.61$，$p < 0.05$，$\eta_p^2 = 0.14$，进一步简单效应分析表明，成瘾组中积极启动条件下的击中率显著低于消极启动条件下的击中率（$p < 0.05$），而在对照组中未发现此差异（$p > 0.05$）。

四、讨论

（一）阈上消极情绪启动会促进海洛因成瘾者对优势反应的执行

已有研究结果表明，相比于中性和消极条件，在积极启动条件下，Go 试次的反应时会更短[23，24]。但是本研究结果与此相反，对两组被试来说，消极情绪启动时 Go 试次的反应时均最短。这是因为，上述研究是从情绪背景（context）的角度进行的研究，而对启动反应效应（priming effect）的研究中，通过对 LRP（单侧化准备电位）的分析发现，消极情绪刺激比其他各类实验条件的始潜时都要短，即从对刺激的愉悦度判断结束到做出所要求的外显反应，消极刺激所需的反应准备时间最短[25]。海洛因成瘾者情绪启动的研究也表明，海洛因成瘾者在阈下条件下，消极情绪启动条件下的反应时比积极情绪启动条件下的反应时短[26]。因此，当在阈下情绪启动条件下，进行反应抑制任务时，这种影响使得消极情绪启动时，go 试次的反应时也最小。从而使得对后续任务的反应时更短。因此在阈下，消极情绪启动会促进对优势反应的执行。

阈上呈现方式下，消极情绪启动只促进戒断者对优势反应的执行。实验 2 结果发现，Go 试次的反应时在组别与启动图片之间存在交互作用，在成瘾组消极情绪启动时的反应时最短，而在对照组没有差异。这可能是因为消极情绪会诱发海洛因成瘾者比正常个体具有更高的冲动性行为[27，28]，而这种冲动性的差异，导致了两组被试在优势反应的执行上的差异。

（二）在情绪启动时，海洛因成瘾者反应抑制能力弱于对照组

在以往阈上情绪启动研究中，两组被试均是积极情绪启动刺激条件下的反应时短于中性启动条件，而积极和消极情绪启动条件下不存在显著差异[29]，但是在阈上情绪启动对反应抑制影响的研究任务中，相比于积极启动条件，消极情绪启动条件下，对优势反应的反应时更短，而且只表现在成瘾组中。在情绪启动任务中没有发现正消极情绪启动的显著差异，但是在进行反应抑制任务后，成瘾组出现了消极情绪启动时执行优势反应的反应时更短的结果。可见阈上情绪启动会对海洛因成瘾者与正常个体的反应抑制功能产生不同的影响。根据药物成瘾的负强化情绪加工模型（An Affective Processing Model of Negative Reinforcement），药物依赖者对消极线索高度敏感。而消极情绪启动刺激与冲动性关系密切[27]，那么海洛因成瘾者所存在的高冲动性[28]，可能就意味着对消极情绪启动刺激越是敏感，进行更多的加工，其冲动性就越强，当形成优势反应（实验设计中 75% 的试次为 Go 试次）时，其反应时就越短。

在进行阈下情绪启动对反应抑制影响的研究中，海洛因成瘾组在 Go 试次的反应时

显著长于对照组。刺激驱动（stimulus-driven）假设认为，刺激中的情绪内容可以增强个体在早期加工阶段对情绪信息的知觉表征，使得该类信息优先获得注意，而用于其他执行功能的认知资源减少，导致对主任务操作绩效的降低。此外，情绪信息也可通过上行系统诱发个体的状态变化，进而影响执行功能的发挥[30, 31]。对照组没有执行监控能力的损伤，能对冲突情况进行更快的反应，而研究表明海洛因成瘾者的早期冲突监控和晚期反应冲突解决均存在障碍和加工异常[32]，从而导致海洛因成瘾者对冲突情况的反应更慢。因此，在海洛因成瘾组和对照组中出现的这一差异，可能是两组被试执行功能的差异。海洛因成瘾者由于长期的毒品使用，导致其反应抑制能力减弱，出现了与对照组的差异。

此外，情绪启动是研究情绪自动化加工的一种方式，本研究发现的情绪启动对海洛因成瘾者和正常个体的反应抑制产生的不同的影响，有可能和二者的情绪自动化加工具有密切关系。杏仁核、核枕、皮层下通路均会参与到个体的情绪自动化加工过程中，其中杏仁核负责整合和传递情绪信息，枕核传递、识别信息的显著性，皮层下通路对低空间频率威胁性信息进行粗加工[33]。而诸多研究表明，海洛因成瘾会导致个体的杏仁核、皮层下结构发生异常改变[34, 35]。这些异常改变，可能导致了海洛因成瘾者和正常个体之间不同的情绪自动化加工，从而出现了本研究中情绪启动对二者的反应抑制产生不同的影响。

（三）积极情绪启动会提高个体的反应抑制能力

研究结果发现，阈下、阈上条件下，积极情绪启动时的 No-go 试次的虚报率均最低。这一结果与徐梦思等的研究结果一致：消极刺激会干扰反应抑制[36, 37]，积极情绪可以促进 No-go 反应抑制的加工[38]。这可能是因为积极情绪能够增加注意广度[21]，从而使积极情绪下个体消耗较少的注意资源便能有效监控反应冲突的出现。以往研究也证明这一点，阈上情况下，积极情绪启动刺激的正确率显著高于消极情绪启动刺激，积极启动刺激的反应时显著快于消极情绪启动刺激[29]。而消极情绪刺激可增加个体在任务转换中的转换代价，降低其反应抑制能力[39]。此外，情绪对执行功能的干扰，一般认为是不同效价的情绪刺激吸引的注意资源不同，从而使得分配给之后的反应抑制任务的注意资源不同[40]。根据认知加工的资源有限理论和"优先化理论"（prioritization hypothesis），在启动阶段，个体优先处理消极情绪刺激，将有限的认知资源优先分配给消极情绪启动刺激，使得分配给随后的反应抑制任务阶段的认知资源较少，从而降低了反应抑制能力。而积极情绪能够增加注意广度[21]，从而使积极情绪下个体消耗较少的注意资源便能有效监控反应冲突的出现，根据双重竞争模型，就能理解个体对随后反应抑制任务表现更好。而海洛因成瘾者对存在对消极情绪的高度敏感，消极情绪启动刺激会迅速捕获他们的注意力，再加之以海洛因成瘾者存在的注意解脱困难[41]，综合导致其消极情绪启动时反应时长，执行优势反应的反应时更短，反应抑制成绩更差。

根据本课题组以往研究的结果，当在阈下呈现情绪启动刺激时，积极情绪启动条件下的反应时显著长于消极情绪启动条件下的反应时[26]。根据认知加工的资源有限理论，及双重竞争模型，情绪启动阶段积极情绪占据了更多的认知资源，使得随后的反应抑制戒断的认知资源会更少，从而会出现积极情绪启动时反应抑制能力的减弱的结果。本研究发现了积极情绪启动对反应抑制能力的促进，这种促进在海洛因成瘾者中也体现出来，就提示我们，可能积极情绪启动对反应抑制的促进作用，远远长于启动阶段所占据的资源耗费的加工时间。也提示我们对海洛因成瘾者进行积极情绪启动干预，能够提高其反应抑制能力，从而对其戒断、预防复吸具有重要意义。

五、结论

本研究从情绪启动角度对海洛因成瘾者的情绪与反应抑制的交互作用进行了研究，发现积极情绪启动会提高海洛因成瘾者的反应抑制能力；消极情绪启动会促进个体对优势反应的执行；海洛因成瘾者反应抑制能力有所恢复，但是依然弱于对照组。

参考文献

[1] Feil J, Sheppard D, Fitzgerald P B, et al. Addiction, compulsive drug seeking, and the role of frontostriatal mechanisms in regulating inhibitory control[J]. Neuroence & Biobehavioral Reviews, 2010, 35(2):248-275.

[2] Tomasi D, Goldstein R Z, Telang F, et al. Widespread disruption in brain activation patterns to a working memory task during cocaine abstinence[J]. Brain research, 2007, 1171: 83-92.

[3] Baicy K, London E D. Corticolimbic dysregulation and chronic methamphetamine abuse[J]. Addiction, 2007, 102: 5-15.

[4] Verdejo-García A J, Perales J C, Pérez-García M. Cognitive impulsivity in cocaine and heroin polysubstance abusers[J]. Addictive Behaviors, 2007, 32(5): 950-966.

[5] Wiers R W, Stacy A W. Implicit cognition and addiction[J]. Current Directions in Psychological Science, 2006, 15(6): 292-296.

[6] Pessoa L, Japee S, Ungerleider, L G. Visual awareness and the detection of fearful faces[J]. Emotion, 2005, 5(2): 243-247.

[7] Baker T B, Piper M E, Majeskie M R, et al. Addiction Motivation Reformulated: An Affective Processing Model Of Negative Reinforcement[J]. Psychological Review, 2004, 111(1): 33-51.

[8] De Arcos F A, Verdejogarcía A, Sánchezbarrera M. Experience of Emotions in Substance Abusers Exposed to Images Containing Neutral, Positive, and Negative Affective Stimuli[J].

Drug and Alcohol Dependence, 2005, 78(2):159-167.

[9] De Arcos F A, García A V, Jiménez A L, et al. Cambios en la respuesta emocional ante estímulos visuales de contenido sexual en adictos a drogas[J]. Adicciones, 2008, 20(2): 117-124.

[10] Kornreich C, Foisy M L, Philippot P, et al. Impaired emotional facial expression recognition in alcoholics, opiate dependence subjects, methadone maintained subjects and mixed alcohol-opiate antecedents subjects compared with normal controls[J]. Psychiatry Research, 2003, 119(3):251-260.

[11] Gerra G, Baldaro B, Zaimovic A, et al. Neuroendocrine responses to experimentally-induced emotions among abstinent opioid-dependent subjects[J]. Drug and Alcohol Dependence, 2003, 71(1): 25-35.

[12] 周艳艳. 海洛因戒除者的执行功能：药物相关线索与负性情绪线索启动的影响 [D]. 浙江大学, 2012.

[13] Morie K P, Sanctis P D, Garavan H, et al. Intact inhibitory control processes in abstinent drug abusers（Ⅱ）: A high–density electrical mapping study in former cocaine and heroin addicts.[J]. Neuropharmacology, 2014, 82: 151-160.

[14] Redhead A, Jordan G, et al. Automatic processing of emotional stimuli in euthymic patients with bipolar disorder[J]. Journal of Affective Disorders, 2016, 203: 339-346.

[15] A, Ohman, J, et al. On the automatic nature of phobic fear: conditioned electrodermal responses to masked fear-relevant stimuli[J]. Journal of Abnormal Psychology, 1993, 102(1): 121-132.

[16] Honk J V, Tuiten A, Hout M, et al. Selective attention to unmasked and masked threatening words: relationships to trait anger and anxiety[J]. Personality & Individual Differences, 2001, 30(4):711-720.

[17] Hänsel A, von Känel R. Psychosomatik und arterielle Hypertonie—Love it or leave it?[J]. Therapeutische Umschau, 2012, 69(5).

[18] 刘蓉晖, 王垒. 阈下情绪启动效应 [J]. 心理科学, 2000, 23(6): 71-78.

[19] 闫丁. 阈下和阈上不同情绪启动对反应抑制的影响 [J]. 心理技术与应用, 2016, 4(6): 344-348.

[20] Yao S, Liu M, Liu J, et al. Inhibition dysfunction in depression: Event-related potentials during negative affective priming[J]. Psychiatry Research: Neuroimaging, 2010, 182(2): 172-179.

[21] Rowe G, Hirsh J, Anderson A. Positive affect increases the breadth of attentional selection[J]. Proceedings of the National Academy of Sciences, 2007, 104(1): 383–388.

[22] Lang P, Bradley M M. The International Affective Picture System (IAPS) in the study of emotion and attention[J]. Handbook of Emotion Elicitation and Assessment, 2007, 29: 70-73.

[23] Albert J, S López-Martín, Tapia M, et al. The role of the anterior cingulate cortex in emotional response inhibition[J]. Human Brain Mapping, 2012, 33(9):2147-2160.

[24] Albert F, Rosselló Jaume, Christensen J F, et al. Affective Priming Using Facial Expressions Modulates Liking for Abstract Art[J]. Plos One, 2013, 8(11): e80154.

[25] 黄宇霞, 罗跃嘉. 负性情绪刺激的反应启动效应事件相关电位的实验研究 [J]. 中国康复医学

杂志, 2005, 20(9): 648–651.

[26] 杨玲, 苏红婷, 曹华, 等. 海洛因戒断者的阈下情绪启动研究 [J]. 心理科学, 2018, 41(5): 1247-1253.

[27] Kim Y K, Jung W S, Lee B J. Modified embedded-atom method interatomic potentials for the Ni-Co binary and the Ni–Al–Co ternary systems[J]. Modelling and Simulation in Materials Science and Engineering, 2015, 23(5): 055004.

[28] Zhao Q, Li H, Hu B, et al. Abstinent heroin addicts tend to take risks: ERP and source localization[J]. Frontiers in Neuroscience, 2017, 11: 681.

[29] 杨玲, 苏红婷, 曹华, 等. 海洛因戒断者的阈上情绪启动加工特点 [J]. 中国心理卫生杂志, 2020, 34(7): 18-22.

[30] Heimer L, Van Hoesen G W. The limbic lobe and its output channels: implications for emotional functions and adaptive behavior[J]. Neuroscience & Biobehavioral Reviews, 2006, 30(2): 126-147.

[31] Sarter M, Bruno J P. The neglected constituent of the basal forebrain corticopetal projection system: GABAergic projections[J]. European Journal of Neuroscience, 2002, 15(12): 1867-1873.

[32] 朱千, 孟景, 位东涛, 等. 海洛因戒治者执行控制功能异常的电生理证据 [J]. 心理科学, 2014, 37(2): 473–477.

[33] 王丽丽, 贾丽娜, 罗跃嘉. 情绪自动化加工的证据与争议 [J]. 心理科学进展, 2016, 24(8): 1185–1197.

[34] 王爱花, 肖壮伟, 梅维. FMRI 观察海洛因成瘾戒断者情绪加工中的唤醒度异常 [J]. 中国医学影像技术, 2011, 27(10): 1972-1976.

[35] 严万森. 海洛因成瘾与赌博成瘾的认知神经机制比较研究: 奖赏加工和认知控制在成瘾中的作用及其机制 [J]. Doctoral Dissertation, 中国科学院大学, 2013.

[36] 徐梦思. 恐惧和厌恶对阈下反应抑制的影响研究 [J]. Scientific Research Publishing, 西南大学, 2015.

[37] 杨慧芳, 郑希付. 创伤模拟情境下情绪启动对注意偏向的影响 [J]. 中国临床心理学杂志, 2016, 24(003): 405-408.

[38] 朱昭红. 情绪影响反应抑制的发展研究 [D]. 天津师范大学, 2009.

[39] 辛勇, 李红, 袁加锦. 负性情绪干扰行为抑制控制: 一项事件相关电位研究 [J]. 心理学报, 2010, 42(3): 334-341.

[40] Verbruggen F, De Houwer J. Do emotional stimuli interfere with response inhibition? Evidence from the stop signal paradigm[J]. Cognition and Emotion, 2007, 21(2): 391-403.

[41] 雷玉菊, 贺金波, 牛更枫, 等. 网络成瘾倾向者对负性表情注意的脱离困难 [J]. 心理发展与教育, 2017, 33(6): 691-699.

第二节　负性情绪对海洛因成瘾者跨期决策的影响

一、研究概述

药物成瘾的跨期决策异常可能是产生和维持成瘾行为的基础[1~8]。所以，对于成瘾人群跨期决策的探讨就显得尤为重要。以往研究发现，情绪在促进决策和指导行为方面发挥着重要作用[9]。

Liu 等人通过让被试想象积极、消极和中性事件，发现想象积极事件的个体拥有更低的延迟折扣率[10]。Jin 和 Isen 也发现积极的情绪能促进个体进行长远的思考，降低延迟折扣率[11]。Round 等人选择不同社会焦虑程度的被试进行延迟折扣任务，发现高焦虑组有更高的延迟折扣率[12]。Sohn 等人采用国际情绪图片库（International Affective Picture System, IAPS）的图片诱导情绪，发现高唤醒度的负性情绪会导致更高的延迟折扣率，即被试有更多的冲动行为[13]。成瘾人群作为特殊群体，其情绪加工处理能力是受损的[14]，表现为对负性情绪的反应存在异常，对积极刺激相对不敏感[15]，而对消极刺激和压力有超敏反应[16~17]。药物成瘾的躯体标记假设（（The Somatic Marker Hypothesis of Addiction, SMH）认为负性情绪在药物成瘾的产生和维持过程起着非常重要的作用[18]。躯体标记假设作为一种解释情绪对决策影响的神经生理机制理论，主要强调杏仁核和腹内侧前额叶皮质的关键作用。杏仁核可以激发由外部环境中的情绪性事件（初级诱发刺激）引起的躯体状态，在考虑决策的即时方案时起主要作用；而腹内侧前额叶皮质则负责由记忆、经验和认知（次级诱发刺激）引发的躯体状态，主要负责评价决策方案的远期后果[19]。长期吸毒可能与情绪相关信号（初级诱发刺激）的不良联结有关，这些信号通常可以预测潜在决策的预期结果。在成瘾个体中，与药物体验相关的情绪信号可能会超过决策中的适应性情绪信号，从而偏好立即强化选项来促进决策风格[18]。

基于此，本研究采用延迟折扣任务，探讨负性情绪对海洛因成瘾者跨期决策的影响。本研究假设：（1）和中性情绪相比，在负性情绪下，海洛因成瘾者更倾向于选择较小的即时奖励，AUC 值更小，延迟折扣更高；（2）海洛因成瘾者与控制组相比，在延迟折扣任务中更倾向于选择较小的即时奖励，AUC 值更小，延迟折扣更高。

二、方法

（一）被试

选自甘肃省某戒毒机构处于戒断期的海洛因成瘾者 31 名，其年龄在 24~57 岁之间（$M = 43.90$，$SD = 8.54$），其他筛选标准为：无精神病史、智力障碍、学习障碍及较严重的头部损伤史。通过广告招募 31 名正常对照组被试，其年龄在 30~56 岁之间（$M = 44.16$，$SD = 7.81$），在年龄、受教育年限等人口学特征上和其他筛选标准上与海洛因成瘾者进行匹配。被试均为右利手，视力或矫正视力正常，无色盲或色弱。实验前 24 小时无使用酒精、香烟、非法毒品等，精神状态良好。所有被试实验后获得一定报酬或者小礼物。本研究得到西北师范大学心理学院伦理委员会许可。由于年龄和受教育程度是个体跨期决策等认知任务的重要影响因素，因此分别将海洛因成瘾组和控制组的年龄和受教育年限进行独立样本 t 检验，结果发现两组被试在年龄，$t(60) = 0.12$，$p > 0.05$、受教育年限，$t(60) = 1.67$，$p > 0.05$，无显著差异，即两组被试在年龄和受教育年限上匹配。

（二）实验工具

（1）正性负性情绪自评量表（Positive and Negative Affect Schedule, PANAS）共 20 个条目，采用 5 级评分，本次调查问卷的正性情绪维度和负性情绪维度的克隆巴赫 α 系数分别为 0.83 和 0.86。

（2）Barratt 冲动性量表中文版（Barratt impulsiveness scale-Chinese versions, BIS-CV）共 30 个条目，采用 5 级评分，得分越高表明冲动性的特征越突出，该量表的中文版具有良好的信效度。

（三）情绪诱发的材料评定

为了评定出能够诱发被试不同效价的情绪片段，招募 22 名正常被试，其中男性 11 名、女性 11 名，平均年龄为 25.22 ± 1.80 岁，在 9 点评分量表上对体验到的情绪加以评估。

实验采用播放视频的方式来诱发相应情绪，在查阅文献以及相关影视资料的基础上，选择"中性"和"悲伤"情绪的电影片段各 3 段，每段视频分别持续 4 分钟，保存为 MP4 格式，分辨率为 1280×720。选择的中性视频片段为"风景短片"（4 min 05 s）、"新闻"（4 min 05 s）、"AI 智能演讲"（4 min 02 s），负性视频片段为《妈妈再爱我一次》（4 min 11 s）、《暖春》（3 min 58 s）、《我的兄弟姐妹》（4 min 17 s）。使用 9 点评分量表评估情绪维度。

对三种中性视频的愉悦度进行重复测量方差分析，结果表明这三类中性视频的愉悦度存在显著差异，$F(2, 20) = 7.10$，$p < 0.01$，$\eta_p^2 = 0.25$。进一步事后检验表明"新闻"片段的愉悦度（3.64 ± 1.61）与其它两种视频片段的愉悦度（5.00 ± 1.41、5.00 ± 1.97）都有显著差异（$ps < 0.05$），结合描述统计（见表 8-2），"新闻"片段的愉悦度较小，诱发的可能不是中性情绪，进而排除，因此，根据统计结果，选择唤醒度均值较小的"风景短片"作为诱发被试中性情绪的视频片段。对三种负性视频的愉悦度进行重复测量方差分析，结果表明这三类负性视频的愉悦度存在显著差异，$F(2, 20) = 5.50$，$p < 0.01$，$\eta_p^2 = 0.16$。进一步事后检验表明《暖春》片段的愉悦度（1.36 ± 0.73）与《妈妈再爱我一次》片段的愉悦度差异显著（$ps < 0.05$），与《我的兄弟姐妹》差异不显著，结合表述统计（见表 7-2），选择唤醒度较高的《暖春》片段作为诱发被试的悲伤情绪的片段。

表 7-2　六种视频描述统计 ($M \pm SD$)

	n	愉悦度	唤醒度
风景短片	22	5.00 ± 1.41	3.41 ± 1.99
新闻	22	3.64 ± 1.61	3.05 ± 1.64
AI 智能演讲	22	5.00 ± 1.97	5.05 ± 2.46
《妈妈再爱我一次》	22	2.05 ± 0.95	5.91 ± 2.04
《暖春》	22	1.36 ± 0.73	7.19 ± 2.17
《我的兄弟姐妹》	22	1.68 ± 0.84	6.41 ± 2.15

最终选出"风景短片"和《暖春》两个情绪诱发效果最好的片段，分别作为中性和负性情绪的诱发材料。

（四）实验设计和程序

采用 2（被试类型：海洛因成瘾者、控制组）× 2（效价类型：中性、负性）混合实验设计。被试类型为组间变量，效价类型为组内变量。因变量为被试在延迟折扣任务中的曲线下面积（area under the curve, AUC）。

实验流程：（1）在情绪诱发前要求被试根据此时的情绪状态填写情绪状态量表；（2）进行中性、负性情绪诱发，影片为材料评定的"风景短片"和《暖春》片段；（3）在情绪诱发结束后，立刻要求被试根据此时的情绪状态填写情绪状态量表；（4）要求被试带着影片诱发的情绪进行延迟折扣任务，该任务基于 Petry 和 Casarella 的延迟折扣实验范式[20]，采用窦凯等人之后使用的改良版[21]。实验的具体流程如图 7-3 所示。

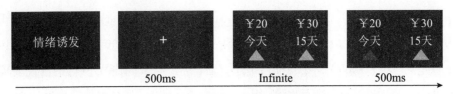

图 7-3　实验一任务流程图

三、结果

两组被试在正性情绪维度上差异不显著，$t(60) = 0.78$，$p > 0.05$；在负性情绪维度上差异显著，$t(60) = 4.74$，$p < 0.01$。被试冲动性测量表现在：注意力分量表上差异不显著，$t(60) = 1.79$，$p > 0.05$；在运动分量表上差异不显著，$t(60) = 0.62$，$p > 0.05$；在无计划分量表上差异不显著，$t(60) = 0.16$，$p > 0.05$。

对 AUC 数据进行 2（被试类型：海洛因成瘾者、控制组）× 2（情绪效价类型：中性、负性）的重复测量方差分析。结果表明，情绪效价类型的主效应显著，$F(1,60) = 14.97$，$p < 0.001$，$\eta_{p}^{2} = 0.20$，说明情绪效价类型对延迟折扣 AUC 值有显著影响，即负性情绪下的 AUC 值显著低于中性情绪下的 AUC 值。被试类型主效应显著，$F(1,60) = 27.54$，$p < 0.001$，$\eta_{p}^{2} = 0.32$，说明被试类型对延迟折扣 AUC 值有显著影响，即海洛因成瘾组的 AUC 值显著低于控制组下的 AUC 值。情绪效价类型和被试类型的交互作用不显著，$F(1,60) = 0.28$，$p > 0.05$。

四、讨论

本研究结果发现，海洛因成瘾者的跨期决策表现较差，延迟折扣较高。AUC 越小，个体的折扣程度越高，说明海洛因成瘾者对未来金钱价值存在过度折扣现象，更看重眼前利益，在延迟折扣任务时更倾向于选择小额但可立即获取的奖赏[21]。此外，和中性情绪相比，所有个体在负性情绪下的跨期决策表现都不佳，AUC 值显著降低，表明负性情绪会使个体冲动性增加。

在本研究中，负性情绪对海洛因成瘾者跨期决策有消极影响。可能是在负性情绪下，海洛因成瘾者的冲动性升高，导致其在跨期决策任务中表现较差。冲动性行为趋向与负性情绪联结并在大脑形成躯体标记，个体体验负性情绪后会直接唤醒冲动性行为趋向，优选即时收益。但 María 等人的研究得出了与本研究相反的结果，他们发现负性情绪对可卡因戒断者爱荷华赌博决策任务有积极影响[22]。

María 等人的研究发现负性情绪对可卡因戒断者爱荷华赌博决策任务有积极影

响[22]。他们采用平行设计，将 42 名可卡因戒断者和 65 名正常控制组被试随机分配在正性情绪、负性情绪、药物相关线索以及中性情绪条件下，探讨在不同情绪状态的诱导下可卡因戒断者在爱荷华赌博任务中的决策表现。结果显示，一方面，暴露于负性情绪下的可卡因戒断者在爱荷华赌博任务中表现出对规避风险选项的偏好，且与正常控制组的选择差异不显著。另一方面，暴露于正性情绪条件，药物相关线索条件和中性情绪条件下的可卡因戒断者在爱荷华赌博任务中表现出对风险偏好的典型选择偏好，且与正常控制组的选择差异显著。因此该研究者认为负性情绪可以使可卡因戒断者的决策表现正常化[22]。根据躯体标记假设，负性情绪诱导对可卡因戒断者在爱荷华赌博任务中表现的影响可以通过负性情绪对惩罚信号的促进作用来解释，这些信号通常用于预测不同选择的预期结果[20, 23]。爱荷华赌博任务表现的改善可能与可卡因戒断者快速从负面反馈中学习有关，即负面情绪诱导可能促进了基于惩罚的学习[24]。负面情绪诱导可能使可卡因戒断者处于"热"情绪状态，在此期间决策更容易被情绪所驱动。

造成本研究结果与 María 等人的研究结果不同的原因可能有两方面。一方面是负性情绪对药物成瘾者不同决策有不同的机制，负性情绪对跨期决策有消极影响，可能是使海洛因成瘾者的冲动性增强；而负性情绪对可卡因戒断者爱荷华赌博决策任务有积极影响，可能是负面情绪诱导可能促进了基于惩罚的学习。不同的决策任务，其中涉及的机制也不尽相同。

另一方面，我们诱发负性情绪的方式也不一致。María 等人采用的情绪诱发图片是从国际情绪图片库中筛选出来的，采用图片诱发负性情绪的方式诱发负性情绪[22]。本研究采用视频诱发负性情绪的方式来诱导负性情绪，负性视频是由 22 名成年人评定出的。不同的负性情绪诱发方式，可能导致负性情绪的唤醒度不同，也可能导致实验结果不同。

五、结论

海洛因成瘾者的延迟折扣较高，负性情绪可以增加其延迟折扣程度。

参考文献

[1] Barry D, Petry N M. Predictors of decision-making on the Iowa Gambling Task: Independent effects of lifetime history of substance use disorders and performance on the Trail Making Test[J]. Brain and Cognition, 2008, 66(3): 243-252.

[2] Brand M, Roth-Bauer M, Driessen M, et al. Executive functions and risky decision-making in patients with opiate dependence[J]. Drug and Alcohol Dependence, 2008, 97(1-2): 64-72.

[3] Yan W S, Li Y H, Xiao L, et al. Working memory and affective decision-making in addiction: a neurocognitive comparison between heroin addicts, pathological gamblers and healthy controls[J]. Drug and Alcohol Dependence, 2014, 134: 194-200.

[4] 严万森, 李纡, 隋南. 成瘾人群的决策障碍: 研究范式与神经机制 [J]. 心理科学进展, 2011, 19(5): 652-663.

[5] Hu Z, Yang Z, Liang X, et al. Toward controlled generation of text[C]//International conference on machine learning. PMLR, 2017: 1587-1596.

[6] Ekhtiari H, Victor T A, Paulus M P. Aberrant decision-making and drug addiction—how strong is the evidence?[J]. Current Opinion in Behavioral Sciences, 2017, 13: 25-33.

[7] 齐印宝, 傅先明, 钱若兵, 等. 长期海洛因成瘾者前额叶功能连接的静息态 fMRI 研究 [D]. , 2011.

[8] Koffarnus M N, Kaplan B A. Clinical models of decision making in addiction[J]. Pharmacology Biochemistry and Behavior, 2018, 164: 71-83.

[9] Gross J J. Antecedent-and response-focused emotion regulation: divergent consequences for experience, expression, and physiology[J]. Journal of Personality and Social Psychology, 1998, 74(1): 224.

[10] Liu L, Feng T, Chen J, et al. The value of emotion: how does episodic prospection modulate delay discounting?[J]. PloS One, 2013, 8(11): e81717.

[11] Pyone J S, Isen A M. Positive affect, intertemporal choice, and levels of thinking: Increasing consumers' willingness to wait[J]. Journal of Marketing Research, 2011, 48(3): 532-543.

[12] Rounds J S, Beck J G, Grant D M M. Is the delay discounting paradigm useful in understanding social anxiety?[J]. Behaviour Research and Therapy, 2007, 45(4): 729-735.

[13] Sohn J H, Kim H E, Sohn S, et al. Effect of emotional arousal on inter-temporal decision-making: an fMRI study[J]. Journal of Physiological Anthropology, 2015, 34(1): 1-8.

[14] Soleimannejad M, Tehrani-Doost M, Khorrami A, et al. Evaluation of attention bias in morphine and methamphetamine abusers towards emotional scenes during early abstinence: an eye-tracking study[J]. Basic and Clinical Neuroscience, 2015, 6(4): 223.

[15] De Arcos F A, Verdejo-García A, Peralta-Ramírez M I, et al. Experience of emotions in substance abusers exposed to images containing neutral, positive, and negative affective stimuli[J]. Drug and Alcohol Dependence, 2005, 78(2): 159-167.

[16] Aguilar de Arcos F, Verdejo-García A, Ceverino A, et al. Dysregulation of emotional response in current and abstinent heroin users: negative heightening and positive blunting[J]. Psychopharmacology, 2008, 198(2): 159-166.

[17] Li C R, Sinha R. Inhibitory control and emotional stress regulation: Neuroimaging evidence for frontal–limbic dysfunction in psycho-stimulant addiction[J]. Neuroscience & Biobehavioral Reviews, 2008, 32(3): 581-597.

[18] Verdejo-García A, López-Torrecillas F, Calandre E P, et al. Executive function and decision-making in women with fibromyalgia[J]. Archives of Clinical Neuropsychology, 2009, 24(1): 113-122.

[19] Bechara A, Damasio H, Tranel D, et al. The Iowa Gambling Task and the somatic marker hypothesis: some questions and answers[J]. Trends in Cognitive Sciences, 2005, 9(4): 159-162.

[20] Petry N M, Casarella T. Excessive discounting of delayed rewards in substance abusers with gambling problems[J]. Drug and Alcohol Dependence, 1999, 56(1): 25-32.

[21] 窦凯,聂衍刚,王玉洁,等. 自我损耗促进冲动决策:来自行为和ERPs的证据[J]. 心理学报, 2014, 46(10): 1564.

[22] Fernández-Serrano M J, Moreno-López L, Pérez-García M, et al. Negative mood induction normalizes decision making in male cocaine dependent individuals[J]. Psychopharmacology, 2011, 217(3): 331-339.

[23] Bechara A. The role of emotion in decision-making: Evidence from neurological patients with orbitofrontal damage[J]. Brain and Cognition, 2004, 55(1): 30-40.

[24] Fellows L K. The role of orbitofrontal cortex in decision making: a component process account[J]. Annals of the New York Academy of Sciences, 2007, 1121(1): 421-430.

本章小结

首先,当前已有研究对海洛因成瘾者的情绪对反应抑制功能的影响进行了考察。但是从情绪启动的角度对此的研究尚不充分。而情绪启动作为研究情绪自动化系统的常用方法,能够避免明确而直接地测量个体对情绪材料的反应所引起的"防御性反应",从而考察真正潜在的心理过程,因此本章第一节从情绪启动的角度,探讨海洛因成瘾者的情绪自动化加工与其反应抑制能力的动态变化过程,从而更深入地理解海洛因成瘾者的情绪与反应抑制的交互作用。结果表明,阈下情绪启动会对海洛因依赖者的反应抑制产生影响,积极情绪启动对反应抑制有较好的促进作用。

其次,研究表明海洛因成瘾者的决策能力存在障碍,跨期决策异常是其决策障碍的一个重要方面。研究者发现药物成瘾者在跨期决策中表现出"即时收益优先、不顾未来收益"的决策功能障碍,延迟折扣的任务表现是衡量成瘾人群跨期决策的一种有效方法,具体表现为行为轻率,不计后果,即使明知使用药物会带来严重后果,仍难以控制,不断寻求药物的倾向。药物成瘾者的跨期决策可能受到包括情绪在内的多种动机因素的影响,药物成瘾的躯体标记假设认为负性情绪体验与决策障碍之间有重要关系。躯体标记假设认为负性情绪在药物成瘾的产生和维持过程起着非常重要的作用,但负性情绪对海洛因成瘾者跨期决策的研究较少。基于此,实验一采用延迟折扣任务,探讨负性情绪对海洛因成瘾者跨期决策的影响。结果表明负性情绪会增加成瘾者的延迟折扣程度

最后,药物成瘾个体普遍存在负性情绪障碍。海洛因成瘾者的情绪处理系统持久发生变化,表现为对积极刺激的相对不敏感性和对消极刺激的超敏反应。情绪调节策略可以改善个体的情绪状态,如抑制不适应的情绪反应,维持积极的情绪,离开厌恶的情绪情景等。因此,第二节引入情绪调节策略,诱发海洛因成瘾者的负性情绪,对其进行即时情绪调节策略的干预,探讨情绪调节策略对海洛因成瘾者负性情绪和跨期决策之间的影响。结果表明认知重评策略可以调节负性情

绪，进而对海洛因成瘾者的跨期决策产生积极影响。

本章中的研究都是从效价的角度出发，但不同的消极情绪（如愤怒和恐惧）对反应抑制和决策判断有不同影响。因此，未来研究可以从具体的负性情绪出发，探讨不同的具体负性情绪对海洛因成瘾者决策的影响。此外，本章节中的研究没有涉及神经机制的探讨，未来的研究需要从脑电、生理层面进行考察，为康复机构在实际干预训练中切合实际制定不同训练方式提供证据支持。

扩展阅读

[1] Park J, Banaji M R. Mood and heuristics: The influence of happy and sad states on sensitivity and bias in stereotyping.[J]. Journal of Personality and Social Psychology, 2000, 78(6):1005-1023.

[2] Redhead A, Jordan G, Ferrier I N, et al. Automatic processing of emotional stimuli in euthymic patients with bipolar disorder[J]. Journal of Affective Disorders, 2016, 203:339-346.

[3] Verdejogarcía, A., Lópeztorrecillas, F., Calandre, E. P., Delgadorodríguez, A., & Bechara, A. Executive function and decision-making in women with fibromyalgia[J]. Arch Clin Neuropsychol, 2009, 24(1), 113-122.

第八章 药物相关线索对海洛因成瘾者执行功能与跨期决策的影响及其神经机制

章节导读

上一章本书介绍了情绪对海洛因成瘾者的执行功能和决策的影响。除了情绪线索之外，药物相关线索对于海洛因成瘾者也是一种突显性线索。大量研究发现海洛因成瘾者对药物相关线索具有注意偏向。这种环境线索的暴露是海洛因成瘾者药物寻求行为的强力诱因之一。然而针对药物相关线索诱发海洛因成瘾者药物寻求行为的作用机制问题，目前仍然缺乏较为系统的探索。根据药物成瘾的双加工模型，成瘾行为的发展是个体自动化系统和控制系统之间的失衡导致的。自动化系统是一个趋近定向系统，长期重复的药物使用会使药物成瘾者的自动化系统因药物相关线索而过度激活，而药物成瘾者负责控制冲动的控制系统处于受损的状态，不能有效抑制由药物线索激活的与使用药物相关的冲动性，从而导致强迫性药物寻求行为。该模型同时强调了药物相关线索和控制系统对于药物成瘾行为形成的重要性。那么，药物相关线索是否会影响以执行功能为代表的控制系统？以抑制功能为例，其对于抑制药物成瘾者的使用药物的"优势反应"具有重要作用。那么，药物相关线索暴露是否会降低海洛因成瘾者在抑制功能任务中的表现呢？此外，从跨期决策的角度也可以将成瘾行为理解为药物成瘾者在短期的使用毒品的欣快感和一系列长期的负面后果（例如，身体健康、家庭破裂、触犯法律）之间的一种异常决策。暴露于药物相关线索是否会进一步恶化海洛因成瘾者的跨期决策也是一个值得探讨的问题。进一步厘清以上问题对于揭示药物相关线索作用于药物成瘾行为的机制具有参考价值。

本章主要探索了药物相关线索对海洛因成瘾者执行功能和跨期决策的影响。具体而言，本章第一节介绍了药物相关线索对海洛因成瘾者反应抑制的影响，第二节介绍了药物相关线索对海洛因成瘾者冲突抑制的影响，第三节介绍了药物相关线索对海洛因成瘾者认知灵活性的影响，第四节介绍了药物相关线索对海洛因成瘾者跨期决策的影响。

重要术语

注意偏向　反应抑制　冲突抑制　认知灵活性

第一节　药物相关线索对海洛因成瘾者反应抑制的影响

一、研究概述

反应抑制是执行功能的一个重要成分，被定义为一种抑制不恰当的优势行为的能力[1~2]。以反应抑制为代表的执行功能在药物成瘾者抵制由药物相关线索诱发的渴求时发挥重要作用[3~4]。前人研究表明，相比对照组，海洛因成瘾者在 Go/No-go 任务中会由 Go 刺激诱发更大的 N200 波幅，更小的 N200d 波幅和更大的 P300 潜伏期[5~6]，即海洛因成瘾者存在反应抑制缺陷。这种缺陷可能在物质使用之前就存在并促进了成瘾的发展，例如，纵向追踪研究表明较弱的反应抑制功能可以预测青少年未来的物质滥用起始和增强[7~8]。并且，长期的物质使用会损伤包括前额皮层（prefrontalcortex, PFC）在内的一些反应抑制相关的脑区，并进一步强化失控的物质寻求和使用[4]。

以往对药物成瘾者反应抑制缺陷的研究都是将这种缺陷作为一种"特质"性缺陷，即认为药物成瘾者的反应抑制缺陷是相对稳定的。但是药物成瘾者的反应抑制缺陷也有可能发生"状态"性的波动。比如，在暴露于可能诱发药物成瘾者进行药物使用的环境中时，其反应抑制能力可能会下降。然而，以往研究并没有对海洛因成瘾者反应抑制的状态性波动进行探讨。

因此，本研究采用 ERP 技术考察海洛因成瘾者反应抑制缺陷的状态性变化。鉴于药物相关线索是诱发成瘾者维持使用物质和复发的一个重要因素[3, 9]，本研究考察在药物相关线索下，海洛因成瘾者的反应抑制缺陷如何变化。这对于药物成瘾者反应抑制功能的靶向干预和治疗具有重要意义。此外，前人关于药物成瘾者反应抑制的 ERP 研究所关注的成分主要为 N200、N200d、P300 和 P300d[5~6]，因此本研究也选取这些成分进行进一步探索。

二、研究方法

（一）被试

本实验从甘肃省某强制隔离戒毒所招募了 16 名男性戒断期海洛因成瘾者。这些戒断期海洛因成瘾者均符合美国精神疾病诊断和统计手册第四版（4th Ed, DSM-IV, American Psychiatric Association, 1994）中关于物质依赖的标准，且均以海洛因为主要使用药物。此外，通过广告招募了 16 名无药物滥用史的成年男性为对照组。所有被试的视力或矫正视力正常，未报告各种发展性障碍、学习障碍、任何神经或精神类疾病、以及严重的头部损伤等。该实验得到了西北师范大学心理学院研究伦理委员会的批准，所有被试参与实验之前已签署书面的知情同意书。两组被试详细的人口和临床统计学信息如表 8-1 所示。

表 8-1　两组被试人口学和临床统计学信息

	海洛因成瘾组（n = 16） （M ± SD）	对照组（n = 16） （M ± SD）
年龄（年）	42.00 ± 8.74	40.69 ± 8.50
受教育年限（年）	7.50 ± 3.95	13.88 ± 2.19
贝克焦虑量表	15.63 ± 17.45	4.31 ± 3.00
贝克抑郁量表	21.50 ± 11.70	11.31 ± 9.64
巴瑞特冲动量表		
注意冲动	13.38 ± 1.70	13.19 ± 2.23
行动冲动	20.25 ± 3.73	18.06 ± 2.91
计划冲动	26.38 ± 4.57	23.56 ± 2.73
首次吸毒年龄（年）	29.38 ± 10.16	－
平均吸毒年限（年）	3.49 ± 4.34	－
本次戒毒持续时间（月）	18.67 ± 4.2	－
入所前海洛因使用量（克／天）	0.42 ± 0.29	－
实验前后药物渴求程度	2.88 ± 2.99/2.88 ± 2.99	－

（二）实验材料与程序

双选择 Oddball 范式中所使用的图片与 Su 等人的研究中所使用的图片相同[10]。其中包括从国际情感图片库（the International Affective Pictures System, IAPS）[11] 中选择的 20 张中性图片和 20 张从网络收集的药物相关图片（海洛因、使用海洛因的场景或工具等）。中性图片的效价为 5.17 ± 0.19，药物相关图片的效价为 4.29 ± 0.44。中性图片的唤醒度为 4.13 ± 1.10，药物相关图片的唤醒度为 5.70 ± 1.25。该实验总共有 4个 blocks，共 150 个 trials，每个 block 包括 120 个标准刺激和 30 个偏差刺激（80% vs 20%）。4 个 blocks 被平均分为 2 个不同的条件：在中性条件下，一张从 IAPS 中选取的椅子图片作为标准刺激，另外的 20 张中性图片作为偏差刺激；在药物相关线索条件下，椅子图片作为标准刺激，20 张药物相关图片作为偏差刺激。被试被要求尽可能快速而准确地对标准刺激和偏差刺激进行按键反应。一半的被试在椅子图片（标准刺激）出现时按 F 键，如果出现其他图片（偏差刺激）则按 J 键；另一半被试被要求做出相反的按键反应。不同的任务条件在被试间进行平衡。

实验开始时，被试坐在距离电脑屏幕大约 80cm 的隔音房内。在向被试简要介绍实验任务之后，被试完成 30 个 trials 的练习实验，以确保他们完全理解实验。每个 trial 开始时，首先在电脑屏幕中央呈现 300ms 的白色十字，然后呈现 500～1 000ms 的空屏，紧接着随机出现不同的图片，图片呈现 1 000ms，最后出现 1 000ms 的空屏。被试需要在图片刺激出现时进行快速准确的按键反应，被试按键后图片消失。每个 block 结束后，向被试反馈他们对标准刺激和偏差刺激的准确率。实验的流程图如图 8-1 所示。被试完成双选择 Oddball 任务并短暂休息后，完成用来统计临床和人口统计学信息的问卷。被试的情绪状态采用贝克焦虑量表[12]，贝克抑郁量表[13]进行测量，并采用巴瑞特冲动量表-11[14]测量两组被试的冲动性。戒断期海洛因成瘾组还需报告其药物使用史（开始吸食毒品的年龄、每日物质使用的频率和数量、既往治疗史等）。

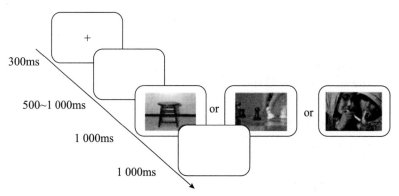

图 8-1　本实验中双选择 Oddball 范式的流程图

（三）脑电数据收集与分析

使用 256 导 EEG 系统（EGI, Eugene, USA）记录脑电活动，在线的带通滤波为 0.1~100Hz。使用 22 位 A/D 转换器以 500Hz 的采样率对 EEG 信号进行数字化。以中央电极点 Cz 为在线参考电极记录连续的脑电数据。所有电极的电阻保持在 50 kΩ 以下。使用 Net Station Acquisition 软件和 Electric Geodesics（EGI, Eugene, USA）按照以下步骤对数据进行离线处理：首先，离线滤波低通为 30Hz，高通 0.01Hz。其次，将图片刺激呈现前 200ms 到图片刺激呈现后 800ms 作为数据的分析时程。然后，将每种条件下的正确反应的脑电活动分别进行叠加平均，对每个试次的数据进行平均参考。并使用刺激前200ms的数据进行基线矫正。使用Net Station提供的自动检测方法剔除被试由于眨眼和眼动造成的伪迹，有10个或更多其波幅超过200 μV或波动大于100μV的通道也被剔除。如果水平眼电和垂直眼电的波幅变化分别超过140μV和55μV也被剔除。坏导替换使用内插值算法，用临近通道的数据替代坏导。

基于先前的研究[15~17]以及本实验观察到的总平均波形图，分别选取前额区（F3，Fz，F4）、前中央区（FC3，FCz，FC4）、中央区（C3，Cz，C4）、中央顶区（CP3，CPz，CP4）和顶区（P3，Pz，P4）等五个区域的15个电极作为分析电极。N200的分析时间窗口为230~310ms，P300的分析时间窗口为350~550ms。分别计算了每种条件下特定时间窗口内的偏差刺激减去标准刺激的N200和P300的差异波。

（四）数据分析

使用SPSS统计软件对数据进行分析。分别对行为数据以及N200、P300、N2d和P3d的波幅进行相应的重复测量方差分析。在所有分析中，实验条件（药物相关图片、中性图片）和刺激类型（标准、偏差）为组内变量，组别（成瘾组，对照组）为组间变量。ERP测量的方差分析中还包括头皮区域（前额区、前中央区、中央区、中央顶区、顶区）作为额外的组内变量。方差分析中对显著的交互作用进行事后的低阶方差分析。当数据不符合球形假设时进行Greenhouse-Geisser校正。统计显著性水平定义为$p < 0.05$。

三、研究结果

（一）人口统计学变量分析

两组被试的受教育年限具有显著差异，$t(30) = -3.99$，$p < 0.001$。海洛因成瘾组的受教育年限显著小于对照组。此外，海洛因成瘾组具有更高的焦虑水平和抑郁水平和无计划的冲动性（$ps < 0.05$）。

（二）行为学结果

反应时的三因素方差分析结果表明，刺激的主效应显著，$F(1, 30) = 344.51$，$p < 0.001$，$\eta_p^2 = 0.92$。被试对偏差刺激的反应时显著长于标准刺激。其他主效应和交互作用都不显著（$ps > 0.05$）。准确率的三因素方差分析结果显示，刺激的主效应显著，$F(1, 30) = 24.63$，$p < 0.001$，$\eta_p^2 = 0.45$。被试对偏差刺激的反应准确率显著低于标准刺激。其他主效应和交互作用均不显著（$ps > 0.05$）。

（三）N200 结果

两组被试在双选择 Oddball 任务中在不同条件下由不同图片诱发的 ERP 总平均波形图如图 8-2 和图 8-3 所示。N200 平均波幅的四因素重复测量方差分析结果显示，实验条件、刺激类型、组别的三重交互作用显著，$F(1, 30) = 13.03$，$p < 0.001$，$\eta_p^2 = 0.31$。为了进一步考察在不同实验条件下，海洛因成瘾组和对照组对标准刺激和偏差刺激的反应差异，分别在药物相关线索和中性线索条件下进行 2（组别：海洛因成瘾组，对照组）× 2（刺激类别：标准刺激，偏差刺激）的两因素重复测量方差分析。结果表明，在药物相关线索实验条件下，组别与刺激类别的交互作用显著，$F(1, 30) = 8.40$，$p < 0.01$，$\eta_p^2 = 0.22$，但在中性线索实验条件下并没有发现显著的交互作用 $F(1, 30) = 0.14$，$p > 0.05$。简单效应检验结果表明，在药物相关线索实验条件下海洛因成瘾组对标准刺激的 N200 平均波幅显著大于偏差刺激，$F(1, 15) = 5.00$，$p < 0.05$，$\eta_p^2 = 0.25$；而对照组却表现出对偏差刺激的 N200 平均波幅大于标准刺激的趋势，$F(1, 15) = 4.22$，$p = 0.058$。

此外，分别针对偏差刺激和标准刺激进行了 2（组别：海洛因成瘾组，对照组）× 2（条件类型：药物相关线索，中性线索）的两因素重复测量方差分析。结果表明，偏差刺激条件下组别与条件类型的交互作用显著，$F(1, 30) = 10.57$，$p < 0.01$，$\eta_p^2 = 0.26$。标准刺激条件下组别与条件类型的交互作用不显著，$F(1, 30) = 1.17$，$p > 0.05$。简单效应检验结果表明，相比中性条件下，海洛因成瘾组在药物相关线索条件下具有更大的 N200 波幅，$F(1, 15) = 17.8$，$p < 0.01$，$\eta_p^2 = 0.54$。而对照组在中性条件和药物相关线索条件下却没有这种差异，$F(1, 15) = 0.48$，$p > 0.05$。

N200d 的三因素重复测量方差分析结果显示，组别与条件类型的交互作用显著，$F(1, 30) = 13.03$，$p < 0.01$，$\eta_p^2 = 0.31$。简单效应检验发现，海洛因成瘾组在中性线索条件下的 N200d 波幅显著大于其在药物相关线索条件下的 N200d（$p < 0.001$），而对照组却没有这种效应出现（$p > 0.05$）。

有关 P300 和 P300d 的方差分析结果显示，所有与组别有关的主效应和交互作用都不显著（$ps > 0.05$）。

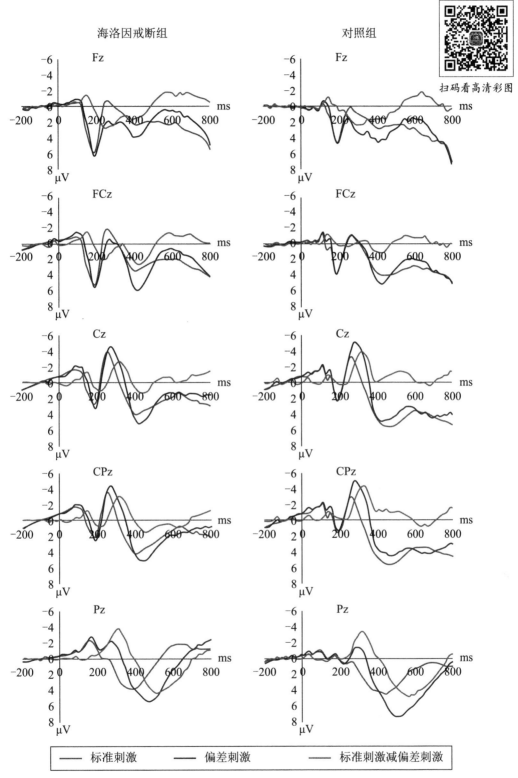

图 8-2 　两组被试在双选择 Oddball 任务的中性实验条件下在 Fz、FCz、Cz、CPz、和 Pz 电极

由标准刺激和偏差刺激诱发的 ERP 总平均波形图及差异波

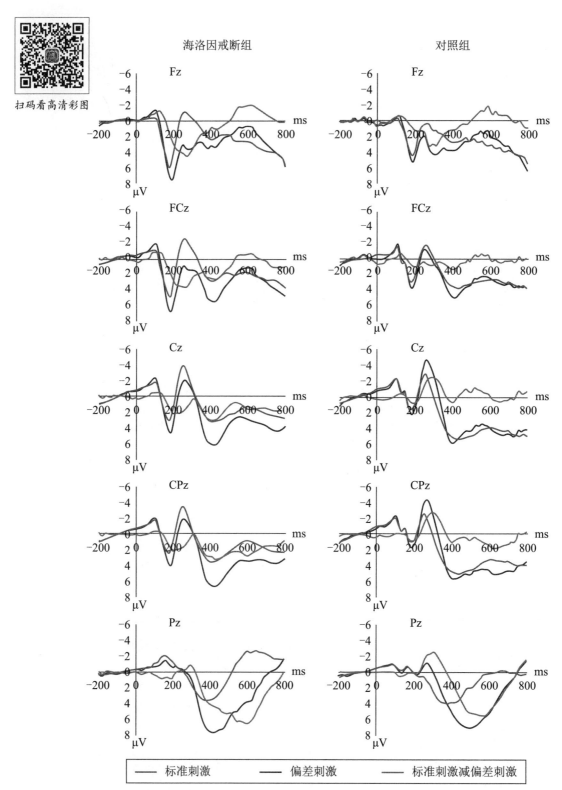

海洛因戒断组 　　　　　　　　　　　　 对照组

图 8-3　两组被试在双选择 Oddball 任务的药物相关线索实验条件下在 Fz、FCz、Cz、CPz、
和 Pz 电极由标准刺激和偏差刺激诱发的 ERP 总平均波形图及差异波

标准刺激　　　　偏差刺激　　　　标准刺激减偏差刺激

四、讨论

本实验采用双选择 Oddball 任务结合 ERP 技术考察了药物相关线索对海洛因成瘾者反应抑制的影响及其电生理机制。研究结果发现，在药物相关线索条件下海洛因成瘾者由标准刺激和偏差刺激诱发的 N200 波幅反应模式与对照组存在显著差异。海洛因成瘾组由标准刺激诱发了更大的 N200 波幅，由偏差刺激诱发了更小的 N200 波幅。此外，海洛因成瘾者在药物相关线索条件下的 N200d 波幅也显著小于其在中性条件下的 N200d。

上述实验结果表明，在双选择 Oddball 任务中海洛因成瘾者只在药物相关线索条件下表现出特异性的反应抑制缺陷。这一研究结果与 Morie 等人的研究结果具有相似性[18]。Morie 等人发现，海洛因成瘾者在中性 Go/No-go 任务中的反应抑制功能具有完整性，而他们的反应抑制缺陷主要表现在情绪性 Go/No-go 任务中。上述实验结果说明海洛因成瘾者由于药物使用导致的反应抑制缺陷在戒断期仍然持续存在，而且只有药物相关线索出现时这种反应抑制缺陷才会表现出来。由于重复的药物使用，药物相关线索对于药物成瘾者而言变成了一种具有动机突显性的线索[19]，药物成瘾个体对药物相关线索具有注意加工优势。因此，他们可能在药物相关线索出现时便会更加难以抑制他们的优势反应（例如，药物线索相关的偏差刺激）。

值得注意的是，本实验中有关 P300 的分析结果并没有发现海洛因成瘾者表现出明显的异常。P300 的波幅与记忆刷新有关的注意资源分配有关，而它的潜伏期反映了刺激评估的速度[20~21]。因此，本实验中关于 P300 的实验结果可能反映了海洛因成瘾者反应抑制的某些功能仍然具有完整性，更具体地讲，其反应抑制的晚期阶段中负责通过自上而下的抑制加工来解决冲突的认知加工过程可能仍然具有完整性[20, 22~23]。

五、结论

尽管海洛因成瘾者在经历长期戒断后对一般刺激表现出正常的反应抑制，但当药物相关线索出现时，其反应抑制仍然存在缺陷。

参考文献

[1] Barkley R A. Behavioral inhibition, sustained attention, and executive functions: constructing a unifying theory of ADHD[J]. Psychological Bulletin, 1997, 121(1): 65.

[2] Miyake A, Friedman N P, Emerson M J, et al. The unity and diversity of executive functions and their contributions to complex "frontal lobe" tasks: A latent variable analysis[J]. Cognitive Psychology, 2000, 41(1): 49-100.

[3] Field M, Cox W M. Attentional bias in addictive behaviors: a review of its development, causes, and consequences[J]. Drug and Alcohol Dependence, 2008, 97(1-2): 1-20.

[4] Goldstein R Z, Volkow N D. Drug addiction and its underlying neurobiological basis: neuroimaging evidence for the involvement of the frontal cortex[J]. American Journal of Psychiatry, 2002, 159(10): 1642-1652.

[5] Yang B, Yang S Y, Zhao L, et al. Event-related potentials in a Go/Nogo task of abnormal response inhibition in heroin addicts[J]. Science in China Series C: Life Sciences, 2009, 52(8): 780-788.

[6] Yang L, Xu Q, Li S, et al. The effects of methadone maintenance treatment on heroin addicts with response inhibition function impairments: evidence from event-related potentials[J]. Journal of Food and Drug Analysis, 2015, 23(2): 260-266.

[7] Mahmood O M, Goldenberg D, Thayer R, et al. Adolescents' fMRI activation to a response inhibition task predicts future substance use[J]. Addictive Behaviors, 2013, 38(1): 1435-1441.

[8] Nigg J T, Wong M M, Martel M M, et al. Poor response inhibition as a predictor of problem drinking and illicit drug use in adolescents at risk for alcoholism and other substance use disorders[J]. Journal of the American Academy of Child & Adolescent Psychiatry, 2006, 45(4): 468-475.

[9] Robinson T E, Berridge K C. The neural basis of drug craving: an incentive-sensitization theory of addiction[J]. Brain Research Reviews, 1993, 18(3): 247-291.

[10] Su B, Yang L, Wang G Y, et al. Effect of drug-related cues on response inhibition through abstinence: A pilot study in male heroin abstainers[J]. The American Journal of Drug and Alcohol Abuse, 2017, 43(6): 664-670.

[11] Lang P J, Bradley M M, Cuthbert B N. International affective picture system (IAPS): Affective ratings of pictures and instruction manual[M]. Gainesville, FL: NIMH, Center for the Study of Emotion & Attention, 2005.

[12] Beck A T, Epstein N, Brown G, et al. An inventory for measuring clinical anxiety: psychometric properties[J]. Journal of Consulting and Clinical Psychology, 1988, 56(6): 893.

[13] Beck A T, Steer R A, Brown G. Beck depression inventory–II[J]. Psychological Assessment, 1996.

[14] Patton J H, Stanford M S, Barratt E S. Factor structure of the Barratt impulsiveness scale[J]. Journal of Clinical Psychology, 1995, 51(6): 768-774.

[15] Wang Y, Yang J, Yuan J, et al. The impact of emotion valence on brain processing of behavioral inhibitory control: Spatiotemporal dynamics[J]. Neuroscience Letters, 2011, 502(2): 112-116.

[16] Yuan J, He Y, Qinglin Z, et al. Gender differences in behavioral inhibitory control: ERP evidence from a two - choice oddball task[J]. Psychophysiology, 2008, 45(6): 986-993.

[17] Yuan J, Meng X, Yang J, et al. The valence strength of unpleasant emotion modulates brain processing of behavioral inhibitory control: Neural correlates[J]. Biological Psychology, 2012, 89(1): 240-251.

[18] Morie K P, Garavan H, Bell R P, et al. Intact inhibitory control processes in abstinent drug abusers (II): a high-density electrical mapping study in former cocaine and heroin addicts[J].

Neuropharmacology, 2014, 82: 151-160.

[19] Franken I H A. Drug craving and addiction: integrating psychological and neuropsychopharmacological approaches[J]. Progress in Neuro-Psychopharmacology and Biological Psychiatry, 2003, 27(4): 563-579.

[20] Bokura H, Yamaguchi S, Kobayashi S. Electrophysiological correlates for response inhibition in a Go/NoGo task[J]. Clinical Neurophysiology, 2001, 112(12): 2224-2232.

[21] Wang G Y, Kydd R, Russell B R. Auditory event-related potentials in methadone substituted opiate users[J]. Journal of Psychopharmacology, 2015, 29(9): 983-995.

[22] Falkenstein M, Hoormann J, Hohnsbein J. ERP components in Go/Nogo tasks and their relation to inhibition[J]. Acta Psychologica, 1999, 101(2-3): 267-291.

[23] Kopp B, Mattler U, Goertz R, et al. N2, P3 and the lateralized readiness potential in a nogo task involving selective response priming[J]. Electroencephalography and clinical Neurophysiology, 1996, 99(1): 19-27.

第二节 药物相关线索对海洛因成瘾者冲突抑制的影响

一、研究概述

近年来，大量研究已经证实了海洛因成瘾者对药物相关线索存在注意偏向[1~5]。而且，相关理论认为由于注意资源的有限性，药物成瘾者对药物相关线索的自动化加工会导致其难以将注意力资源用于防止复吸行为的回避性策略[6]。Luijten等人在考察吸烟者对药物相关线索的注意偏向研究中要求吸烟者完成一个新颖的注意偏向线条计数任务[7]。结果发现当药物相关线索作为任务背景时，吸烟者需要更多的认知控制资源将注意力集中到简单的认知任务上。此外，有关社交性饮酒的研究发现酒精相关线索降低了社交饮酒者的认知控制[8]。上述研究都暗示了海洛因成瘾者对药物相关线索的注意偏向可能与其干扰监控或抑制能力存在重要联系。

因此，本研究采用修改版的Flanker任务探讨药物相关线索对海洛因成瘾者认知控制的影响。本研究假设在Flanker任务中，海洛因成瘾者需要动用认知控制资源来抑制药物相关线索对其任务表现的干扰。尤其是在认知控制要求很高的Flanker不一致条件下，海洛因成瘾者的反应时和准确率都会显著大于其在中性线索条件下的反应时和准确率。

二、研究方法

（一）被试

该研究获得了西北师范大学心理学院伦理委员会的批准。研究首先从甘肃省某强制隔离戒毒所招募了 30 名戒断期海洛因成瘾者。这些戒断期海洛因成瘾者均符合美国精神疾病诊断和统计手册第四版[12]中关于物质依赖的标准，且均以海洛因为主要使用药物。在研究期间，所有参与实验的被试均未接受任何系统的药物替代治疗，被试的戒断状态由该强制隔离戒毒所的专业医生确认。此外，通过广告招募了 30 名在性别和年龄方面与戒断期海洛因成瘾者相匹配的对照组。所有参与者的视力或矫正视力正常，没有脑损伤症状、严重的精神健康问题或精神障碍（见表 8-2）。在开始实验之前，所有被试都签署了知情同意书。

表 8-2　海洛因成瘾组与对照组的人口统计学信息

	海洛因成瘾者组（$n = 30$）（$M \pm SD$）	对照组（$n = 30$）（$M \pm SD$）	p value
男/女	30/0	30/0	
年龄（岁）	38.23 ± 8.39	37.43 ± 8.28	> 0.05[a]
受教育水平（年）	8.30 ± 2.91	10.80 ± 2.57	< 0.01[a]
贝克抑郁量表	18.13 ± 12.15	7.80 ± 7.20	< 0.001[a]
贝克焦虑量表	31.60 ± 10.29	25.70 ± 5.22	< 0.01[a]
第一次使用海洛因的年龄（岁）	28.83 ± 8.22	–	
使用海洛因的时间（年）	9.60 ± 6.40	–	
戒断前使用海洛因的量（克/天）	0.39 ± 0.33	–	
本次戒断时间（月）	6.93 ± 3.35	–	
渴求水平	4.13 ± 1.57	–	

[a] = t 检验。

（二）实验材料与程序

本研究采用了修改版的箭头 Flanker 任务。首先，从 IAPS[9] 中选取了 20 张中性图片，其平均效价和唤醒度分别为 5.17 ± 0.19 和 4.13 ± 1.10。另外选取了 20 张 Yang 等人在考察海洛因成瘾者对药物相关线索的注意偏向研究中使用过的药物相关图片[4]。该实验中这些与任务无关的图片作为箭头图像的背景呈现。Flanker 任务包括 160 个 trials。

每个 trial 首先出现呈现时间为 850～1 150ms 的注视点，随后呈现一系列箭头图像（例如，<<<<<和>><>>），呈现时间为 500ms。箭头过后呈现 1 250ms 的空屏。被试被要求在忽略相邻的箭头方向和背景图像的情况下，用食指尽可能快速且准确地通过按键识别中间箭头的方向。一致条件下，相邻箭头的方向与中心箭头的方向相同，而在不一致条件下，相邻箭头和中心箭头的方向相反。

正式实验开始时被试面对着电脑屏幕坐在隔音房内完成实验任务，然后每位被试都需要填写贝克抑郁量表[10]和贝克焦虑量表[11]。此外，海洛因成瘾者还需要报告额外的药物使用史，例如开始吸食海洛因的年龄、每日吸食量及本次戒断时长等。此外，研究结束后使用视觉模拟量表测量海洛因成瘾者的药物渴求程度[1]。

（三）数据分析

使用 SPSS 19.0 对收集的数据进行分析，两组被试在不同线索下的 Flanker 任务的反应时和准确率的描述性统计结果如表 8-3 和表 8-4 所示。分别针对所有被试在 Flanker 任务中的平均反应时和准确率（见表 2 和 3）进行 2（组别：海洛因成瘾组，对照组）× 2（背景类型：中性线索，药物相关线索）× 2（刺激类型：一致，不一致）的三因素重复测量方差分析。其中，背景类型和刺激类型为组内变量，组别为组间变量。当数据不符合球形假设时，所有的分析都采用 Greenhouse–Geisser 进行校正。方差分析的多重比较使用 Bonferroni 校正，使用 η_p^2 作为效应量大小进行报告。

表 8-3　海洛因成瘾组和对照组在药物相关和中性线索下完成 Flanker 任务的反应时（ $M \pm SD$ ）

组别	海洛因成瘾组（ $n = 30$ ）		对照组（ $n = 30$ ）	
图片类型	药物相关	中性	药物相关	中性
一致试次	549.14 ± 104.43	547.77 ± 104.84	487.21 ± 38.25	490.04 ± 39.80
不一致试次	602.99 ± 107.62	590.83 ± 102.50	536.57 ± 40.79	541.44 ± 46.63
Flanker 效应	53.85 ± 26.04	43.18 ± 27.62	49.36 ± 18.49	51.40 ± 23.23

表 8-4　海洛因成瘾组和对照组在药物相关和中性线索下完成 Flanker 任务的准确率（ $M \pm SD$ ）

组别	海洛因成瘾组（ $n = 30$ ）		对照组（ $n = 30$ ）	
图片类型	药物相关	中性	药物相关	中性
一致试次	0.97 ± 0.04	0.97 ± 0.05	0.98 ± 0.02	0.98 ± 0.04
不一致试次	0.84 ± 0.14	0.82 ± 0.15	0.87 ± 0.11	0.88 ± 0.09

三、实验结果

（一）人口统计学特征

两组被试的年龄无显著差异，$t(58) = 0.37$，$p > 0.05$。两组被试的受教育水平具有显著差异，$t(58) = 3.53$，$p < 0.01$。与海洛因成瘾组相比，对照组的受教育水平更高。此外，与对照组相比，海洛因成瘾组报告了更高的焦虑水平，$t(58) = 2.8$，$p < 0.01$，和抑郁水平，$t(58) = 4.01$，$p < 0.001$。

（二）反应时

三因素的重复测量方差分析结果显示，刺激类型的主效应显著，$F(1, 58) = 319.89$，$p < 0.001$，$\eta_p^2 = 0.85$。组别的主效应显著，$F(1, 58) = 8.40$，$p < 0.01$，$\eta_p^2 = 0.13$。事后检验分析表明所有被试在一致条件下的反应时显著小于不一致条件下的反应时，并且对照组的反应时显著小于海洛因成瘾组的反应时。此外，组别、刺激类型和背景类型的三重交互作用显著，$F(1, 58) = 4.90$，$p < 0.05$，$\eta_p^2 = 0.08$。进一步分别对海洛因成瘾组和对照组进行了刺激类型与背景类型的两因素重复测量方差分析。对于海洛因成瘾组，背景类型的主效应显著，$F(1, 29) = 13.53$，$p < 0.01$，$\eta_p^2 = 0.32$，与中性线索相比，药物相关线索条件下海洛因成瘾组具有更长的反应时。刺激类型的主效应显著，$F(1, 29) = 123.84$，$p < 0.001$，$\eta_p^2 = 0.81$，海洛因成瘾组在一致条件下的反应时显著小于其在不一致条件下的反应时。此外，背景类型和刺激类型的交互作用显著，$F(1, 29) = 5.51$，$p < 0.05$，$\eta_p^2 = 0.16$。简单效应分析表明，相比中性线索条件，海洛因成瘾组在药物相关线索条件下对不一致的箭头反应时更长，$F(1, 29) = 12.39$，$p < 0.01$，$\eta_p^2 = 0.30$。而一致条件下海洛因成瘾组在两种背景线索下的反应时没有显著差异，$F(1, 29) = 0.35$，$p > 0.05$。对照组的两因素重复测量方差分析结果表明，背景类型的主效应显著，$F(1, 29) = 5.08$，$p < 0.05$，$\eta_p^2 = 0.15$。刺激类型的主效应显著，$F(1, 29) = 219.23$，$p < 0.001$，$\eta_p^2 = 0.88$。背景类型和刺激类型的交互作用不显著，$F(1, 29) = 0.33$，$p > 0.05$。

为了探究药物相关线索对 Flanker 冲突效应（不一致条件减去一致条件）的影响，进一步进行了 2（组别：海洛因成瘾组，对照组）× 2（背景类型：中性线索，药物相关线索）的两因素重复测量方差分析。组别与背景类型的主效应均不显著（$ps > 0.05$），组别与背景类型的交互作用显著，$F(1, 58) = 4.84$，$p < 0.05$，$\eta_p^2 = 0.08$。简单效应检验分析发现，相比中性线索条件，药物相关线索条件下海洛因成瘾组具有更大的 Flanker 冲突效应（$p < 0.05$），而对照组在两种背景类型下的 Flanker 冲突效应没有显著差异（$p > 0.05$）（见图 8-4）。

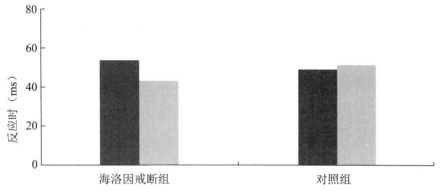

图 8-4　海洛因成瘾组和对照组在药物相关线索和中性线索下的 Flanker 冲突效应

（三）准确率

关于准确率的三因素重复测量方差分析结果表明，刺激类型的主效应显著，$F_{(1, 58)} = 94.17$，$p < 0.001$，$\eta_p^2 = 0.62$。与不　致条件相比，被试在一致条件下的准确率更高。其他的主效应和交互效应均不显著（$ps > 0.05$）。

四、讨论

本研究考察了海洛因成瘾者对药物相关线索的注意偏向是否受到认知控制机制的调节。研究结果发现，当药物相关线索作为与任务无关的刺激呈现在背景中时，海洛因成瘾组会表现出更大的 Flanker 干扰效应。更具体地讲，相比中性线索，当药物相关线索作为背景呈现时海洛因成瘾者对不一致的箭头具有更长的反应时，而对照组却没有表现出这种调节机制。这一结果表明由于注意资源的有限性，在高认知控制需求情境中（不一致条件）海洛因成瘾者对药物相关线索的自动化注意加工会影响其在冲突抑制中的任务表现。根据双重竞争模型[13]，海洛因成瘾者在药物相关线索背景条件下增强的 Flanker 冲突效应可能反映了其认知控制任务和其对具有动机突显性的药物相关线索的加工共享了认知资源。因此，海洛因成瘾者可能需要自上而下的认知控制机制来补偿其由药物相关线索引发的自动化干扰（例如，注意偏向）。

本研究在一致条件下的结果表明，海洛因成瘾者在药物相关线索条件下反应时与其在中性线索条件下的反应时没有显著差异。但研究表明海洛因成瘾者在没有任何认知控制操作的成瘾 Stroop 任务中也会表现出对药物相关线索的注意偏向[1, 14]。这种差异可能反映了不同实验设计所具有的不同方法学特征[15, 8]。尽管成瘾 Stroop 任务和当前任务都要求被试忽略与任务无关的药物相关线索，但药物相关线索与任务相关刺激的分离程度在两个实验任务中有所不同。成瘾 Stroop 任务的设计特点可能不可避免地促使被试更多地注意到了药物相关线索，而本研究中所使用的修改版 Flanker 任务中箭头刺激和药物相关线索产生的冲突相对较少。因此，相对较弱的自上而下的认知控制调节就可以使海洛因成瘾者选择性地将注意力集中到与任务相关的刺激上[15]，而认知控制需求的增加将削弱海洛因成瘾者将注意力从具有动机突显性的药物相关线索中脱离出来的可能性。

五、结论

海洛因成瘾者的注意偏向和认知控制之间存在交互作用机制，这可能也是导致海洛因复吸的易感因素。因此，该研究结论可能对海洛因成瘾者戒断后的复吸预防工作具有重要意义。

参考文献

[1] Franken I H A, Kroon L Y, Wiers R W, et al. Selective cognitive processing of drug cues in heroin dependence[J]. Journal of Psychopharmacology, 2000, 14(4): 395-400.

[2] Franken I H A, Stam C J, Hendriks V M, et al. Neurophysiological evidence for abnormal cognitive processing of drug cues in heroin dependence[J]. Psychopharmacology, 2003, 170(2): 205-212.

[3] Lubman D I, Allen N B, Peters L A, et al. Electrophysiological evidence that drug cues have greater salience than other affective stimuli in opiate addiction[J]. Journal of Psychopharmacology, 2008, 22(8): 836-842.

[4] Yang L, Zhang J, Zhao X. Implicit processing of heroin and emotional cues in abstinent heroin users: Early and late event-related potential effects[J]. The American Journal of Drug and Alcohol Abuse, 2015, 41(3): 237-245.

[5] Preller K H, Wagner M, Sulzbach C, et al. Sustained incentive value of heroin-related cues in short-and long-term abstinent heroin users[J]. European Neuropsychopharmacology, 2013, 23(10): 1270-1279.

[6] Franken I H A. Drug craving and addiction: integrating psychological and neuropsychopharmacological approaches[J]. Progress in Neuro-Psychopharmacology and Biological Psychiatry, 2003, 27(4): 563-579.

[7] Luijten M, Veltman D J, van den Brink W, et al. Neurobiological substrate of smoking-related attentional bias[J]. Neuroimage, 2011, 54(3): 2374-2381.

[8] Nikolaou K, Field M, Duka T. Alcohol-related cues reduce cognitive control in social drinkers[J]. Behavioural Pharmacology, 2013, 24(1): 29-36.

[9] Lang P J, Bradley M M, Cuthbert B N. International affective picture system (IAPS): Affective ratings of pictures and instruction manual[M]. Gainesville, FL: NIMH, Center for

the Study of Emotion & Attention, 2005.

[10] Beck A T, Steer R A, Brown G K. Manual for the beck depression inventory-II[J]. San Antonio, TX: Psychological Corporation, 1996, 1(82): 10.1037.

[11] Beck A T, Steer R A. Manual for the Beck anxiety inventory[J]. San Antonio, TX: Psychological Corporation, 1993.

[12] American Psychiatric Association. (1994). Diagnostic and statistical manual of mental disorders (4th ed.). Washington, DC: Author.

[13] Pessoa L. How do emotion and motivation direct executive control?[J]. Trends in Cognitive Sciences, 2009, 13(4): 160-166.

[14] Franken I H A, Hendriks V M, Stam C J, et al. A role for dopamine in the processing of drug cues in heroin dependent patients[J]. European Neuropsychopharmacology, 2004, 14(6): 503-508.

[15] Hester R, Garavan H. Neural mechanisms underlying drug-related cue distraction in active cocaine users[J]. Pharmacology Biochemistry and Behavior, 2009, 93(3): 270-277.

第三节　药物相关线索对海洛因成瘾者认知灵活性的影响

一、研究概述

认知灵活性（Cognitive Flexibility），也叫任务转换（Task Switching）或心理转换（Mental Shifting），是指在一个交替序列中重新分配心理资源的一种心理过程。这种能力使个体能够适当地调整行为以应对环境改变中的突发事件，从而快速有效地适应不同的情境 [1~2]。当毒品成瘾者面对药物相关线索时，灵活的认知功能能够帮助他们从一种反应（如关注毒品）转换到另一种反应（如关注其他方面）[3]，这有利于成瘾者克服毒品的诱惑，保持戒断。

虽然已有研究发现药物成瘾者的认知灵活性存在损伤 [4~8]，但以上研究并没有探讨药物成瘾者的认知灵活性是否受到其所处的药物相关环境的影响。根据诱因—易感化模型及注意偏向的整合理论 [9~10]，药物相关线索具有诱因突显性，它会自动化地捕获药物成瘾者的注意，激发药物成瘾者对毒品的渴求感，这种异常的线索反应会占用一定的认知资源从而影响药物成瘾者在其他任务中的表现 [11]。此外，毒品对于药物成瘾者而言可被视作是一种奖赏，它可以令其获得快感或解除其痛苦的戒断症状。有研究表明具有奖赏效应的刺激可以增加个体工作记忆中的注意转换代价，继而降低其认知灵活性 [12]。因此，药物成瘾者的认知灵活性可能也会受到其所处的药物相关线索情境的影响。

本研究拟采用加入刺激线索（毒品相关图片，中性图片）的注意定势转换任务，以海洛因成瘾者为被试，考察药物相关线索对其认知灵活性的影响。这对于了解药物成瘾者在现实生活中面对毒品时他们认知功能的改变，以及药物成瘾者戒断后复吸的心理机制有重要作用，能够为预防毒品使用和开发有效的治疗措施提供科学依据。

二、研究方法

（一）被试

本实验中的戒断期海洛因成瘾者选自甘肃省兰州市某强制戒毒所。所有参加实验的海洛因成瘾被试均符合美国精神疾病诊断与统计手册（Diagnostic and Statistical Manual of Mental Disorders 4th Ed, DSM-IV）（Task Force of American Psychiatric Association, 1994）对阿片类毒品依赖的诊断标准，且无其他非法成瘾物质（例如大麻、可卡因、冰毒等）滥用史。共 32 人参加实验，其中 3 人因错误率太高（> 80%）被剔除，2 人因问卷无效被剔除，剩余有效被试 27 名，年龄在 25~57 岁之间（$M = 44.30$，$SD = 6.68$），受教育年限的范围为 4~15 年（$M = 9.83$，$SD = 3.90$）。对照组被试通过广告或者口头招募的方式选取，无非法成瘾物质使用史，共招募 34 人，其中 4 人因问卷缺失被剔除，剩余的有效被试 30 名，年龄在 27~56 岁之间（$M = 45.90$，$SD = 6.92$），受教育年限的范围为 0~19 年（$M = 10.19$，$SD = 2.25$）。两组被试均为男性。被试的色彩感知正常，视力或矫正视力正常，无脑部损伤或脑部疾病（详细信息情况见表 8-5）。实验结束后，给予被试一定的金钱报酬或等价的商品购物券。本实验得到西北师范大学心理学院伦理委员会的批准。

表 8-5　两组被试基本信息情况表

	海洛因成瘾组（$n = 27$） $M \pm SD$	对照组（$n = 30$） $M \pm SD$
年龄（岁）	44.30 ± 6.68	45.90 ± 6.92
受教育年限（年）	10.19 ± 2.25	9.83 ± 3.90
吸烟量（支／天）	20.52 ± 7.02	14.13 ± 14.40
贝克焦虑量表（BAI）	30.04 ± 7.63	26.13 ± 4.54
贝克抑郁量表（BDI）	21.78 ± 9.85	13.47 ± 8.49
首次吸毒年龄（年）	29.15 ± 9.60	——
平均吸毒年限（年）	13.19 ± 8.98	——

	海洛因成瘾组（n = 27） M ± SD	对照组（n = 30） M ± SD
本次戒毒持续时间（月）	15.65 ± 4.80	—
入所前海洛因使用量（克 / 天）	0.46 ± 0.41	—
实验前渴求感	1.20 ± 1.46	—
实验后渴求感	1.16 ± 1.15	—

（二）实验材料与实验程序

研究从我们之前的研究（Ling et al., 2015）中选取毒品相关图片（例如吸食场景、使用工具等）20 张，从国际情绪图片库（International Affective Pictures System，IAPS）[13] 选取中性图片 20 张。对两种图片进行评定的结果如下：中性图片的效价为 5.17 ± 0.19，唤醒为 4.13 ± 1.10；毒品相关图片的效价为 4.29 ± 0.44，唤醒度为 5.70 ± 1.25。两种图片在唤醒度和图片包含的人物内容上相匹配。另选取五张中性图片（IAPS）在练习试次使用，不在正式实验中出现。所有的图片均使用 Photoshop 7.01 软件进行处理。大小调整为 10 × 8 cm，分辨率为 100 像素 / 英寸。整个实验通过 E-Prime 2.0 编制，通过 14 寸显示屏电脑呈现，并通过按键反应来收集数据。

本实验中采用注意定势转换任务。被试需要完成一个对数字的属性进行判定的任务，即根据提示来判断具有目标颜色的数字是奇数还是偶数。在实验任务中，刺激为一上一下同时呈现的两个数字，这两个数字从 2~9 中随机选取，一个为目标数字，一个为分心数字，在试次中完全随机呈现，目标数字和分心数字所属的奇偶性设置不一致，即目标数字是偶数，分心数字则是奇数，反之亦然。为避免对两个数字的反应一致，难以分离针对目标数字反应的正确性，数字呈现的方位随机（比如目标数字在分心数字的上方或下方）。这两种数字以两种不同的颜色呈现，颜色从红、绿、蓝三种颜色中随机选取。本实验包括 2 个 Block：药物相关线索、中性线索。Block 顺序在被试间平衡，分为两个时相：保持（40 trials）和转换（20 trials）。在保持时相，被试需要对特定颜色（例如红色）的目标数字反应，忽略其他颜色（例如蓝色）的分心数字；在转换时相，目标数字转变为新的颜色（例如绿色），分心数字变为之前目标数字的颜色（如红色），被试需要对新的目标数字进行反应。

保持时相和转换时相的试次开始前，分别先呈现 3 000ms 的线索信息告知被试目标颜色。在每个试次中，首先在黑色屏幕上呈现 2 000ms 的毒品相关图片或中性图片作为启动刺激，之后呈现 500ms 的白色十字注视点，然后呈现数字刺激，被试反应后或呈现 1500ms 后消失，接着呈现 500ms 的空屏，开始新的试次（实验流程图见图 8-5）。被试要对目标数字的奇偶性做出判断，如果目标数字是奇数，按键盘上的"F"键，如果是偶数，按"J"键，按键的顺序效应在被试间进行平衡。

正式实验之前，海洛因组要完成测量主观渴求感的视觉虚拟尺量表[14]。之后向被试介绍本实验的目的和要求，并且告知被试在实验过程中应该注意的有关事项，在确保被试对实验无其他疑问之后请他们签署知情同意书。被试坐在距电脑显示屏 45 厘米处，视角为 5°，要求被试在实验过程中将注意力保持在计算机屏幕中心的十字注视点上，并且告知被试目标数字的颜色将会在实验过程中发生转变，转变之前仍然会有提示出现。在完成正式实验之前，被试需要先完成与正式实验一致的练习任务，共 20 个试次，当被试反应的正确率达到 80% 后方可进入正式实验。完成整个实验大约需要 10 分钟。

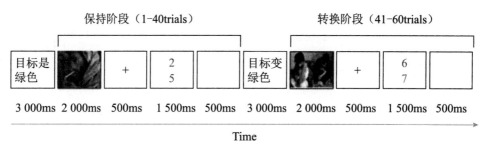

图 8-5　本实验中注意定势转换任务的流程图

实验结束后，所有被试需要完成自编的人口统计学问卷（包括年龄、文化程度等）、贝克焦虑量表（BAI）[15] 和贝克抑郁量表（BDI-II）[16]。海洛因成瘾组需要额外完成自编的成瘾物质使用情况表（包括每天平均的毒品使用量、首次吸毒年龄、本次戒断时长、平均吸毒年限等）和测量主观渴求感的视觉虚拟尺量表[14]。

（三）数据分析

数据收集后，对错误率超过 80% 的被试的数据进行剔除。采用独立样本 t 检验对被试的人口统计学特征（包括年龄、受教育年限和吸烟量等）和临床测量（包括贝克焦虑量表和贝克抑郁量表）的差异进行检验。实验采用转换代价作为评估被试认知灵活性的指标，转换代价 = 转换后五个试次的平均反应时 − 转换前五个试次的平均反应时。对转换代价进行 2 被试类型（海洛因成瘾组、对照组）× 2 线索类型（药物相关线索、中性线索）的重复测量方差分析来区别两组被试的任务表现差异。线索类型作为组内变量，被试类型作为组间变量。事后比较通过 Bonferroni 校正。所有的统计报告值采用 Greenhouse–Geisser 校正，对统计学显著效应报告 η_p^2。显著性水平设置为 0.05（双侧）。采用 SPSS17.0 来完成对所有数据的处理。

三、结果

（一）人口统计学

对两组被试人口学数据进行独立样本 t 检验，结果发现两组被试的年龄无显著差异，$t(57) = 0.89$，$p > 0.05$；受教育年限无显著差异，$t(57) = -0.41$，$p > 0.05$；但在吸烟量上，海洛因成瘾组显著大于对照组，$t(57) = -2.16$，$p < 0.05$；在贝克焦虑量表总分上，海洛因成瘾组显著大于对照组，$t(57) = -2.31$，$p < 0.05$；在贝克抑郁量表总分上，海洛因成瘾组显著大于对照组，$t(57) = -3.42$，$p < 0.05$。对海洛因成瘾组实验前、后的毒品渴求感进行配对样本 t 检验没有发现显著差异，$t(26) = 0.20$，$p > 0.05$。

（二）转换代价

剔除不正确的反应之后（海洛因成瘾组 5.7%，对照组 2.4%），计算两组被试转换前 5 个试次和转换后 5 个试次的平均反应时。不同启动线索条件下两组被试转换前后的平均反应时和标准差见表 8-6。通过计算得出所有被试在所有刺激条件下的转换代价（转换代价 = 转换后反应时转换前反应时）。

对转换代价进行 2 被试类型（海洛因成瘾组、对照组）× 2 线索类型（药物相关线索、中性线索）的重复测量方差分析。结果显示：线索类型的主效应不显著，$F(1, 55) = 1.40$，$p > 0.05$，组别的主效应也不显著，$F(1, 55) = 1.26$，$p > 0.05$。线索类型和组别的交互效应显著，$F(1, 55) = 4.34$，$p < 0.05$，$\eta_p^2 = 0.07$。简单效应分析发现，相比中性图片启动条件，海洛因成瘾者在药物相关线索图片启动条件下的转换代价更大，也就是说他们需要花费更多的时间来完成转换试次（$p < 0.05$）。但这一差异在对照组被试中不存在，即无论是中性图片启动条件还是毒品相关图片启动条件，对照组被试的转换代价都是一致的，他们不需要花费更多的时间来完成转换试次。两组被试在不同图片启动条件下转换代价的描述性统计见表 8-6。

表 8-6　不同启动条件下两组被试的转换前后任务表现（ms）

		海洛因成瘾组 (n = 27) M ± SD	对照组 (n = 30) M ± SD
中性线索启动	转换前	741.79 ± 100.90	735.74 ± 113.43
	转换后	782.08 ± 109.16	783.61 ± 98.73
	转换代价	40.29 ± 83.41	47.88 ± 86.89
毒品线索启动	转换前	721.50 ± 84.13	732.7 ± 103.10
	转换后	805.36 ± 116.33	768.63 ± 104.95
	转换代价	83.86 ± 89.37	35.91 ± 78.04

四、讨论

本研究采用加入了药物相关图片和中性图片作为情景线索的注意定势转换任务，考察了药物相关线索对海洛因成瘾者认知灵活性的影响。研究发现，相比中性图片启动条件，海洛因成瘾者在药物相关线索图片启动条件下的转换代价更大，但对照组被试在中性图片启动条件和毒品相关图片启动条件下的转换代价却不存在显著差异。这些结果表明海洛因成瘾者的认知灵活性会受到药物相关线索的影响。

在本研究中，相比中性图片，毒品相关图片增加了成瘾者在注意转换任务试次上的反应时，降低了海洛因成瘾者的认知灵活性。对于海洛因成瘾者来说，高诱因突显性的药物相关线索会占用更多的认知资源 [11, 17, 10, 18~19]。当在转换试次中需要更多的认知资源来完成这一任务时，高诱因突显的药物相关线索的出现会加重任务的难度。此外，根据 Gable 和 Harmon-Jones 提出的情绪的动机维度模型（the motivational dimensional model of affect）[20]，积极情绪对认知加工的影响受到趋近动机强度的调节。其中，高趋近动机的积极情绪能缩小注意和认知范围，以使个体集中注意趋近目标 [21]。而药物相关线索可以诱发毒品成瘾者的积极情绪，并对其产生高趋近动机。这可能使成瘾者的注意力集中于药物相关线索，而当任务要求被试将注意从药物相关线索转移到转换任务时，被试不仅需要克服因药物相关线索的诱因凸显性造成的注意定势，还要克服对毒品相关图片的高趋近动机，因而会花费更多的时间，增加任务中的转换代价，表现出减弱的认知灵活性。而对对照组被试来说，毒品相关图片是一种负性厌恶刺激，不具有诱因突显性，它诱发的是个体的回避倾向。当任务中出现毒品相关图片时，正常被试会有意识地将自己的注意力转移开，因而在数字判断任务出现时他们能迅速集中注意去完成。此外，根据情绪的动机维度模型，中性图片可以诱发被试具有低趋近动机的积极情绪，这可以拓宽被试的注意和认知范围，造成分心，使其不能将注意完全集中在任务之上，影响其任务的完成[21]。这可以解释其在药物相关线索条件下会表现出比中性线索条件下反应更快的倾向。总之，本研究的这一发现为支持海洛因相关线索会干扰海洛因成瘾者认知灵活性的假设提供了一定的证据。

本研究首次考察了海洛因成瘾者在药物相关线索下的认知灵活性。灵活的认知与海洛因成瘾者保持戒断状态的关系密切。但当处于毒品或者药物相关线索情境中时，许多海洛因成瘾者很难抗拒诱惑。从本研究的结果来看，一个主要的原因就是药物相关线索会降低成瘾者的认知灵活性，使得他们的思维或者注意更难从毒品相关情境中脱离出来。这说明，成瘾者的思维或者注意能够从毒品相关情境中脱离的灵活性在海洛因复吸中起重要作用。本研究为临床和毒品防治工作提供了一定的启示：一方面，要探索更多的方法增强成瘾者抵抗毒品的诱惑，增强他们的毒品复吸"免疫力"；另一方面，也要意识到成瘾者远离原来毒品使用有关的情境或者人际圈对其维持戒断的重要性。

五、结论

药物相关线索会干扰海洛因成瘾者的认知灵活性。海洛因成瘾者在药物相关线索条件下的转换代价更大。

参考文献

[1] Hampshire A, Owen A M. Fractionating attentional control using event-related fMRI[J]. Cerebral Cortex, 2006, 16(12): 1679-1689.

[2] Loose R, Kaufmann C, Tucha O, et al. Neural networks of response shifting: influence of task speed and stimulus material[J]. Brain Research, 2006, 1090(1): 146-155.

[3] The Wiley-Blackwell handbook of addiction psychopharmacology[M]. John Wiley & Sons, 2013.

[4] Baldacchino A, Balfour D J K, Passetti F, et al. Neuropsychological consequences of chronic opioid use: a quantitative review and meta-analysis[J]. Neuroscience & Biobehavioral Reviews, 2012, 36(9): 2056-2068.

[5] Hekmat S, Mehrjerdi Z A, Moradi A, et al. Cognitive flexibility, attention and speed of mental processing in opioid and methamphetamine addicts in comparison with non-addicts[J]. Basic and Clinical Neuroscience, 2011, 2(2): 12.

[6] Lundqvist T. Cognitive consequences of cannabis use: comparison with abuse of stimulants and heroin with regard to attention, memory and executive functions[J]. Pharmacology

Biochemistry and Behavior, 2005, 81(2): 319-330.

[7] Lyvers M, Yakimoff M. Neuropsychological correlates of opioid dependence and withdrawal[J]. Addictive Behaviors, 2003, 28(3): 605-611.

[8] Ornstein T J, Iddon J L, Baldacchino A M, et al. Profiles of cognitive dysfunction in chronic amphetamine and heroin abusers[J]. Neuropsychopharmacology, 2000, 23(2): 113-126.

[9] Field M, Cox W M. Attentional bias in addictive behaviors: a review of its development, causes, and consequences[J]. Drug and alcohol Dependence, 2008, 97(1-2): 1-20.

[10] Robinson T E, Berridge K C. The neural basis of drug craving: an incentive-sensitization theory of addiction[J]. Brain Research Reviews, 1993, 18(3): 247-291.

[11] Muraven M, Collins R L, Neinhaus K. Self-control and alcohol restraint: an initial application of the self-control strength model[J]. Psychology of Addictive Behaviors, 2002, 16(2): 113.

[12] Braem S, Verguts T, Roggeman C, et al. Reward modulates adaptations to conflict[J]. Cognition, 2012, 125(2): 324-332.

[13] Lang P J, Bradley M M, Cuthbert B N. International affective picture system (IAPS): Affective ratings of pictures and instruction manual[M]. Gainesville, FL: NIMH, Center for the Study of Emotion & Attention, 2005.

[14] Franken I H A, Kroon L Y, Wiers R W, et al. Selective cognitive processing of drug cues in heroin dependence[J]. Journal of Psychopharmacology, 2000, 14(4): 395-400.

[15] Beck A T, Epstein N, Brown G, et al. An inventory for measuring clinical anxiety: psychometric properties[J]. Journal of Consulting and Clinical Psychology, 1988, 56(6): 893.

[16] Beck A T, Steer R A, Brown G. Beck depression inventory–II[J]. Psychological Assessment, 1996.

[17] Muraven M, Shmueli D. The self-control costs of fighting the temptation to drink[J]. Psychology of Addictive Behaviors, 2006, 20(2): 154.

[18] Tiffany S T. A cognitive model of drug urges and drug-use behavior: role of automatic and nonautomatic processes[J]. Psychological Review, 1990, 97(2): 147.

[19] Tiffany S T, Conklin C A. A cognitive processing model of alcohol craving and compulsive alcohol use[J]. Addiction, 2000, 95(8s2): 145-153.

[20] Gable P, Harmon-Jones E. The motivational dimensional model of affect: Implications for breadth of attention, memory, and cognitive categorisation[J]. Cognition and Emotion, 2010, 24(2): 322-337.

[21] Liu Y, Wang Z. Positive affect and cognitive control: Approach-motivation intensity influences the balance between cognitive flexibility and stability[J]. Psychological Science, 2014, 25(5): 1116-1123.

第四节　药物相关线索影响海洛因成瘾者的延迟折扣水平

一、研究概述

研究发现，相较于控制组，药物成瘾者更倾向于选择即时奖赏，对延迟奖赏的主观折扣水平更高[1~2]。这种现象已经在不同类型物质成瘾者身上得到了验证，比如阿片使用者[3~5]、甲基苯丙胺使用者[6~7]、香烟使用者[8]和酒精使用者[9]。然而以往对药物成瘾者跨期决策的研究主要集中于基础研究，较少有研究探索情境性线索对成瘾者跨期决策的影响，例如对成瘾者来说至关重要的药物相关线索。

双系统理论认为，当热系统（hot system）占据主导地位时，在跨期决策中个体会更倾向于选择即时奖赏。热系统中主要是情感发挥作用，在这个系统调控下，个体更容易受到感觉和情绪干扰，并且更容易受到外界刺激控制[10]。此外，大量研究发现，药物相关线索会影响执行功能，比如抑制控制[11~14]、工作记忆[15]等。更重要的是，Kräplin等人通过实证研究考察了香烟线索对尼古丁成瘾者跨期决策的影响，结果发现香烟线索确实会对吸烟者的跨期决策产生影响，使其对未来奖赏的折扣水平更高[8]。但是实证研究的探讨仅涉及香烟成瘾群体，药物相关线索对毒品成瘾者跨期决策的影响更加值得探讨。此外，生活中有些刺激是药物成瘾者不能有意识地知觉到的。例如，地铁通道海报呈现的禁毒宣传广告，电影电视剧里快速闪过的香烟镜头，陌生人手持烟卷吞云吐雾的样子，诊所和医院常见的针管针头等。这些"镜头"对药物成瘾者来说可能只是一闪而过，但可能对他们之后的药物寻求行为产生潜移默化的影响。行为研究表明，阈下刺激确实能够对人的认知和行为产生影响[16~18]，阈下信息可以自动化整合，并影响个体的决策和选择[19~20]。因此，阈下药物相关线索可能也会对药物成瘾者跨期决策产生影响。

基于此，本研究使用跨期决策任务（delay discounting task, DDT），考察阈上阈下药物相关线索对海洛因成瘾者跨期决策的影响。根据Kräplin等人的研究[8]，本研究以AUC值衡量海洛因成瘾者的跨期决策，并且预期阈上药物相关线索能够降低海洛因成瘾者的延迟折扣水平。另外，根据Ruch等人的研究[20]，本研究预期阈下药物相关线索也能够降低海洛因成瘾者的延迟折扣水平。本研究假设：（1）海洛因成瘾者阈上药物相关线索条件下的AUC值显著小于阈上中性线索条件下的AUC值；（2）海洛因成瘾者阈下药物相关线索条件下的AUC值显著小于阈下中性线索条件下的AUC值。

二、实验1：阈上药物相关线索对海洛因成瘾者跨期决策的影响

（一）被试

实验1共选取被试71名，其中37名男性戒断期海洛因成瘾者，来自甘肃某强制隔离戒毒所，年龄在30~59岁之间，受教育年限在6~15年之间。满足DSM-IV阿片类药物依赖诊断标准。正常控制组被试是通过口头和广告方式招募的34名健康男性，无毒品使用史，年龄范围在28~58岁，受教育年限在9~15年之间。所有被试均为右利手，视力或矫正视力正常，无色觉障碍，无既往精神病史或心血管疾病。所有被试均自愿参加实验，并签署知情同意书。被试详细的人口统计学信息如表8-7所示。

表8-7　被试基本信息表（$M \pm SD$）

	海洛因成瘾组（$n = 37$）	对照组（$n = 34$）	p
年龄	49.86 ± 6.26	48.62 ± 8.43	> 0.05
受教育程度（年）	9.32 ± 1.97	10.24 ± 2.10	> 0.05
焦虑水平	36.72 ± 10.86	27.00 ± 6.17	< 0.001
抑郁水平	28.19 ± 10.88	11.88 ± 10.88	< 0.001
冲动水平	63.16 ± 8.97	55.79 ± 8.89	< 0.01
吸毒时长（年）	18.00 ± 9.15		
戒断时长（月）	13.91 ± 6.14		
渴求水平	5.86 ± 3.09		

（二）实验材料与程序

药物图片选取Yang等人研究中已经评定过的图片[21]。中性图片选自国际情绪图片系统[22]，所有图片处理为分辨率450 × 300像素，水平和垂直分辨率为144像素。中性图片效价为5.10 ± 0.24，唤醒度为2.87 ± 0.45；药物图片效价为4.29 ± 0.44，唤醒度为5.70 ± 1.25。

实验一中所使用的研究任务是改编的延迟折扣任务（delay discounting task, DDT）[23~24]。延迟强化物为虚拟的5 000元人民币，即时强化金额分别是：RMB4 500元、RMB4 000元、RMB3 500元、RMB3 000元、RMB2 500元、RMB2 000元、RMB1 500元、RMB1 000元、RMB500元。延迟强化物的延迟时间分别为2天、1周、2周、1月、2月、6月、12月、24月、60月。基于被试在DDT任务中的选择结果，按照公式 $AUC = \sum (x_2 - x_1)[(y_1 + y_2)/2]$ 计算出被试随延迟时间变化过程中的AUC值[25]。

正式试验由 2 个 block 组成，每个 block 包含 81 个 trials，每个 block 间有 2~3 分钟的自控休息时间。实验正式开始之前，主试先要求被试进行练习。练习程序中包括 9 个 trials，让被试熟悉程序和规则，主试进一步向被试解释程序。

实验程序在 E-prime 编制并在屏幕大小为 15.6 英寸、分辨率为 1 920 × 1 080 的电脑上呈现。每个 trial 中，首先在电脑屏幕中央出现一个红色 "+" 并持续 500ms 提醒被试实验开始，接着呈现药物相关线索图片或者中性图片，图片呈现时间为 500ms，随后呈现 300~500ms 的随机空屏，然后屏幕上会出现两个选项，左侧为即时选项，顶部写 "现在就归你"，右侧为延迟选项，顶部写延迟一段时间后归被试，例如 "一周后就归你"，要求被试根据自己真实的想法尽快进行按键反应，左侧选项按 F 键，右侧选项按 J 键。随后开始下一个 trial。

该实验分为 2 部分：（1）被试进行延迟折扣任务练习和正式实验；（2）被试填写基本信息和问卷。问卷包括：（1）包括年龄、文化水平等信息在内的一般人口学资料，戒断者还需要填写进所之前药物使用等情况；（2）贝克焦虑量表（BAI）；（3）贝克抑郁量表（BDI-Ⅱ）；（4）Barratt-11 冲动性量表。

（三）实验设计

本实验采用 2（被试类型：海洛因成瘾者、正常控制组）× 2（刺激类型：阈上药物相关线索、阈上中性线索）混合实验设计。被试类型为组间变量，刺激类型为组内变量。被试在延迟折扣任务中的 AUC 值为因变量。

（四）实验结果

首先，对被试的 AUC 值进行 2（被试类型：海洛因成瘾者、正常控制组）× 2（刺激类型：药物相关线索、中性线索）的重复测量方差分析（结果详见图 8-6）。结果发现，被试类型的主效应不显著，$F(1, 69) = 1.14$，$p > 0.05$；刺激类型的主效应不显著，$F(1, 69) = 0.921$，$p > 0.05$。被试类型和刺激类型交互作用显著，$F(1, 69) = 4.116$，$p < 0.05$，$\eta_p^2 = 0.056$。简单效应分析结果表明，对于海洛因成瘾者，药物相关线索条件下的 AUC 值显著小于中性线索条件下的 AUC 值（$p < 0.05$）；对于正常控制组，药物相关线索条件下的 AUC 值和中性线索条件下的 AUC 值无显著差异（$p > 0.05$）。另外，将被试的焦虑、抑郁和冲动水平与药物和中性线索条件下的 AUC 差值进行相关分析后发现，被试的抑郁水平和 AUC 差值显著正相关（$r = 0.270$，$p < 0.05$）。

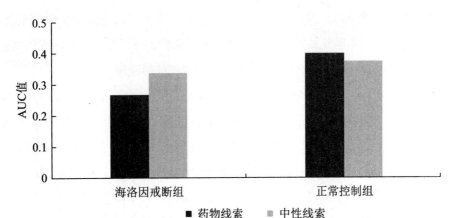

图 8-6　两组被试在不同刺激类型条件下的平均 AUC 值

注：*$p < 0.05$

三、实验2：阈上药物相关线索对海洛因成瘾者跨期决策的影响

（一）被试

实验 2 共选取被试 68 名，其中 35 名男性戒断期海洛因成瘾者，来自甘肃某强制隔离戒毒所，年龄在 35~65 岁之间，受教育年限在 6~16 年之间。满足 DSM-IV 阿片类药物依赖诊断标准。正常控制组被试是通过口头和广告方式招募的 33 名正常男性，无毒品使用史，年龄范围在 26~57 岁，受教育年限在 9~15 年之间。所有被试均为右利手，视力或矫正视力正常，无色觉障碍，无既往精神病史或心血管疾病。所有被试均自愿参加实验，并签署知情同意书。被试详细的人口统计学信息如表 8-8 所示。

表 8-8　被试基本信息表（$M \pm SD$）

	海洛因成瘾组（$n = 35$）	对照组（$n = 33$）	p
年龄（岁）	50.69 ± 5.71	49.85 ± 7.67	> 0.05
受教育程度（年）	9.77 ± 1.51	10.55 ± 1.85	> 0.05
焦虑水平	33.54 ± 10.14	26.76 ± 6.92	< 0.01
抑郁水平	25.20 ± 9.89	12.58 ± 10.71	< 0.001
冲动水平	61.71 ± 6.61	57.61 ± 9.12	< 0.05
吸毒时长（年）	17.00 ± 9.89		
戒断时长（月）	16.66 ± 4.66		
渴求水平	3.68 ± 3.10		

（二）实验材料与实验程序

实验二的实验材料同实验一。实验范式选取同实验一。正式实验由 2 个 block 组成，每个 block 包含 81 个 trials，每个 block 间有 2~3 分钟的自控休息时间。实验正式开始之前，主试先要求被试进行练习。练习程序中包括 9 个 trials，让被试熟悉程序和规则，主试进一步向被试解释程序。实验程序在 E-prime 编制并在屏幕大小为 15.6 英寸、分辨率为 1920 Pixel× 1080 Pixel 的电脑上呈现。每个 trial 中，首先在电脑屏幕中央出现一个 "+" 并持续 500ms 提醒被试实验开始，接着呈现 33ms 的掩蔽刺激，然后呈现药物图片或者中性图片，图片呈现时间为 17ms，随后呈现 33ms 的掩蔽刺激，然后屏幕上会出现两个选项，左侧为即时选项，顶部写 "现在就归你" 提示，右侧为延迟选项，顶部写延迟一段时间后归被试字样，例如 "一周后就归你"，要求被试根据自己真实的想法尽快做出按键反应，左侧选项按 F 键，右侧选项按 J 键。随后进入下一个 trial 之后，被试还需要完成迫选任务。

该实验分为 3 部分：（1）被试进行延迟折扣任务练习和正式实验；（2）被试完成迫选任务；（3）被试填写基本信息和问卷。问卷包括：（1）一般人口学资料，包括年龄、文化水平等信息，戒断者还需要填写进所之前药物使用情况等；（2）贝克焦虑量表（BAI）；（3）贝克抑郁量表（BDI-Ⅱ）；（4）Barratt-11 冲动性量表。

（三）实验设计

采用 2（被试类型: 海洛因成瘾组、正常控制组）×2（刺激类型: 阈下药物相关线索、阈下中性线索）混合实验设计。被试类型为组间变量，刺激类型为组内变量。被试在延迟折扣任务中的 AUC 值为因变量。

（四）实验结果

首先，对实验组和正常组的迫选任务正确率进行独立样本 t 检验发现，实验组正确率和正常组正确率没有显著差异，$t(66) = -1.48$，$p > 0.05$。

对被试的 AUC 值进行 2（被试类型：海洛因成瘾组、正常控制组）×2（刺激类型: 阈下药物相关线索、阈下中性线索)的重复测量方差分析(结果详见图 8-7)。结果发现，被试类型的主效应显著，$F(1, 66) = 6.62$，$p < 0.05$，$\eta_p^2 = 0.091$；刺激类型的主效应显著，$F(1, 66) = 5.67$，$p < 0.05$，$\eta_p^2 = 0.079$。被试类型和刺激类型交互作用显著，$F(1, 66) = 11.14$，$p < 0.01$，$\eta_p^2 = 0.144$。简单效应分析结果表明，对于海洛因成瘾者，阈下药物相关线索条件下的 AUC 值显著小于阈下中性线索条件下的 AUC 值（$p < 0.001$）；对于正常控制组，阈下药物相关线索条件下的 AUC 值和阈下中性线索条件下的 AUC 值无显著差异（$p > 0.05$）。另外，将被试的焦虑、抑郁和冲动水平与药物和中性线索条件下的 AUC 差值进行相关分析后发现，被试的抑郁、焦虑和冲动水平与 AUC 差值不相关。

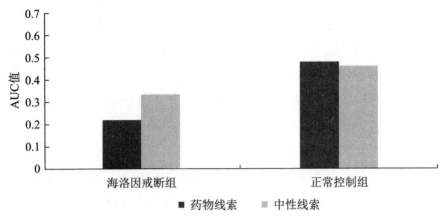

图 8-7　两组被试在不同刺激类型条件下的平均 AUC 值

注：***$p < 0.001$

四、讨论

本研究使用金钱延迟折扣任务考察了海洛因成瘾者在阈上、阈下药物相关线索条件下的跨期决策。研究结果发现，相比中性线索条件，阈上和阈下呈现的药物相关线索都会显著降低海洛因成瘾者的 AUC 值。

本研究实验 1 的实验结果和前人的研究结果一致。对尼古丁成瘾者的研究发现，与中性图片相比，尼古丁成瘾者在吸烟相关线索呈现后其对延迟奖赏的延迟折扣水平更高[8]。海洛因成瘾者在面对药物相关刺激时，试图抑制线索诱发的生理和心理反应而产生自我控制。自我控制，尤其是抑制控制能力可能会消耗有限的认知资源。因此在抑制控制努力过后，随后的自我控制尝试更有可能失败，从而导致冲动性决策[26]。因此，实验 1 结果说明，药物相关线索会影响海洛因成瘾者的跨期决策能力，增加其对延迟奖赏的延迟折扣水平。此外，本研究通过被试的焦虑、抑郁和冲动水平与被试在两种条件下的 AUC 差值进行相关分析后发现，被试的抑郁水平和 AUC 差值显著正相关。这可能是因为抑郁情绪在海洛因成瘾者跨期决策的损伤中起到了部分作用。有研究发现，负性情绪，尤其是抑郁情绪对酒精使用者的决策具有不利影响[27]。

实验 2 结果表明阈下药物相关线索影响了海洛因成瘾者的跨期决策。虽然海洛因成瘾者意识不到药物相关线索的存在，但其跨期决策仍会受到影响。这一结果可能是由两方面的原因造成的。首先，海洛因成瘾者对药物刺激的反应可能由一系列神经内分泌和神经递质系统介导，可以对药物相关线索自动进行反应，并且其中的反应部分超出了意识反应，即无意识反应。就像人类的情绪触发已经进化为能够对环境威胁刺激和食欲刺激自动反应的过程，由一系列神经内分泌和神经递质系统介导[28]。这种自动反应对于人类来说，是一种有利的进化决策机制[28~29]。但对于药物成瘾者来说，这种机制可能导致他们做出不利决策。其次，在面对药物相关线索时，海洛因成瘾者试图抵制药物相关线索诱发的生理心理反应会消耗有限的认知资源。在抑制控制努力过后，随后的自我控制尝试更有可能失败，从而导致冲动性决策[26]。

五、结论

阈上和阈下的药物相关线索会升高海洛因成瘾者在跨期决策中的延迟折扣水平。

参考文献

[1] Amlung M, Vedelago L, Acker J, et al. Steep delay discounting and addictive behavior: A meta-analysis of continuous associations[J]. Addiction, 2017, 112(1): 51-62.

[2] Biernacki K, McLennan S N, Terrett G, et al. Decision-making ability in current and past users of opiates: A meta-analysis[J]. Neuroscience & Biobehavioral Reviews, 2016, 71: 342-351.

[3] Kirby K N, Petry N M, Bickel W K. Heroin addicts have higher discount rates for delayed rewards than non-drug-using controls[J]. Journal of Experimental Psychology: General, 1999, 128(1): 78.

[4] Scherbaum S, Haber P, Morley K, et al. Biased and less sensitive: A gamified approach to delay discounting in heroin addiction[J]. Journal of Clinical and Experimental Neuropsychology, 2018, 40(2): 139-150.

[5] Kirby K N, Petry N M. Heroin and cocaine abusers have higher discount rates for delayed rewards than alcoholics or non - drug - using controls[J]. Addiction, 2004, 99(4): 461-471.

[6] Ballard M E, Mandelkern M A, Monterosso J R, et al. Low dopamine D2/D3 receptor availability is associated with steep discounting of delayed rewards in methamphetamine dependence[J]. International Journal of Neuropsychopharmacology, 2015, 18(7).

[7] Yoon J H, Weaver M T, De La Garza R, et al. Comparison of three measurement models of discounting among individuals with methamphetamine use disorder[J]. The American Journal on Addictions, 2018, 27(5): 425-432.

[8] Kräplin A, Scherbaum S, Bühringer G, et al. Decision-making and inhibitory control after smoking-related priming in nicotine dependent smokers and never-smokers[J]. Addictive Behaviors, 2019, 88: 114-121.

[9] Dennis L E, Kohno M, McCready H D, et al. Neural correlates of reward magnitude and delay

during a probabilistic delay discounting task in alcohol use disorder[J]. Psychopharmacology, 2020, 237(1): 263-278.

[10] Metcalfe J, Mischel W. A hot/cool-system analysis of delay of gratification: dynamics of willpower[J]. Psychological Review, 1999, 106(1): 3.

[11] Volkow N D, Tomasi D, Wang G J, et al. Reduced metabolism in brain "control networks" following cocaine-cues exposure in female cocaine abusers[J]. PloS One, 2011, 6(2): e16573.

[12] Field M, Jones A. Elevated alcohol consumption following alcohol cue exposure is partially mediated by reduced inhibitory control and increased craving[J]. Psychopharmacology, 2017, 234(19): 2979-2988.

[13] Pike E, Stoops W W, Fillmore M T, et al. Drug-related stimuli impair inhibitory control in cocaine abusers[J]. Drug and Alcohol Dependence, 2013, 133(2): 768-771.

[14] Verdejo-García A, Lubman D I, Schwerk A, et al. Effect of craving induction on inhibitory control in opiate dependence[J]. Psychopharmacology, 2012, 219(2): 519-526.

[15] 杨玲, 曹华, 马雪, 等. 药物相关线索干扰海洛因戒断者的刷新能力 [J]. 心理科学, 2018, 41(4): 996-1002.

[16] Smith G J W, Spence D P, Klein G S. Subliminal effects of verbal stimuli[J]. The Journal of Abnormal and Social Psychology, 1959, 59(2): 167.

[17] Somekh D E, Wilding J M. Perception without awareness in a dichoptic viewing situation[J]. British Journal of Psychology, 1973, 64(3): 339-349.

[18] Underwood G. Subliminal perception on TV[J]. Nature, 1994.

[19] Pessiglione M, Petrovic P, Daunizeau J, et al. Subliminal instrumental conditioning demonstrated in the human brain[J]. Neuron, 2008, 59(4): 561-567.

[20] Ruch S, Züst M A, Henke K. Subliminal messages exert long-term effects on decision-making[J]. Neuroscience of Consciousness, 2016, 2016(1).

[21] Yang L, Zhang J, Zhao X. Implicit processing of heroin and emotional cues in abstinent heroin users: Early and late event-related potential effects[J]. The American Journal of Drug and Alcohol Abuse, 2015, 41(3): 237-245.

[22] Lang P J, Bradley M M, Cuthbert B N. International affective picture system (IAPS): Affective ratings of pictures and instruction manual[M]. Gainesville, FL: NIMH, Center for the Study of Emotion & Attention, 2005.

[23] Petry N M, Casarella T. Excessive discounting of delayed rewards in substance abusers with gambling problems[J]. Drug and Alcohol Dependence, 1999, 56(1): 25-32.

[24] 窦凯, 聂衍刚, 王玉洁, 等. 自我损耗促进冲动决策: 来自行为和 ERPs 的证据 [J]. 心理学报, 2014, 46(10): 1564.

[25] Myerson J, Green L, Warusawitharana M. Area under the curve as a measure of discounting[J]. Journal of The Experimental Analysis of Behavior, 2001, 76(2): 235-243.

[26] Muraven M, Baumeister R F. Self-regulation and depletion of limited resources: Does self-control resemble a muscle?[J]. Psychological Bulletin, 2000, 126(2): 247.

[27] Gonzalez V M, Reynolds B, Skewes M C. Role of impulsivity in the relationship between depression and alcohol problems among emerging adult college drinkers[J]. Experimental and Clinical Psychopharmacology, 2011, 19(4): 303.

[28] Panksepp J. Affective consciousness: Core emotional feelings in animals and humans[J]. Consciousness and Cognition, 2005, 14(1): 30-80.

[29] Panksepp J. Cross-species affective neuroscience decoding of the primal affective experiences of humans and related animals[J]. PloS One, 2011, 6(9): e21236.

本章小结

诱因突显性归因和反应抑制损伤在药物成瘾不同时期(毒品陶醉、毒品渴求、冲动性毒品使用、停药)起到不同作用。突显性归因受损是指药物成瘾者会对药物相关线索分配更多的注意力,而以 PFC 为代表的反应抑制能力受损则导致药物成瘾者不能有效地抑制其使用药物的冲动性。同时药物成瘾的双加工模型理论也认为冲动性系统与控制系统的失衡是药物成瘾的核心原因。即药物成瘾者的冲动性系统对药物或药物相关的线索存在过度激活现象,而其受损的控制系统则不能很好地抑制其使用药物的冲动性。基于以上理论假设,考察药物成瘾者的药物相关线索与其执行功能的交互作用则具有重要的研究意义。这些研究有助于揭示药物成瘾者暴露于药物相关线索造成的药物寻求行为的机制。

本章节的四项研究表明,药物相关线索与海洛因成瘾者的执行功能与决策之间具有复杂的交互作用。海洛因成瘾者暴露于药物相关线索时,其对药物相关线索的自动化加工会干扰其任务表现。具体而言,来自 ERP 的研究发现,当药物相关线索作为偏差刺激时会诱发其更小的 N200 成分。海洛因成瘾者存在对药物相关线索的特异性的反应抑制缺陷。此外,相比中性图片作为背景,当药物相关线索作为背景时,海洛因成瘾者存在更大的 Flanker 干扰效应。而且,药物相关线索的出现也会导致海洛因成瘾者的认知灵活性下降。而在决策方面,药物相关线索暴露会使海洛因成瘾者在跨期决策中更加倾向于选择即时选项。这些研究结果说明海洛因成瘾者在现实生活中暴露于药物相关线索时会诱发一系列生理心理反应(例如,注意偏向、渴求等),并且这些反应会通过复杂的作用机制导致其认知功能和决策能力的恶化。这也可能是海洛因成瘾者回归社会后产生复吸行为的一种重要机制。这些研究结果也提示我们,即使处于戒断期,海洛因成瘾者可能仍然存在复吸的风险。降低海洛因成瘾者回归社会后暴露于药物相关线索的风险仍然具有重要意义。

扩展阅读

Pike E, Stoops W W, Fillmore M T, et al. Drug-related stimuli impair inhibitory control in cocaine abusers[J]. Drug and Alcohol Dependence, 2013, 133(2): 768-771.

Zilverstand A, Huang A S, Alia-Klein N, et al. Neuroimaging impaired response inhibition and salience attribution in human drug addiction: a systematic review[J]. Neuron, 2018, 98(5): 886-903.

第九章　奖赏动机对海洛因成瘾者执行功能的影响

章节导读

本书分别在第三章和第五章介绍了药物成瘾者的奖赏加工和执行功能。而一些药物成瘾理论认为成瘾者的奖赏失调（如，注意偏向）受到执行功能的调控，而执行功能障碍会进一步增强奖赏失调。并且在以往的研究中发现药物相关线索会干扰成瘾人群的执行功能。由于金钱奖赏具有塑造和激励个体行为的作用。以往研究也发现执行功能会受到自然奖赏的影响。正常个体的行为经常会受到自然奖赏的调节，例如受到奖赏的行为倾向于更多出现，受到惩罚的行为倾向于更少出现，这代表了个体正常的奖赏功能。双重竞争模型认为情绪和动机与执行控制的交互作用决定了行为结果，情绪和动机会影响感知和执行水平的竞争，其中动机对执行功能的影响有两种途径：其一，增强的动机通过影响注意的定向和再定向导致执行功能的增强。其二，为了实现奖赏最大化，动机能再分配执行功能的认知资源。海洛因成瘾者则表现出对自然奖赏敏感性异常。然而，金钱奖赏对海洛因成瘾者执行功能的影响还不清楚。因此，理解药物成瘾者奖赏动机与执行功能的交互作用将有利于人们加深对药物成瘾的认识。

为了更好地帮助读者了解海洛因成瘾者的奖赏动机与执行功能的关系，本章第一节首先综述了海洛因成瘾者奖赏功能以及执行功能的相关研究，以及奖赏和执行功能的交互作用，从而使读者对于该领域有一个宏观的了解。在此基础上，考虑到工作记忆作为执行功能的核心组成部分，在本章第二节采用 n-back 任务考察了金钱奖赏对海洛因成瘾者工作记忆的影响。

重要术语

奖赏　惩罚　动机　执行功能

第一节　奖赏对海洛因成瘾者执行功能的影响机制

一、研究概述

药物成瘾被认为是一种奖赏失调和执行功能障碍[1]。长期使用成瘾物质会导致个体包括奖赏系统在内的大脑结构和功能的持久改变，这被认为是药物成瘾发展和维持的基础[2~5]。大多数成瘾物质的药理作用主要表现为物质摄入后在伏隔核（nucleus accumbens, NAc）区域多巴胺（dopamine, DA）水平的快速上升，DA 是一个多层面的神经递质，涉及运动和认知功能的调节，凸显性归因和注意调整，奖赏和动机调节[6]。诱因—易感化理论[5]认为反复的物质使用会造成个体 NAc 等脑结构的功能改变和 DA 神经递质的传递减弱，这个过程被称为神经敏化。神经敏化使得药物相关线索获得诱因动机特征，变得尤其凸显，同时会降低对自然奖赏的敏感性。因此，成瘾者表现出对物质相关诱因的偏好和对非物质使用行为的兴趣降低，这种奖赏失调无疑是个体对成瘾物质产生依赖的重要原因之一[7]。此外，药物成瘾也被认为与个体前额叶系统等脑区有关的高阶执行功能障碍有关[8~12]。长期的成瘾物质使用和不同认知缺陷模式之间的关系有两种：一方面，认知缺陷是特定物质对前额脑环路影响的一种结果；另一方面，存在认知缺陷的个体更有可能倾向于滥用物质[8, 13~14]。因此，奖赏失调和执行功能障碍在药物成瘾行为中起着重要的作用，然而两者的关系在海洛因成瘾中还不清楚。从心理学角度研究奖赏对执行功能的影响机制，不仅有助于探索物质滥用"心瘾难戒"的深层次原因，构建更全面的药物成瘾理论，还有助于形成认识和理解药物成瘾的知识体系，为物质滥用防治的实践工作提供科学依据。

二、海洛因成瘾者的奖赏功能研究

对奖赏功能的研究涉及不同类型的奖赏诱因，在药物成瘾领域奖赏诱因包括成瘾物质奖赏和非成瘾物质奖赏两类，成瘾物质奖赏主要包括成瘾物质和物质相关线索，通过与成瘾物质使用的反复匹配，药物相关线索获得了诱因凸显性特征[5]；非成瘾物质奖赏即自然奖赏，一般分为初级奖赏（食物、水等）和次级奖赏（金钱、权力等），由于初级奖赏与机体状态的密切关系（如饥、渴等），其诱因价值不太稳定[15]，而金钱诱因是一种更具代表性和更易操纵的次级奖赏[16]。因此，非成瘾物质奖赏常用金钱作为诱因刺激。

一方面，使用金钱作为诱因刺激的研究显示，海洛因成瘾者对金钱奖赏的延迟折扣率高于对照组[17~21]，电生理层面的研究发现海洛因成瘾者在金钱奖赏加工任务中存在异常的脑电变化[22]。另一方面，使用成瘾物质作为诱因刺激的研究显示，海洛因成瘾者对海洛因奖赏的延迟折扣率显著高于金钱奖赏[17]。这些研究表明海洛因成瘾者存在"即时收益优先"高风险决策模式和对长时收益的敏感性降低，以及对海洛因奖赏的高度敏感性。因此，不论是金钱还是海洛因奖赏，海洛因成瘾者的奖赏加工都存在异常。

奖赏失调还表现为对海洛因相关线索存在显著的优势注意加工。在行为层面上，研究发现，相比中性线索，成瘾者对海洛因相关线索有更多的注意偏向，如 Stroop 任务中对海洛因图片存在更长的反应时[23~26]，点探测任务中对替换海洛因相关图片的目标探测存在更短的反应时[27]。在脑电层面上，无论是在注意加工的早期阶段（early posterior negativity, EPN）[28]还是晚期阶段（P300; late positive potential, LPP）[29]，海洛因相关图片（相比中性图片和对照组）会诱发成瘾者更大的脑电位变化。在脑成像层面上，研究发现相比非海洛因相关线索，相关线索能更大地激活扣带回、海马、舌回、梭回等与奖赏机制相关的脑区[30]，以及腹侧背盖区（ventral tegmental area）[31]和双侧额下回（inferior frontal cortex, IFC）[32]等与渴求感和注意加工有关的脑区。另有研究使用比较生态化的推/拉任务（Pull/Push Task）发现，相比中性线索，海洛因成瘾者对海洛因相关线索表现出更多的接近倾向（Pull）以及更少的回避倾向（Push）[33]。这些研究都表明反复的海洛因使用与增强的海洛因线索反应相关，而异常的线索反应是促进成瘾行为发展和导致药物成瘾者戒断后复吸的重要因素[9, 34]。

三、海洛因成瘾者的执行功能研究

执行功能（executive functions），也叫执行控制或者认知控制功能，是人类的高级认知功能，能够对各种认知过程进行调控，实现对行为自上而下的调节[35~38]。Baddeley[37]将执行功能定义为在完成复杂的认知任务时，对各种认知过程进行协调，从而保证认知系统以灵活、优化的方式实行对特定目标的一般性控制机制。其本质是对其他认知过程进行控制和调节，根本目的是产生协调有序的、具有目的性的行为。研究者普遍认为执行功能涉及三个最基本的子功能：任务转换（shifting between tasks or mental sets），工作记忆表征的刷新（updating and monitoring of working memory representations）和优势反应的抑制（inhibition of prepotent responses）[38]。

海洛因成瘾人群的执行功能障碍被大量研究证实[13, 39~48]，成瘾者的行为调控能力降低，从而产生持续用药、戒断后复吸以及一些犯罪活动等。以往的研究主要集中在抑制功能方面，在行为水平上，研究发现海洛因成瘾者在 Stroop 任务中的反应时更长，错误率更高[40, 45]。脑电层面上，有研究使用 Stroop 任务发现对照组在不一致条件下诱发相比一致条件显著更大的 N2 和正慢波（slow positive potential, SP），而这种效应在戒断期海洛因成瘾者中消失，并且海洛因戒断者在不一致条件下相比对照组存在显著更小的 N2、SP 波幅[42]。研究者认为这表明了戒断期海洛因成瘾者可能存在早期冲突监控障碍和晚期反应冲突解决加工异常。有两项脑电研究还发现在等概率 Go/Nogo 任务中，海洛因戒断者的反应抑制受损表现在冲突监控阶段降低的 N2 波幅和行为抑制阶段延长的 P3 潜伏期[28, 39]。脑成像的研究表明，无论是处于戒断期[44]还是非戒断期[46]，在反应抑制任务中海洛因成瘾者的前额皮层等认知控制相关的脑结构激活减弱。然而，相对于抑制功能，执行功能中的其他子功能研究相对较少，但研究也发现了海洛因成瘾者在认知灵活性、注意、转换、决策、工作记忆等任务上存在缺陷[13, 43, 45, 47]。

四、奖赏与执行功能的交互作用

药物成瘾理论认为成瘾者的奖赏失调（如，注意偏向）受到执行功能的调控，而执行功能障碍会进一步增强奖赏失调[8~12]。有研究发现可卡因成瘾者对可卡因相关线索的注意偏向与随后的抑制任务中的错误率显著正相关[49]，研究者推测反应抑制缺陷是成瘾者产生注意偏向的认知基础。但是该研究的结果是不同任务中成瘾者表现的相关关系，并不能确定因果关系。对该研究的结果还存在另一种可能的解释，由于可卡因相关线索具有诱因凸显性和情绪唤醒的特点，从而干扰了成瘾者的认知功能[50~51]。

基于大量神经影像学研究的双重竞争模型[52]认为情绪和动机与执行控制的交互作用决定了行为结果，情绪和动机会影响感知和执行水平的竞争。其中动机对执行功能的影响通过两种途径：其一，增强的动机通过影响注意的定向和再定向导致执行功能的增强。如，研究发现奖赏能够增强个体的冲突适应[53]；其二，为了实现奖赏最大化，动机能再分配执行功能的认知资源。如，研究发现金钱奖赏导致 Stop-signal 任务中个体的抑制能力降低[54]和工作记忆任务中注意转换代价增加[53]。因此，近年来一些研究开始关注药物成瘾人群特定于奖赏诱因情境的执行功能。

一些研究发现药物相关线索会降低或者干扰成瘾人群的抑制功能，例如，可卡因成瘾者[55~57]，酒精使用者[58~59]。另一些研究还发现药物相关线索会干扰成瘾者的其他认知功能。例如，研究发现酒精相关线索会干扰社交性饮酒者的冲突适应[60]，吸烟相关线索会减弱吸烟者的错误后减慢（post-error slowing）和错误加工相关的脑电活动[61]，以及可卡因相关线索会降低成瘾者高工作记忆负荷条件下的任务表现并伴随着 IFC 增加的血氧水平信号[62]。此外，还有研究考察了暴露于海洛因相关线索后成瘾者的脑功能连接，结果发现眶额皮层（orbital frontal cortex）、前扣带皮层（anterior cingulate cortex, ACC）、背侧前额皮层和补充运动区（supramarginal motor area）等与自我控制和抑制有关的功能连接减弱[63]。

也有脑成像研究使用了金钱诱因 Go/Nogo 任务，该任务会对 Nogo 刺激的抑制错误进行金钱惩罚。结果发现，相比对照组，可卡因成瘾者存在更多的抑制失败和降低的错误后减慢；并且在受到金钱惩罚的抑制失败条件下，可卡因成瘾者的背侧 ACC、右脑岛和右侧前额区并没有变化，而对照组则显示出这些区域血氧活动的增加[64]，这表明奖赏诱因对成瘾者执行功能的调节出现异常。这些研究证据意味着奖赏功能与执行功能相互作用，协同工作，共同影响着成瘾者的行为（如，物质寻求和使用）。

总之，尽管已经有一些其他药物成瘾研究开始探索奖赏与执行功能之间的相互作用，但是也存在一些不一致的研究结果。例如，有两项 ERP 研究发现药物相关线索并不会影响吸烟者[61]和轻度饮酒者[58]的反应抑制，但是会影响重度饮酒者的反应抑制，表现为 Go/Nogo 任务中重度饮酒者在酒精相关线索下增加的 Nogo 错误率和延迟的 P300[58]。未来的研究需要考虑以下两个方面：首先，成瘾严重程度。例如，有研究也发现轻度饮酒者不存在对酒精相关图片的注意偏向[65~66]。其次，戒断时长。例如，神经脑成像研究发现海洛因和可卡因戒断者在 Go/Nogo 任务中并不存在反应抑制相关的行为表现、脑电活动和脑区激活异常，研究者把这一结果归因于长期戒断导致的认知功能恢复[67~68]。有研究还发现与短期戒断的海洛因成瘾者相比，长期戒断后成瘾者的戒断症状减轻并且海洛因相关线索诱发的背侧纹状体、脑岛等活动降低，表明长期戒断会降低海洛因相关线索的凸显性[69]。

参考文献

[1] Morie KP, De Sanctis P, Garavan H, et al. Executive dysfunction and reward dysregulation:A high-density electrical mapping study in cocaine abusers[J] . Neuropharmacology, 2014, 85, 397-407.

[2] Blum K, Braverman ER, Holder JM, et al. The reward deficiency syndrome: A biogenetic model for the diagnosis and treatment of impulsive, addictive and compulsive behaviors[J]. Journal of Psychoactive Drugs, 2000, 32(Suppl. 1), 1-112.

[3] Koob GF, Volkow ND. Neurocircuitry of Addiction[J]. Neuropsychopharmacology, 2010, 35(4), 217-238.

[4] Noël X, Brevers D, Bechara AA. neurocognitive approach to understanding the neurobiology of addiction[J]. Current Opinion in Neurobiology, 2013, 23(4), 632-638

[5] Robinson, TE, Berridge KC. The neural basis of drug craving: An incentive-sensitization theory of addiction[J]. Brain Research Reviews, 1993, 18(3), 247-291.

[6] Baler RD, Volkow ND. Drug addiction: The neurobiology of disrupted self-control[J]. Trends in Molecular Medicine, 2006, 12(12), 559-566.

[7] 杨玲，苏波波，张建勋，等 . 物质成瘾人群金钱奖赏加工的异常机制及可恢复性 [J]. 心理科学进展 , 2015, 23(9), 1617-1626.

[8] Field M, Cox WM. Attentional bias in addictive behaviors: A review of its development, causes, and consequences[J]. Drug and Alcohol Dependence, 2008, 97(1-2), 1-20.

[9] Goldstein RZ, Volkow ND. Drug addiction and its underlying neurobiological basis: Neuroimaging evidence for the involvement of the frontal cortex[J]. American Journal of Psychiatry, 2002, 159(10), 1642-1652.

[10] Goldstein RZ, Volkow ND. Dysfunction of the prefrontal cortex in addiction: neuroimaging findings and clinical implications[J]. Nature Reviews Neuroscience, 2001, 12(11), 652-669.

[11] Wiers RW, Stacy AW. Implicit cognition and addiction[J]. Current Directions in Psychological Science, 2006, 15(6), 292-296.

[12] Wiers RW, Bartholow BD, van den Wildenberg E, et al. Automatic and controlled processes and the development of addictive behaviors in adolescents: A review and a model.[J]. Pharmacology Biochemistry and Behavior, 2007, 86(2), 263-283.

[13] Fishbein DH, Krupitsky E, Flannery BA, et al. Neurocognitive characterizations of Russian heroin addicts without a significant history of other drug use.[J]. Drug and Alcohol Dependence, 2007, 90(1), 25-38.

[14] Perry JL, Carroll ME. The role of impulsive behavior in drug abuse.[J]. Psychopharmacology, 2008, 200(1), 1-26.

[15] Lutz K, Widmer M. What can the monetary incentive delay task tell us about the neural processing of reward and punishment?[J]. Neuroscience and Neuroeconomics, 2014, 3, 33-45.

[16] Knutson B, Greer, SM. Anticipatory affect: neural correlates and consequences for choice. [J]. Philosophical Transactions of the Royal Society B: Biological Sciences, 2008, 363, 3771-3786.

[17] 张锋, 水仁德, 周艳艳, 等. 海洛因延迟强化物超快速折扣倾向的心理机制 [J]. 心理学报, 2009, 41(8),763-772.

[18] 张锋, 周艳艳, 李鹏, 等. 海洛因戒除者的行为冲动性: 基于 DDT 和 IGT 任务反应模式的探讨 [J]. 心理学报, 2008, 40(6), 642-653.

[19] 周艳艳, 蒋文山, 李平, 等. 收益—风险并存情境中海洛因戒除者的行为冲动性 [J]. 应用心理学, 2007, 13(4), 317-322.

[20] 周艳艳, 张锋, 蒋文山, 等. 延迟强化条件下不同时相海洛因戒除者的行为冲动性 [J]. 中国药物依赖性杂志, 2008, 17(4), 276-281.

[21] Kirby KN, Petry NM, Bickel WK. Heroin addicts have higher discount rates for delayed rewards than non-drug-using controls[J]. Journal of Experimental Psychology: General, 1999, 128(1), 78-87.

[22] 周平艳, 刘丹玮, 周仁来, 等. 不同戒断期毒品戒断者对金钱奖赏敏感性的 ERP 研究 [J]. 中国临床心理学杂志, 2014, 22(04), 571-576.

[23] 沈模卫, 朱海燕, 张锋, 等. 海洛因戒除者对相关线索和负性生理线索的注意偏向 [J]. 心理科学, 2006, 29(6), 1287-1290.

[24] 张锋, 沈模卫, 朱海燕, 等. 双线索竞争条件下海洛因戒除者的前注意偏向特性 [J]. 心理科学, 2005, 28(5), 1047-1051.

[25] 朱海燕, 沈模卫, 殷素梅. 不同康复时相戒除者对海洛因相关线索的注意偏向 [J]. 应用心理学, 2005, 11(4), 297-301.

[26] Franken IHA, Kroon LY, Wiers, RW, et al. Selective cognitive processing of drug cues in heroin dependence[J]. Journal of Psychopharmacology, 2000, 14(4), 395-400.

[27] Lubman DI, Peters LA, Mogg K, et al. Attentional bias for drug cues in opiate dependence[J]. Psychological Medicine, 2000, 30(1), 169-175.

[28] Yang L, Xu QY, Li SF, et al. The effects of methadone maintenance treatment on heroin

addicts with response inhibition function impairments: Evidence from event-related potentials[J]. Journal of Food and Drug Analysis, 2015, 23, 260-266.

[29] Lubman DI, Allen NB, Peters LA, et al. Electrophysiological evidence that drug cues have greater salience than other affective stimuli in opiate addiction[J]. Journal of Psychopharmacology, 2008, 22(8), 836-842.

[30] 曾红, 苏得权, 姜醒, 等. 不同药物相关线索反应下感觉—运动脑区的激活及作用 [J]. 心理学报, 2015, 47(07), 890-902.

[31] Zijlstra F, Veltman DJ, Booij J, et al. Neurobiological substrates of cue-elicite dcraving and anhedonia in recently abstinent opioid-dependent males[J]. Drug and Alcohol Dependence, 2009, 99, 183-192.

[32] Xiao ZW, Lee T, Zhang JX, et al. Thirsty heroin addicts show different fMRI activations when exposed to water-related and drug-related cues[J]. Drug and Alcohol Dependence, 2006, 83(2), 157-162.

[33] Zhou YY, Li XY, Zhang M, et al. Behavioural approach tendencies to heroin-related stimuli in abstinent heroin abusers[J]. Psychopharmacology, 2012, 221(1), 171-176.

[34] Marissen MAE, Franken IHA, Waters, A. J, et al. Attentional bias predicts heroin relapse following treatment[J]. Addiction, 2006, 101(9), 1306-1312.

[35] 李红, 高山, 王乃弋. 执行功能研究方法评述 [J]. 心理科学进展, 2004, 12(5), 693-705.

[36] 周雅. 情绪唤起对执行功能的作用 [J]. 心理科学进展, 2013, 21(7), 1186-1199.

[37] Baddeley A. Exploring the central executive[J]. The Quarterly Journal of Experimental Psychology, 1996, 49A(1), 5-28.

[38] Perner J, Lang, B. Development of theory of mind and executive control[J]. Trends in Cognitive Sciences, 1999, 3(9), 337-344.

[39] 杨波, 杨苏勇, 赵仑, 等. 海洛因成瘾者抑制控制加工异常的电生理证据 [J]. 中国科学 C 辑: 生命科学, 2009, 39(6), 601-610.

[40] 杨闯, 周家秀. 海洛因依赖者执行功能的对照研究 [J]. 中国心理卫生杂志, 2004, 18(10), 682-684.

[41] 杨玲, 张更生, 赵鑫. 海洛因依赖者抑制控制功能的损伤机制及其可逆性 [J]. 心理科学进展, 2014, 22(3), 439-447.

[42] 朱千, 孟景, 位东涛, 等. 海洛因戒治者执行控制功能异常的电生理证据 [J]. 心理科学, 2014, 37(2), 473-477.

[43] Al-Zahrani MA, Elsayed YA. The impacts of substance abuse and dependence on neuropsychological functions in a sample of patients from Saudi Arabia[J]. Behavioral and Brain Functions, 2009, 5, 11.

[44] Fu LP, Bi GH, Zou ZT, et al. Impaired response inhibition function in abstinent heroin dependents: An fMRI study[J]. Neuroscience Letters, 2008, 438, 322-326.

[45] Hekmat S, Alam Mehrjerdi Z, Moradi A, et al. Cognitive flexibility, attention and speed of mental processing in opioid and methamphetamine addicts in comparison with non-addicts[J]. Basic and Clinical Neuroscience, 2011, 2(2), 12-19.

[46] Lee TMC, Zhou WH, Luo XJ, et al. Neural activity associated with cognitive regulation in heroin users: A fMRI study[J]. Neuroscience Letters, 2005, 382, 211-216.

[47] Ornstein TJ, Iddon JL, Baldacchino AM, et al. Profiles of cognitive dysfunction in chronic amphetamine and heroin abusers[J]. Neuropsychopharmacology, 2000, 23(2), 113-126.

[48] Yang L, Zhang JX, Zhao X. Implicit processing of heroin and emotional cues in abstinent heroin users: Early and late event-related potential effects[J]. The American Journal of Drug and Alcohol Abuse, 2015, 41(3), 237-245.

[49] Liu SJ, Lane SD, Schmitz JM, et al. Relationship between attentional bias to cocaine-related stimuli and impulsivity in cocaine-dependent subjects[J]. The American Journal of Drug and Alcohol Abuse, 2011, 37(2), 117-122.

[50] Muraven M, Shmueli D. The self-control costs of fighting the temptation to drink[J]. Psychology of Addictive Behaviors, 2006, 20(2), 154-160.

[51] Ryan F. Detected. selected, and sometimes neglected: Cognitive processing of cues in addiction[J]. Experimental and Clinical Psychopharmacology, 2002, 10(2), 67-76.

[52] Pessoa L. How do emotion and motivation direct executive control?[J]. Trends in Cognitive Sciences, 2009, 13(4), 160-166.

[53] Braem S, Verguts T, Roggeman C, et al. Reward modulates adaptations to conflict[J]. Cognition, 2012, 125(2), 324-332.

[54] Padmala S, Pessoa, L. Interactions between cognition and motivation during response inhibition[J]. Neuropsychologia, 2010, 48(2), 558-565.

[55] DiGirolamo GJ, Smelson D, Guevremont N. Cue-induced craving in patients with cocaine use disorder predicts cognitive control deficits toward cocaine cues[J]. Addictive Behaviors, 2015, 47, 86-90.

[56] Pike E, Marks KR, Stoops, W. W, et al. Cocaine-related stimuli impair inhibitory control in cocaine users following short stimulus onset asynchronies[J]. Addiction, 2015, 110(8), 1281-1286.

[57] Pike E, Stoops WW, Fillmore, M. T, et al. Drug-related stimuli impair inhibitory control in cocaine abusers[J]. Drug and Alcohol Dependence, 2013, 133(2), 768-771.

[58] Petit G, Kornreich C, Noël X, et al. Alcohol-related context modulates performance of social drinkers in a visual Go/No-Go task:H.preliminary assessment of event-related potentials[J]. PLoS One, 2012, 7, e37466.

[59] Weafer J, Fillmore MT. Alcohol-related stimuli reduce inhibitory control of behavior in drinke[J]. Psychopharmacology, 2012, 222, 489-498.

[60] Nikolaou K, Field M, Duka T. Alcohol-related cues reduce cognitive control in social drinkers[J]. Behavioural Pharmacology, 2013, 24(1), 29-36.

[61] Luijten M, van Meel CS, Franken IHA. Diminished error processing in smokers during smoking cue exposure[J]. Pharmacology Biochemistry and Behavior, 2011, 97(3), 514-520.

[62] Hester R, Garavan H. Neural mechanisms underlying drug-related cue distraction in active cocaine users[J] Pharmacology Biochemistry and Behavior, 2009, 93(3), 270-277.

[63] Liu JX, Liang JM, Qin W, et al. Dysfunctional connectivity patterns in chronic heroin users: An fMRI study[J]. Neuroscience Letters, 2009, 460, 72-77.

[64] Hester R, Bell RP, Foxe JJ, et al. The influence of monetary punishment on cognitive control in abstinent cocaine-users[J]. Drug and Alcohol Dependence, 2013, 133(1), 86-93.

[65] Cox WM, Blount JP, Rozak AM. Alcohol abusers' and nonabusers' distraction by alcohol and concern-related stimuli[J]. The American Journal of Drug and Alcohol Abuse, 2000, 26(3), 489-495.

[66] Lusher J, Chandler C, Ball D. Alcohol dependence and the alcohol Stroop paradigm: Evidence and issues[J]. Drug and Alcohol Dependence, 2004, 75(3), 225-231.

[67] Bell RP, Foxe JJ, Ross, L. A, Garavan, H. Intact inhibitory control processes in abstinent drug abusers (I): A functional neuroimaging study in former cocaine addicts[J]. Neuropharmacology, 2014, 82, 143-150.

[68] Morie KP, Garavan H, Bell RP, et al. Intact inhibitory control processes in abstinent drug abusers (II): A high-density electrical mapping study in former cocaine and heroin addicts[J]. Neuropharmacology, 2014, 82, 151-160.

[69] Lou MW, Wang EL, Shen YX, et al. Cue-elicited craving in heroin addicts at different abstinent time: An FMRI pilot study[J]. Substance Use Misuse, 2012, 47(6), 631-639.

第二节　奖赏对海洛因成瘾者工作记忆刷新的影响

一、研究概述

长期吸食海洛因会使海洛因成瘾者具有广泛的神经认知功能障碍[1]，造成其执行功能受损[2]。与抑制（Inhibition）、转换（Shifting）等执行功能相比，工作记忆刷新功能与人类高级认知活动之间的关系最为密切[3]。工作记忆刷新是指个体根据任务相关要求，对工作记忆中的信息进行不断更新，纳入新信息以替换原有信息，从而实现对记忆中的内容进行不断地修正的过程[4~5]。药物成瘾者工作记忆刷新功能的受损可能使药物成瘾者对药物相关记忆的消退能力减弱，导致其在日常生活中面对药物相关记忆时不能很快地进行刷新替换，使药物相关记忆消除困难，从而诱发药物成瘾者的药物渴求感，进而导致药物寻求行为的发生，增加了其药物寻求和复吸的可能性[6]，也可能使成瘾者在快速变化的环境中不能更好地监控自己的行为，导致其不能更好地抑制不当的行为[7]。相反，具有较高工作记忆能力的个体可以抑制与药物有关的记忆联想反应，并应用一种或多种认知处理策略来成功地解决相互冲突的目标，从而减少药物使用的风险[8]。虽然对海洛因成瘾者的工作记忆刷新功能进行了一定的研究，但是进一步考察海洛因成瘾者的工作记忆刷新功能的特征对其康复治疗依然具有重要的意义。

药物成瘾者工作记忆刷新功能的研究涉及不同戒断期[9]，药物相关线索[10]以及不同的成瘾群体[11]。海洛因成瘾者工作记忆刷新功能的损伤表现为海洛因成瘾者在n-back

任务中的反应时显著长于对照组[10]，且该损伤通过 6 个月的戒断并没有得到缓解[10]。虽然这些研究对药物成瘾者工作记忆刷新功能进行了间接或直接的测量和相关影响因素的探究，但是却忽略了日常行为表现中重要的动机因素。动机是影响行为表现的关键因素，个体通过提升动机可以影响注意的定向和再定向能力进而增强其执行功能，以及个体为了获得最大化的奖赏，动机能再分配执行功能的加工资源促进个体的行为表现[12]。由于金钱奖赏往往能诱发积极的情绪和较高的动机，并且在日常生活中更具有代表性且更易操作[13]，因此在以往研究中采用金钱奖赏作为动机诱发物。与无奖赏相比，金钱奖赏能提高健康个体的工作记忆能力[14]。但是在精神分裂症患者中并没有发现金钱奖赏可以促进其工作记忆能力[15]，这可能是精神分裂症患者异常的奖赏处理加工模式造成的[16]。药物成瘾者同样存在奖赏功能异常[17]，由于工作记忆刷新功能是对记忆内容不断修正的过程，在药物成瘾者药物记忆的消退过程中具有重要的作用，考虑到金钱奖赏往往能够影响个体的工作记忆能力，因此考察金钱奖赏对海洛因成瘾者工作记忆刷新功能的影响，不仅是对以往研究的拓展，而且能够更好地进一步了解海洛因成瘾者的工作记忆刷新功能的特征。

综上所述，本研究采用有无金钱奖赏条件下的 n-back 任务[18~19]考察金钱奖赏对海洛因成瘾者工作记忆刷新功能的影响。由于在药物成瘾者认知控制和奖励敏感性的研究中发现，与对照组相比，阿片类药物使用者调节绩效以优化奖励结果的能力受损[20]。因此本研究假设：对照组在金钱奖赏条件下的 n-back 任务上的反应时显著短于无奖赏条件下的 n-back 任务上的反应时，在金钱奖赏条件下的 n-back 任务上的正确率显著高于无奖赏条件下的 n-back 任务上的正确率；海洛因成瘾组在金钱奖赏和无奖赏条件下的 n-back 任务上的反应时和正确率均不存在显著性差异。

二、研究方法

（一）实验设计

采用 2（被试类型：对照组，海洛因成瘾组）×2（任务类型：1-back，2-back）×2（奖赏类型：无奖赏，金钱奖赏）的三因素混合实验设计，其中被试类型为组间变量，任务类型和奖赏类型为组内变量，因变量指标为正确反应的反应时和正确率。

（二）被试

从某强制隔离戒毒所选取 32 名处于戒断期的男性海洛因成瘾者，平均年龄 45.41 ± 8.12 岁，本次入所平均戒断时间为 16.28 ± 6.38 个月，平均受教育年限 8.69 ± 3.01 年，所有海洛因成瘾者都符合 DSM-IV 阿片类药物诊断标准，确定其都是海洛因单一药物依赖者。正常男性被试 34 名，平均年龄 46.38 ± 4.90 岁，平均受教育年限 7.82 ± 1.98 年，通过口头和广告两种方式招募，无药物滥用史。两组被试视力或者矫正视力正常，无色觉问题，无既往精神病史和其他严重疾病。经统计检验，两组被试的年龄，$t(64) = 0.60$，$p > 0.05$，以及受教育年限，$t(64) = -1.37$，$p > 0.05$，无显著性差异。

（三）实验程序

采用 E-Prime 2.0 软件编制 n-back 实验任务，由于 0-back 任务过于简单，且其本质上属于选择性注意任务[21]；同时，以往海洛因成瘾者工作记忆刷新功能的研究往往到 2-back 任务[10]，因此本研究采用金钱奖赏和无奖赏条件下的 1-back 和 2-back 任务考察金钱奖赏对海洛因成瘾者工作记忆刷新的影响。在 1-back 任务中每种奖赏条件下有 2 个 blocks，每个 block 下有 30+1 个 trials，总共 124 个 trials；在 2-back 任务中每种奖赏条件下有 2 个 blocks，每个 block 下有 30+2 个 trials，总共 128 个 trials。实验任务采用的刺激材料是从 26 个英文字母中随机抽取的 15 个英文字母，分别为 B，C，D，L，M，N，O，P，S，T，U，V，W，Y，Z，字母相同和不相同的比例为 11。

在实验中，被试与屏幕中心距离在 60cm 左右。正式实验前，被试会进行一组无奖赏的练习实验，1-back 任务正确率达到 75% 以及 2-back 任务正确率达到 60% 以上方可进入正式实验。在正式实验中被试先完成 1-back 任务，再完成 2-back 任务。在程序开始时，首先电脑屏幕会呈现指导语告诉被试任务操作以及接下来的任务完成后会不会得到奖赏，当被试完全理解任务后按"Q"键开始，电脑屏幕中心会出现一个 500ms 的字母刺激，接下来呈现 2000ms 的空屏，随后出现 500ms 的字母刺激，被试被要求判断当前呈现的刺激与倒数第 n 个刺激是否相同，相同按"F"键，反之则按"J"键，并需要又快又准地进行按键。无奖赏和金钱奖赏条件采用 block 间设计，如果是金钱奖赏条件下的 n-back 任务，被试每次反应正确，实验程序会在后台自动记录增加一个点数，反应错误不增加点数，被试获得的点数越多，最终获得的报酬就越多。在被试进行任务操作过程中并不提示被试反应是否正确以及获得的点数，只有在中途休息时和实验结束后电脑屏幕会显示当前获得的总点数，最后主试根据被试获得的总点数支付相应的报酬。总点数在 72~96 点对应 5 元奖励，96 点以上对应 10 元奖励，被试在实验前不知道点数和金钱的换算关系，只知道实验任务中获得的点数越多，最终获得的报酬就越多；无奖赏条件下的 n-back 任务不做任何记录，无任何反馈。正式实验中刺激反应对应的按键和奖赏条件的先后顺序都做了平衡。实验流程图如图 9-1 所示。

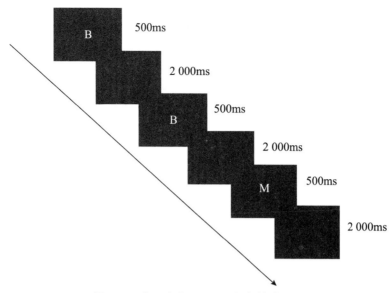

图 9-1　本研究中 n-back 任务的流程图

（四）实验数据采集和处理

采用 SPSS 22.0 软件对数据进行统计分析，在 1-back 任务中删除每个 block 中第一个 trial 的数据，在 2-back 任务中删除每个 block 中前两个 trials 的数据，其余 trials 的数据进行统计分析。两组被试在不同任务类型下的反应时和正确率的描述性统计结果见表9-1。对正确反应的反应时和正确率采用2（被试类型：对照组，海洛因成瘾组）×2（任务类型：1-back，2-back）×2（奖赏类型：无奖赏，金钱奖赏）三因素重复测量方差分析。

表 9-1　不同被试在不同任务类型下的反应时和正确率的平均值与标准差（$M \pm SD$）

任务类型	奖赏类型	反应时（ms）		正确率	
		对照组 （$n = 34$）	海洛因成瘾组 （$n = 32$）	对照组 （$n = 34$）	海洛因成瘾组 （$n = 32$）
1-back	无奖赏	564.43 ± 71.88	629.28 ± 75.91	0.92 ± 0.05	0.89 ± 0.06
	金钱奖赏	494.15 ± 79.46	620.96 ± 78.46	0.93 ± 0.04	0.90 ± 0.08
2-back	无奖赏	615.73 ± 67.69	685.09 ± 79.48	0.88 ± 0.06	0.73 ± 0.13
	金钱奖赏	550.60 ± 77.01	657.83 ± 83.17	0.89 ± 0.05	0.76 ± 0.12

三、结果

（一）反应时

对反应时进行 2（被试类型：对照组，海洛因成瘾者）× 2（任务类型：1-back，2-back）× 2（奖赏类型：无奖赏，金钱奖赏）的重复测量方差分析，结果表明，奖赏类型主效应显著，$F(1, 64) = 59.97$，$p < 0.001$，$\eta_p^2 = 0.48$，无奖赏条件下的反应时显著长于金钱奖赏条件下的反应时；被试类型主效应显著，$F(1, 64) = 34.38$，$p < 0.001$，$\eta_p^2 = 0.35$，海洛因成瘾者的反应时显著长于对照组的反应时；任务类型主效应显著，$F(1, 64) = 43.33$，$p < 0.001$，$\eta_p^2 = 0.40$，2-back 任务的反应时显著长于 1-back 任务的反应时；被试类型，任务类型和奖赏类型三者之间的交互作用不显著，$F(1, 64) = 1.66$，$p > 0.05$。被试类型与奖赏类型的交互作用显著，$F(1, 67) = 20.44$，$p < 0.001$，$\eta_p^2 = 0.24$，进一步简单效应分析，海洛因成瘾者在金钱奖赏条件下的反应时显著短于无奖赏条件下的反应时（$p < 0.05$），对照组在金钱奖赏条件下的反应时显著短于无奖赏条件下的反应时（$p < 0.001$）（图 9-2）。被试类型与任务类型的交互作用不显著，$F(1, 64) = 0.25$，$p > 0.05$，奖赏类型与任务类型的交互作用不显著，$F(1, 64) = 0.54$，$p > 0.05$（表 9-1）。

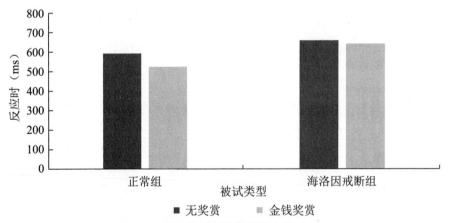

图 9-2　两组被试在奖赏类型上的反应时

注：$*p < 0.05$，$***p < 0.001$，下同

（二）正确率

对正确率进行 2（被试类型：对照组，海洛因成瘾者）× 2（任务类型：1-back，2-back）× 2（奖赏类型：无奖赏，金钱奖赏）的重复测量方差分析，结果表明，任务类型主效应显著，$F(1, 64) = 77.00$，$p < 0.001$，$\eta_p^2 = 0.55$，2-back 任务的正确率

显著低于 1-back 任务的正确率；被试类型主效应显著，$F(1, 64) = 48.31$，$p < 0.001$，$\eta_p^2 = 0.43$，海洛因成瘾者的正确率显著低于对照组的正确率；被试类型，任务类型和奖赏类型的交互作用不显著，$F(1, 64) = 1.10$，$p > 0.05$。被试类型与任务类型的交互作用显著，$F(1, 64) = 29.26$，$p < 0.001$，$\eta_p^2 = 0.31$，进一步简单效应分析，在 1-back 任务中，对照组的正确率显著高于海洛因成瘾者的正确率（$p < 0.05$），在 2-back 任务中，对照组的正确率显著高于海洛因成瘾者的正确率（$p < 0.001$）（图 9-3）；奖赏类型主效应不显著，$F(1, 64) = 2.73$，$p > 0.05$；奖赏类型和被试类型的交互作用不显著，$F(1, 64) = 0.01$，$p > 0.05$；任务类型和奖赏类型的交互作用不显著，$F(1, 64) = 0.58$，$p > 0.05$（表 9-1）。

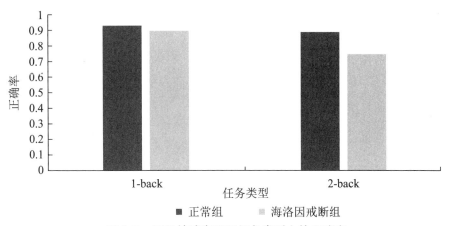

图 9-3　两组被试在不同任务类型上的正确率

通过分析发现海洛因成瘾组和对照组在金钱奖赏条件下的反应时均显著短于无奖赏条件下的反应时，虽然与无奖赏相比，金钱奖赏都能提高海洛因成瘾者和对照组的行为表现。但是并不能体现出奖赏对两组被试的行为表现的促进幅度是否存在显著性差异。因此两种条件下行为指标的差值能更客观地反映奖赏对行为的激励作用。所以本研究采用有无金钱奖赏任务下行为数据的差值进一步做了统计分析。为了尽量保证结果为正值，统计分析中在反应时上采用无金钱奖赏减有金钱奖赏的差值进行统计分析，正确率采用有金钱奖赏减无金钱奖赏的差值进行统计分析。

（三）有无金钱奖赏条件下反应时差值

对反应时差值进行 2（被试类型：对照组，海洛因成瘾者）× 2（有无金钱奖赏条件下任务表现差值：1-back 有奖赏－无奖赏，2-back 有奖赏－无奖赏）的重复测量方差分析。结果表明，被试类型主效应显著，$F(1, 64) = 20.44$，$p < 0.001$，$\eta_p^2 = 0.24$，海洛因成瘾者在有无金钱奖赏条件下任务表现差值显著小于对照组在有无金钱奖赏条件

下任务表现差值；有无金钱奖赏条件下任务表现差值主效应不显著，$F_{(1, 64)} = 0.54$，$p > 0.05$；被试类型与有无金钱奖赏条件下任务表现差值的交互作用不显著，$F_{(1, 64)} = 0.20$，$p > 0.05$（表9-2）。

表9-2　两组被试不同任务有无奖赏条件表现差值的反应时和正确率（$M \pm SD$）

	任　　务	对照组（$n = 34$）	海洛因成瘾组（$n = 32$）
反应时（ms）	1-back 无奖赏 - 有奖赏	70.29 ± 60.75	8.32 ± 54.00
	2-back 无奖赏 - 有奖赏	65.13 ± 63.50	27.26 ± 55.74
正确率	1-back 有奖赏 - 无奖赏	0.02 ± 0.05	-0.00 ± 0.09
	2-back 有奖赏 - 无奖赏	0.01 ± 0.06	0.03 ± 0.14

（四）有无金钱奖赏条件下正确率差值

对正确率差值进行 2（被试类型：对照组，海洛因成瘾者）×2（有无金钱奖赏条件下任务表现差值：1-back 有奖赏 - 无奖赏，2-back 有奖赏 - 无奖赏）的重复测量方差分析。结果表明，被试类型主效应不显著，$F_{(1, 64)} = 0.01$，$p > 0.05$；有无金钱奖赏条件下任务表现差值主效应不显著，$F_{(1, 64)} = 0.58$，$p > 0.05$；被试类型与有无金钱奖赏条件下任务表现差值的交互作用不显著，$F_{(1, 64)} = 1.10$，$p > 0.05$（表9-2）。

四、讨论

本研究采用有无金钱奖赏条件下的 n-back 任务，探讨了金钱奖赏对海洛因成瘾者工作记忆刷新功能的影响。发现海洛因成瘾组和对照组在金钱奖赏条件下的反应时都显著短于无奖赏条件下的反应时；海洛因成瘾组在有无金钱奖赏条件下任务表现反应时的差值显著小于对照组在有无金钱奖赏条件下任务表现反应时的差值；在 1-back 和 2-back 任务中，对照组的正确率显著高于海洛因成瘾组的正确率。

虽然相比无奖赏条件，所有被试在金钱奖赏条件下都表现出工作记忆刷新功能的提升，但是对照组在有无奖赏条件下反应时的差值要显著大于海洛因成瘾组在有无奖赏条件下反应时的差值，表明奖赏对海洛因成瘾者工作记忆刷新功能的促进作用要显著小于对照组。由于个体的行为表现往往是由动机和执行功能这两个基本维度决定的[12]，因此金钱奖赏对海洛因成瘾者工作记忆刷新功能存在一定的促进作用，但是其促进作用幅度要弱于对照组的原因可能是海洛因成瘾者的奖赏功能异常，或者是工作记忆刷新功能异常，也可能是奖赏功能和工作记忆刷新功能均存在异常造成的。

首先，海洛因成瘾者异常的奖赏功能可能导致金钱奖赏对海洛因成瘾者工作记忆刷新功能存在一定的促进作用，但是其促进作用幅度要弱于对照组。在以往研究中发现，与对照组相比，药物成瘾者的前额叶皮层（prefrontal cortex, PFC）对非药物相关奖励的敏感性明显减弱[17]。如可卡因成瘾者对金钱价值梯度的主观敏感性较低，在本研究中超过一半的可卡因成瘾者认为 10 美元的主观价值与 1 000 美元相当[22]，提高金钱奖赏并不能提高药物成瘾者的行为表现[23~24]。双重竞争模型认为行为的结果是由动机与执行功能的交互作用造成的[12]，个体通过提升动机可以影响注意的定向和再定向能力进而增强其执行功能，同时个体为了获得最大化的奖赏，动机能再分配执行功能的加工资源促进个体的行为表现。可能正是这种金钱奖赏加工异常，从而导致了海洛因成瘾者与对照组相比，相同的金钱额度不能诱发同样的动机水平，导致其动机不能像对照组一样合理地分配认知资源，从而造成金钱奖赏虽然对海洛因成瘾者工作记忆刷新功能存在一定的促进作用，但是其促进作用幅度要弱于对照组。而且，海洛因成瘾者异常的工作记忆刷新功能也可能导致金钱奖赏对海洛因成瘾者工作记忆刷新功能存在一定的促进作用，但是其促进作用幅度要弱于对照组。本研究在正确率上也发现了海洛因成瘾者工作记忆刷新功能可能存在异常，以往研究发现在 n-back 任务中，海洛因成瘾组的反应时显著长于对照组的反应时[10]。在正常个体中，金钱奖赏可以提高个体的工作记忆水平[14]，正常水平的金钱奖赏加工和正常水平的工作记忆能共同导致个体行为表现的提升。而海洛因成瘾者工作记忆刷新功能存在异常，金钱奖赏对海洛因成瘾者工作记忆刷新功能的促进作用可能并不能弥补其工作记忆刷新缺陷带来的低任务能力表现。因此即使金钱奖赏可以激发海洛因成瘾者的奖赏动机，对认知资源进行相应的分配，但是由于其工作记忆刷新功能受损，使其并不能很好地完成工作记忆刷新任务，也可能导致金钱奖赏对海洛因成瘾者工作记忆刷新功能的促进作用幅度弱于对照组。除此之外，奖赏功能和工作记忆刷新功能均存在异常也可能导致金钱奖赏对海洛因成瘾者工作记忆刷新功能存在一定的促进作用，但是其促进作用幅度要弱于对照组。与对照组相比，药物成瘾者的 PFC 对非药物（金钱）相关奖励的敏感性显著减弱[17]。与工作记忆密切相关的背外侧前额叶（dorsolateral prefrontal cortex, DLPFC）在药物成瘾个体中也表现出异常的激活[25]，虽然尚未有研究对药物成瘾者的奖赏和工作记忆刷新功能进行联合研究，但是根据以往药物成瘾者在奖赏和工作记忆刷新二者单独的研究结果可以推测奖赏功能和工作记忆刷新功能均存在异常也可能导致金钱奖赏对海洛因成瘾者工作记忆刷新功能存在一定的促进作用，但是其促进作用幅度要弱于对照组。

考虑到行为学研究方法本身的局限性，虽然我们发现金钱奖赏对海洛因成瘾者工作记忆刷新功能的促进作用弱于对照组，并对其产生该结果的可能性原因进行了探讨，但是这种异常具体是怎么引起的还需要进一步的研究。因此，今后的研究可借助 fMRI 技术对该问题进行深入探究。

五、结论

金钱奖赏对海洛因成瘾者工作记忆刷新功能存在一定的促进作用，但是其促进作用幅度要弱于对照组；海洛因成瘾者的工作记忆刷新功能可能存在损伤。

参考文献

[1] Yan WS, Li YH, Xiao L, et al. Working memory and affective decision-making in addiction: A neurocognitive comparison between heroin addicts, pathological gamblers and healthy controls[J]. Drug and Alcohol Dependence, 2014, 134, 194-200.

[2] Yang L, Xu QY, Li SF, et al. The effects of methadone maintenance treatment on heroin addicts with response inhibition function impairments: Evidence from event-related potentials[J]. Journal of Food and Drug Analysis, 2015, 23(2), 260-266.

[3] Friedman NP, Miyake A, Corley RP, et al. Not all executive functions are related to intelligence[J]. Psychological Science, 2006, 17(2), 172-179.

[4] Collette F, van der Linden, M. Brain imaging of the central executive component of working memory[J]. Neuroscience and Biobehavioral Reviews, 2002, 26(2), 105-125.

[5] Kane MJ, Engle RW. The role of prefrontal cortex in working-memory capacity, executive attention, and general fluid intelligence: An individual-differences perspective[J]. Psychonomic Bulletin and Review, 2002, 9(4), 637-671.

[6] Müller CP. Episodic memories and their relevance for psychoactive drug use and addiction[J]. Frontiers in Behavioral Neuroscience, 2013, 7, 34.

[7] Peeters M, Janssen T, Monshouwer K, Boendermaker W, et al. Weaknesses in executive functioning predict the initiating of adolescents' alcohol use[J]. Developmental Cognitive Neuroscience, 16, 2015, 139-146.

[8] Barrett LF, Tugade MM, Engle RW. Individual differences in working memory capacity and dual-process theories of the mind[J]. Psychological Bulletin, 2004, 130(4), 553-573.

[9] 杨玲，张炀，曹华，等. 海洛因依赖短期戒断者工作记忆的可恢复性 [J]. 中国临床心理学杂志, 2019, 27(4), 652-656.

[10] 杨玲，曹华，马雪，等. 药物相关线索干扰海洛因戒断者的刷新能力 [J]. 心理科学, 2018, 41(4), 996-1002.

[11] Albein-Urios N, Martinez-González JM, Lozano Ó, et al. Comparison of impulsivity and working memory in cocaine addiction and pathological gambling: Implications for cocaine-induced neurotoxicity[J]. Drug and Alcohol Dependence, 2012, 126(1-2), 1-6.

[12] Pessoa L. How do emotion and motivation direct executive control[J]? Trends in Cognitive Sciences, 2009, 13(4), 160-166.

[13] Knutson B, Greer SM. Anticipatory affect: Neural correlates and consequences for choice[J]. Philosophical Transactions of the Royal Society B: Biological Sciences, 363(1511), 2008, 3771-3786.

[14] Heitz RP, Schrock JC, Payne TW, et al. Effects of incentive on working memory capacity: Behavioral and pupillometric data[J]. Psychophysiology, 2008, 45(1), 119-129.

[15] Thornton AE, Boudreau VG, Griffiths SY, et al. The impact of monetary reward on memory in schizophrenia spectrum disorder[J]. Neuropsychology, 2007, 21(5), 631-645.

[16] Barch DM. The relationships among cognition, motivation, and emotion in schizophrenia: How much and how little we know[J]. Schizophrenia Bulletin, 2005, 31(4), 875-881.

[17] Goldstein RZ, Volkow ND. Dysfunction of the prefrontal cortex in addiction: Neuroimaging findings and clinical implications[J]. Nature Reviews Neuroscience, 2011, 12(11), 652-669.

[18] 孙岩，王晓丹，刘沙，等．网络成瘾者工作记忆水平受影响的机制：来自 ERP 的证据 [J]. 心理科学，2017, 40(5), 1208-1214.

[19] Hager OM, Kirschner M, Bischof M, et al. Reward-dependent modulation of working memory is associated with negative symptoms in schizophrenia[J]. Schizophrenia Research, 2015, 168(1-2), 238-244.

[20] Charles-Walsh K, Upton DJ, Hester R. Examining the interaction between cognitive control and reward sensitivity in substance use dependence[J]. Drug and Alcohol Dependence, 2016, 166, 235-242.

[21] Griebe M, Amann M, Hirsch JG, et al. Reduced functional reserve in patients with age-related white matter changes: A preliminary fMRI study of working memory[J]. PLoS ONE, 2014, 9(8), e103359.

[22] Goldstein RZ, Tomasi D, Alia-Klein N, et al. Subjective sensitivity to monetary gradients is associated with frontolimbic activation to reward in cocaine abusers[J]. Drug and Alcohol Dependence, 2007, 87(2-3), 233-240.

[23] Goldstein RZ, Alia-Klein N, Tomasi D, et al. Is decreased prefrontal cortical sensitivity to monetary reward associated with impaired motivation and self-control in cocaine addiction[J]? American Journal of Psychiatry, 2007, 164(1), 43-51.

[24] Goldstein RZ, Parvaz MA, Maloney T, et al. Compromised sensitivity to monetary reward in current cocaine users: An ERP study[J]. Psychophysiology, 2008, 45(5), 705-713.

[25] 严万森，李纾，隋南．成瘾人群的决策障碍：研究范式与神经机制 [J]. 心理科学进展，2011, 19(5), 652-663.

本章小结

药物成瘾被认为是一种奖赏失调和执行功能障碍。长期使用药物会导致药物成瘾者包括奖赏系统在内的大脑结构和功能的持久改变，从而使药物成瘾者表现出对药物相关奖赏的偏好和对非药物行为的兴趣降低，这种奖赏失调无疑是药物成瘾者对药物产生依赖的重要原因之一。药物成癌也被认为与个体前额叶系统等脑区有关的高阶执行功能障碍有关。长期的药物使用与不同的认知功能缺陷的密切关系在很大程度上归咎于药物对前额脑环路的影响。因此本章第一节主要综述了药物成瘾者的奖赏功能、执行功能以及奖赏和执行功能交互作用的相关研究。在第二节进一步考察了金钱奖赏对海洛因成瘾者工作记忆刷新功能的影响，结果发现金钱奖赏对海洛因成瘾者工作记忆刷新功能存在一定的促进作用，但是其促进作用幅度要弱于对照组。

　　本章通过对海洛因成瘾者奖赏和执行功能的关系探究，在一定程度上揭示了海洛因等药物成瘾者持续性使用成瘾性药物的内在机制，但是，研究在被试与方法上仍然存在不足。本章中第二节以实验的方式进行的研究，其中的海洛因成瘾者均来自甘肃省某强制隔离戒毒所，且同为男性，相对单一的被试选择可能会影响实验结果的进一步推广。此外，本研究仅从行为层面考察了海洛因成瘾者奖赏与工作记忆刷新的交互作用，而工作记忆是较为细化的认知能力，需要借助更加精细的方法来探讨。未来的研究可以尝试选择其他不同类型的药物成瘾者作为研究对象，结合ERP，fMRI等认知神经科学的手段对本研究结果进行更为可靠的论证。

扩展阅读

Morie KP, De Sanctis P, Garavan H, et al. Executive dysfunction and reward dysregulation: a high-density electrical mapping study in cocaine abusers[J]. Neuropharmacology, 2014, 85: 397-407.

Hobkirk AL, Bell RP, Utevsky AV, et al. Reward and executive control network resting-state functional connectivity is associated with impulsivity during reward-based decision making for cocaine users[J]. Drug and Alcohol Dependence, 2019, 194: 32-39.

van Hemel-Ruiter ME, de Jong PJ, Ostafin BD, et al. Reward sensitivity, attentional bias, and executive control in early adolescent alcohol use[J]. Addictive Behaviors, 2015, 40: 84-90.

关键词附录

惩罚：是指当有机体自发做出某种反应后，随机呈现一个厌恶刺激（或不愉快情境），以期消除或抑制此类反应的过程。

冲动性：是一个多维的、复杂的概念，一般指"缺乏充分思考、过于冒险、鲁莽、不适合情境、不顾后果的动作行为或自发的、无意识的行为习惯，导致不希望发生的结果"。包括特质冲动性与状态冲动性，本质上与控制思想和行为有关，因此冲动性也与日常应对、观察和遵守社会规范的能力有关。

冲突抑制：是认知层面的抑制控制能力，当不同表征同时出现并互相影响时，个体会产生认知冲突，大脑监测到冲突信息的出现，并做出不同反应的能力。

冲突适应：指大脑检测到冲突后会启动调节按钮，使其认知控制处于相对较高水平，从而在下一冲突出现之前调整认知资源和策略，对随后的冲突进行更好的控制，即出现了冲突适应。

动机：是激发和维持有机体的行动，并将使行动导向某一目标的心理倾向或内部驱力。

多通道整合：生物体通过多个感觉通道接受信息，而各个感觉系统的输入会依据一定的规则整合起来并进入知觉领域。

反馈加工：反馈加工主要包含任务要求、反馈和调整行为三个方面。具体来说，当学习者面对一个学习任务时，需要根据要求作出相应的行为反应。在接收到反馈后，学习者将评估反馈信息，并将反馈信息与自己的反应相联系。最后在后续的测试或学习过程中，可以调整自己的行为，达到学习任务的要求。在反馈加工过程中，三个方面相互作用，相互影响，而反馈是这个过程中的一个重要组成部分。

反应抑制：指个体抑制不符合当前需要的或不恰当行为反应的能力。

反转学习：反转学习（reversal learning）是指个体根据变化的环境适应性地更新刺激-结果的联结。反转学习反映了个体的认知（行为）灵活性。

风险寻求：根据前景理论，收益情景下大多数决策者倾向于风险规避；而损失情景下大多数决策者则倾向于风险寻求。因为人们对损失的敏感性要大于对等量收益的敏感性，因此人们在面临有关损失的两个或多个决策情景时，个体更倾向选择风险较大的选项。

负性情绪：也称消极情绪，是具有负效价的情绪，它是反映个体主观紧张体验和不愉快投入的一般性情绪维度，包含了一系列令人抗拒的情绪体验，如愤怒、羞耻、厌恶、内疾与恐惧等，低的负性情绪水平表示一种平静的情绪状态。

工作记忆：是一种在一段时间内保持和操纵信息的能力，它是高级认知功能的核心组成部分。

奖赏：指当一种行为在某种情况下出现后即时得到某种奖赏物，如果这种奖赏物能满足行为者的需要，则以后在那种情况下，这种特定的行为出现的概率就会升高。

奖赏敏感性：奖赏敏感性（Reward sensitivity）是指个体注意和寻找环境中能够诱发渴求和奖赏体验的物质的生理倾向，如毒品、食物。奖赏敏感性高的个体可能会从某一种物质的首次使用中感受到更多愉快体验，也更有可能对这种刺激所能带来的愉快体验产生预期或渴求，并且更有可能将心理渴求付诸行动，以获得所需的物质。

决策：决策指在几种备选的方案中进行选择的过程，是人们思维过程和意志行动过程相互结合的产物，既是人们的一个心理活动过程，又是人们的行动方案，包括确定性决策和风险决策，决策者在评价、思考和决策过程中会受到心理特征、社会文化、信息呈现方式、知识经验等因素的影响。

记忆负荷：工作记忆一次可以容纳的信息量。

跨期决策：人们所做出的对现在结果和未来结果的权衡性的决策，即人们在较小的眼前利益与较大的长远利益之间进行价值估算和比较，然后做出选择的过程。

P300：P300是一个在刺激呈现后的大约300～500ms波幅达到峰值的正走向ERP成分，其观测电极大约定位于中央-顶叶区域，P300通常被认为与注意分配的加工有关，或者与高水平的动机、情感评估有关。当刺激有更高的显著性、情感价值或罕见程度时，其所诱发的P300波幅更大。P300振幅可以作为独立于行为反应而产生的内隐注意的测量指标。

情绪：一般认为，情绪是以个体的愿望和需要为中介的一种心理活动，是个体与环境之间某种关系的维持和改变，当客观事物或情境符合主体的愿望和需要时，就能引起积极的、肯定的情绪，当客观事物或情境不符合主体的愿望和需要时，就会产生消极、否定的情绪。另一种定义为，情绪是人类对于各种认知对象的一种内心感受和态度，是对于自己所处的环境和条件，对于自己的工作、学习和生活，对于他人的行为的一种情感体验。

情绪调节：情绪调节是指个体对情绪的发生时间、类型、体验和表达施加影响的过程，主要包括个体对情绪调节策略的选择和应用。

情绪启动效应：个体先行加工具有一定情绪意义的刺激后，后继加工也易于蒙上相应的情绪色彩。

认知功能：指人脑认识和反映客观事物的心理活动，主要涉及感觉、知觉、记忆、注意、思维、推理、想象等，是人类高级神经活动中最为重要的过程。

认知灵活性：也叫任务转换（Task Switching）或心理转换（Mental Shifting），是指在一个交替序列中重新分配心理资源的一种过程。这种能力使个体能够适当的调整行为以应对环境改变中的突发事件，从而快速有效地适应不同的情境。

社会奖赏：是一种精神奖赏，是指在社会互动过程中能够使个体获得动机性或娱乐性体验的社会刺激或社会关系，一段亲密而友好的人际关系对大多数人来说是一种基本的社会奖赏。成瘾领域的社会奖赏研究一般使用来自虚拟他人的积极反馈，比如笑脸，作为社会奖赏。

事件相关电位（ERPs）：由特定刺激所诱发的电位，是兴奋性突触后电位和抑制性突触后电位的总激活。事件相关电位具有以毫秒为单位的高时间分辨率的特点。

抑制控制：个体在追求认知表征目标时对正在进行中的无关信息或自身优势反应的抑制能力，并调节适当的行为以满足复杂任务的要求，适应不断变化的环境。使个体心理与行为灵活适应当前目标，从而有效地完成预期目标的能力，它是执行功能的重要组成部分。

执行功能：是人类认知的高级形式，是对各种认知过程进行调控，实现对行为自上而下加工的高级认知功能，控制并调节人类的思想和行为。包括抑制控制、工作记忆表征刷新和任务转换三种核心能力。

注意偏向：注意偏向是指相对于中性刺激，对威胁刺激表现出的不同的注意分配。注意偏向主要由注意警觉、注意固着和注意回避三部分构成。在药物成瘾领域，"注意偏向"是指药物成瘾者对药物相关线索表现出注意加工优势。

后 记

关注毒品成瘾问题始于一次偶然机缘。2001年，甘肃省政法委书记给西北师范大学布置了一个任务，希望我们给戒毒场所编写一本教材。我接到这个任务时怀着忐忑的心情带领几个研究生利用一个暑假走访调查了省内各个戒毒所（当时称"强制戒毒所)的吸毒人员和戒毒干警，收集了许多第一手的资料，初步理清了写作思路，开始了教材的编写。我于2003年完成了这部教材，并很快应用到了各戒毒所。至此，我也开始了对这个领域的关注，毒品成瘾问题也逐渐成为我主要的研究方向。随着研究的不断深入，我越来越觉得这个领域的研究工作非常艰难却意义重大。2010年，我和课题组的学生们整理了7~8年的研究成果，出版了专著《毒品吸戒问题研究——来自心理学的探索》。虽然我们的研究不能从根本上解决毒品成瘾问题，但开展毒品成瘾研究工作的现实意义却使我坚定了继续走下去的决心。我决定要努力做研究，争取在退休之前实现我的研究目标——完成戒毒三部曲的最后一本。时光荏苒，春去秋来，我们终于汇总了近十年来的研究成果，完成了戒毒三部曲的第三部。看着眼前厚厚的书稿，我的内心百感交集！感谢这一路走来帮助过、鼓励过我们研究工作的所有领导和伙伴。我还要特别感谢一届又一届的学生们，在我几度想放弃这个领域的研究时，是他们坚定不移地站在我身后默默地支持我，陪伴我熬过了一个又一个难关。这份成果是属于我们大家的。谢谢你们，我亲爱的学生们！

毒品成瘾是一种慢性、复发性脑疾病，其主要特征是强迫性用药，即不受控制地主动寻药和服药行为。毒品成瘾可分为生理性成瘾和心理性成瘾。戒除毒瘾通常会经历这样一个过程：生理脱毒—心理脱瘾—回归社会。目前在我国，毒品滥用形势明显好转，各种毒品滥用人数明显下降，但是从总人数看，毒品滥用人数依然庞大。海洛因是一种非常常见的传统型毒品，具有极强的成瘾性，一直以来被认为是毒品之王。

随着社会发展，新型毒品几乎代替了海洛因，但是吸食海洛因的新老毒民加起来仍然是一个比较庞大的群体，如何彻底戒除海洛因是一直摆在我们面前的科学问题。当前，生理脱毒问题已经得到解决，接下来摆在我们面前的问题就是心理脱瘾。因此，身瘾易断、心瘾难除也成为当前戒毒工作的一个共识。心理成瘾，又叫精神依赖，这是由于外部物质长期作用于中枢神经系统产生的一种特殊的精神效应。研究表明，毒品成瘾者难以戒除毒品往往和其认知神经系统异常有关。海洛因成瘾及其复吸尤其与情绪、注意、执行功能、决策、奖赏等认知神经系统异常密切相关。为了探索海洛因成瘾者的认知神经系统异常，以及这些异常对于海洛因成瘾者复吸的影响，从 2014 年开始至今我们团队先后进行了三项大型课题研究，即"海洛因依赖者抑制控制的神经机制研究""奖赏对海洛因成瘾者的执行功能的影响机制""时间知觉对毒品成瘾者跨期决策的影响及其认知机制"。这些课题均得到了国家自然科学基金项目的支持。我们通过系列的课题研究取得了丰富的原创性成果，多项成果发表在 CSSCI、SSCI、SCI 等国内外核心期刊上。这些成果一方面增加了我们对海洛因成瘾者认识神经机制的理解，也为针对海洛因成瘾者复吸的靶向干预提供了方式方法。为了进一步推进科学戒毒工作，使毒品成瘾者的心理矫治工作有据可依，我们在已有的工作基础上撰写了本书。作为对系列工作的阶段性总结，本书围绕相关研究问题，设置了研究概述、章节总结、扩展阅读等栏目，循序渐进地引导读者加深对海洛因成瘾的认知神经系统问题的认识和理解。在 2003 年和 2010 年我们先后出版了专著《吸毒与戒毒》和《毒品吸戒问题研究——来自心理学的探索》。因此，本书也是对我们以往工作的推进。

　　本书是在我和我的学生们多年来的研究成果基础上编著而成的。具体分工为：前言由杨玲和张建勋撰写；第一章由苏红婷、王霞、何圆圆、郭瑾瑾、魏志清撰写；第二章由张建勋撰写；第三章由曹华、马雪、王莎、张更生、周艳艳撰写；第四章由张炀、姚东伟、王斌强、杨晓惠撰写；第五章由张炀、苏波波撰写；第六章由李玲、张炀、蔡雨彤撰写；第七章由苏红婷、何圆圆撰写；第八章由张建勋、王莎、苏波波、张银燕、宗明江撰写；第九章由张炀、王莎撰写。课题组成员王珊、石林平、刘文鑫、刘建伟、闫常虎、杜昭荣、李娜（小）、李哲、李晓敏、李燕筠、李赟、汪志君、张铭飞、陈至辰、周亚杰、赵宇、赵曼玉、崔玉娜、崔延琪、崔霞参与了书稿的修改校对工作。在此，对以上所有参与本书编著工作的人员表示衷心的感谢。本书的出版得到西北师范大学心理学院及国家自科基金的支持，本书中涉及的研究工作得到甘肃省第二戒毒康复所的大力支持，特此感谢！

本书为对毒品成瘾问题感兴趣的社会大众读者提供一本了解海洛因成瘾心理机制的科学读物，也适合成瘾领域的研究者、禁毒干警在研究和学习工作中参考阅读。希望本书中的一些实证研究结论可以为当前海洛因成瘾心理矫治的工作展开提供相关的依据。由于水平有限，书中难免有疏漏之处，恳请读者批评指正。

本书编委会

2023 年 8 月